U0228431

中文翻译版

基于过程的认知行为治疗

认知行为治疗核心临床能力

Process-Based CBT
The Science and Core Clinical Competencies of
Cognitive Behavioral Therapy

主编　〔美〕斯蒂文·C. 海斯（Steven C. Hayes）

　　　〔美〕斯蒂芬·G. 霍夫曼（Stefan G. Hofmann）

主译　王彦芳　史俊研

主审　祝卓宏

科学出版社

北 京

图字：01-2021-0608 号

内 容 简 介

本书汇集了以行为治疗、行为分析、认知疗法、接纳和正念为基础的治疗精髓，强调了改变的核心过程。分为三部分：第一部分论述了认知行为治疗的本质；第二部分重点介绍认知行为治疗相关的行为原则、认知、情感、神经科学和进化科学；第三部分论述了构成认知行为治疗核心临床胜任力的方法，指明了认知行为治疗领域未来发展方向。

本书可供心理咨询师、治疗师、精神科医师，以及临床心理学学生、教师及心理学相关从业人员阅读参考。

图书在版编目（CIP）数据

基于过程的认知行为治疗：认知行为治疗核心临床能力 /（美）斯蒂文·C. 海斯（Steven C. Hayes），（美）斯蒂芬·G. 霍夫曼（Stefan G. Hofmann）主编；王彦芳，史俊研主译. —北京：科学出版社，2022.6
书名原文：Process-Based CBT: The Science and Core Clinical Competencies of Cognitive Behavioral Therapy
ISBN 978-7-03-072383-3

Ⅰ. ①基⋯ Ⅱ. ①斯⋯ ②斯⋯ ③王⋯ ④史⋯ Ⅲ. ①认知–行为疗法 Ⅳ. ①R749.055

中国版本图书馆 CIP 数据核字（2022）第 089909 号

责任编辑：康丽涛 刘 川 / 责任校对：张小霞
责任印制：赵 博 / 封面设计：吴朝洪

PROCESS-BASED CBT: THE SCIENCE AND CORE CLINICAL COMPETENCIES OF COGNITIVE BEHAVIORAL THERAPY
EDITED BY STEVEN C. HAYES, PhD, STEFAN G. HOFMANN, PhD

Copyright: © 2018 BY STEVEN C. HAYES AND STEFAN G. HOFMANN
This edition arranged with NEW HARBINGER PUBLICATIONS through BIG APPLE AGENCY, LABUAN, MALAYSIA
Simplified Chinese edition copyright:
2022 China Science Publishing & Media Ltd.
All rights reserved.

科学出版社 出版
北京东黄城根北街 16 号
邮政编码：100717
http://www.sciencep.com
三河市春园印刷有限公司印刷
科学出版社发行 各地新华书店经销

*

2022 年 6 月第 一 版 开本：787×1092 1/16
2025 年 1 月第三次印刷 印张：18 3/4
字数：440 000
定价：150.00 元
（如有印装质量问题，我社负责调换）

翻 译 人 员

主　译　王彦芳　史俊研

主　审　祝卓宏

译　者　（按姓氏汉语拼音排序）

程俊香　雷　蕾　李改智　李瑞文

李忻蓉　史俊研　仝玉杰　王　珏

王彦芳　赵　婧　赵　娟

目　　录

概　　述

Steven C. Hayes，PhD　　Stefan G. Hofmann，PhD

本书的目标是以一种尊重行为、认知、接纳和正念等系列方法的方式来介绍认知行为治疗（cognitive behavioral therapy，CBT）的核心过程。本书不仅在广度上是独一无二的，而且试图为真正地理解认知行为治疗奠定基础，为不同学术流派和传统治疗之间的共同目标奠定基础。

据我们所知，本书是第一部广泛基于临床胜任力教学的最新培训标准的著作，该标准是由认知和行为心理学博士教育跨组织特别工作组（Inter-Organizational Task Force on Cognitive and Behavioral Psychology Doctoral Education，以下简称"特别工作组"）（Klepac et al.，2012）制定的。特别工作组是在美国认知行为治疗协会（ABCT）支持下组织成立的，共有 14 个组织的代表参加，在 2011 年至 2012 年 10 个月的时间里召开了为期 4 天的面对面会议和若干电话会议。14 个组织涵盖了认知和行为实践各个流派和各个时代的思想，从认知治疗学会（Academy of Cognitive Therapy）到语境行为科学协会（ACBS），从国际辩证行为治疗改进和教学协会（DBT-ISIT）到国际行为分析协会（ABAI）。

特别工作组负责制定、整合美国认知和行为心理学（CBP）博士教育和培训的指南，并为此对当前文献和具体的建议做了深思熟虑的综述，这是本书的基础。

没有哪一本书能够涵盖培训标准所涉及的所有领域。本书把研究方法和评估方面的培训问题放在一边（因为这些内容在现有的著作中被体现得很好），而把重点放在涉及新思想和新敏感性的领域，这些在现有著作中没有得到很好的体现。

在科学态度方面，特别工作组的培训标准有两大立场：第一个主张是，认知和行为心理学的博士教育和培训包括科学哲学的基础工作（Klepac et al.，2012）；第二个主张是，伦理决策作为 CBP 的基础，应该渗透到研究和实践的各个方面。这两种观点都被编入本书的第一部分，这一部分论述了 CBT 的本质，并在其他章节中进行了阐述。

据我们所知，本书是第一部全面探讨培训标准中所谓"全局性科学'世界观'"含义的CBT 著作。特别工作组确认，在不同的认知和行为方法的基础上进行各种哲学世界观的训练，是拥有跨越各种分支、浪潮和传统进行交流的能力的关键：

> "许多心理学家可能没有意识到他们工作内隐含的假设，这些假设可能会导致相当多的困惑和争议，从而阻碍科学本身的进步。不同的科学哲学（尤其是那些哲学体系所代表的认识论）不仅导致了不同的探究方法，还导致了对数据的不同解释，包括有时对同一数据的不同解释。不理解预先分析假设的差异会导致学者和实践者的沮丧，当他们的同事不相信某些临床观察或研究发现的意义时，他们会感到困惑。缺乏对自己哲学假设的觉察，会妨碍对其他科学哲学的批判性审查和比较。"

特别工作组列出了 17 项已知重要的核心临床胜任力，并建议教育的重点应是"这些干预措施背后的基本原则的培训"。据说这些原则来自于对几个关键领域的理解，如理解学习理论、认知、情感、治疗关系和神经科学。

特别工作组负责制定、整合的美国认知和行为心理学博士教育和培训的指南是本书的重点参考。本书包括在培训标准中提到的所有核心临床胜任力和所有关键过程领域的章节，以及关于进化科学的章节。对于每项临床胜任力，作者试图将重点放在解释这些方法起效的核心过程和原则上。

我们认为，根据新的培训标准中的观点来审查循证干预，可以使该领域重新定义循证治疗，即以循证的过程和循证的程序为目标来缓解问题，促进人类的繁荣。我们相信，对基于过程的治疗的关注将引领该领域的未来。确定核心过程将使我们能够避免将综合征的治疗方案作为治疗的主要经验方法的限制，从而使我们能够直接将治疗与理论联系起来。

希望本书能够成为朝着这个方向迈出的重要一步。希望它能作为行为和认知疗法临床干预的参考用书和研究生教科书。我们相信，它为实践者、研究人员、实习生和学生提供了对当代认知行为治疗所涉及的核心过程的全面回顾，在某种程度上也为更广泛的循证治疗（EBT）提供了参考。本书的重点是循证的胜任力，旨在让读者能够从不同治疗所强调的具体的流程和技能中后退一步，去拥抱许多经验支持的方法所共有的核心过程。我们明确地表示，要跨越各种传统和几代不同的认知行为治疗，同时尊重它们不同的研究和发展过程的独特性。

本书分为三部分。第一部分论述了认知行为治疗的本质，包括认知行为治疗发展的历史——从作为一种不被信任的新治疗模式，发展到今天，在循证治疗、科学哲学、伦理学等方面处于前沿。第二部分重点介绍 CBT 作为经验支持治疗的理论基础的原则、范围和领域；这些原则、范围和领域包括行为原则、认知、情感、神经科学和进化科学。第三部分论述了构成核心临床胜任力的主体认知行为治疗干预措施，包括权变管理、刺激控制、塑造、自我管理、唤醒降低、应对与情绪调节、问题解决、暴露策略、行为激活、人际交往技能、认知重评、矫正核心信念、认知解离、培养心理接纳、价值观选择和澄清、正念练习、增强动机和危机管理等。每一章都是关注胜任力，主要关注将这些方法与本书前面描述的流程和原则联系起来的已知中介和调节因素。本部分最后，总结了我们所学到的东西以及这个领域未来的发展方向。

本书的两位主编都曾担任过 ABCT 的主席，但两位的哲学背景却截然不同。两位主编被认为是当代认知行为治疗中两个看似对立阵营的代表人物：接纳承诺疗法/新一代认知行为治疗（Hayes）和贝克主义/更传统的认知行为治疗（Hofmann）。在经历了一场"暴风雨"般的开始之后，在小组讨论和写作中进行了无数次激烈的辩论（通常类似于学术版的拳击比赛或摔跤比赛），后来两位主编成为了亲密的朋友和合作者。两位主编一直在努力寻找彼此的共同点，同时尊重彼此的分歧和观点，共同目标一直都是推动临床干预的科学和实践向前发展。

鉴于两位主编在该领域不同阵营的地位，本书有能力聚集起一个多样化和一流的作者群体。作者结合了他们的专业知识来创作这部开创性的当代教科书。本书汇集了以行为治疗、行为分析、认知疗法、接纳和正念为基础的治疗精髓，强调了改变的核心过程，这是每位临床医生都应该了解的。希望本书有助于为基于过程的治疗的新时代奠定基础，这将使该领域从各自孤立的时代走向科学进步的时代，并对服务对象的生活产生积极的影响。

（王彦芳　史俊研 译）

参 考 文 献

Klepac, R. K., Ronan, G. F., Andrasik, F., Arnold, K. D., Belar, C. D., Berry, S. L., et al. (2012). Guidelines for cognitive behavioral training within doctoral psychology programs in the United States: Report of the Inter-Organizational Task Force on Cognitive and Behavioral Psychology Doctoral Education. *Behavior Therapy, 43*(4), 687–697.

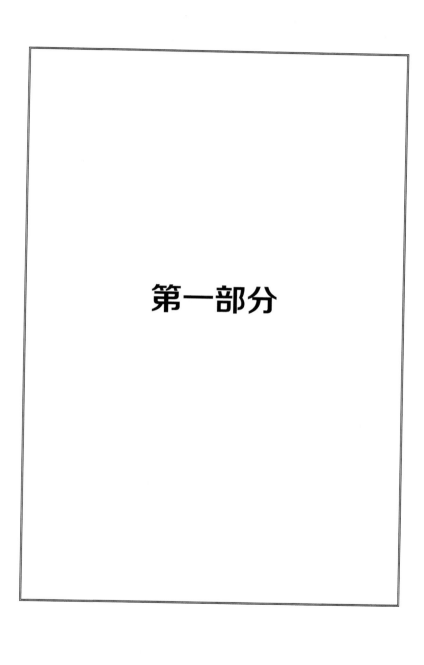

第一部分

第一章　认知行为治疗作为一种循证治疗方法的历史和现状

Stefan G. Hofmann，PhD　　Steven C. Hayes，PhD

特别工作组的诞生是临床心理学迈向成熟应用科学征程中浓墨重彩的一笔。特别工作组为美国博士级认知和行为心理学综合教育和培训制定了指南，为培训开辟了重要途径。

从业者达成一系列重要共识的过程标志着循证干预方法的发展。1949 年的博尔德会议被认为是该进程中的一座里程碑。在博尔德会议上，临床心理学培训应同时重视专业的实践和科学的观点得到了官方赞成（Raimy，1950）。不久之后，在 1952 年一篇关于成人心理治疗有效性的综述中，Hans-Jürgen Eysenck 对临床心理科学这一新兴领域提出异议，他认为心理疗法对来访者的治疗并不比单纯的时间推移更有效：

> "总之，基于这些数据可以得出明确的结论。无论是使用弗洛伊德流派的疗法还是其他疗法，相关数据都未能证明心理疗法有助于神经症来访者的康复。数据表明，无论是否接受心理治疗，大约 2/3 的神经症来访者都在发病后 2 年内康复或症状明显改善。无论接受治疗的来访者属于何种类型，采用的康复标准是什么，采取的治疗手段有哪些，在不同的调查中，这一数字似乎非常稳定。站在神经症来访者的角度来说，这是个好消息。但站在心理治疗师的角度，他们的主张似乎没有得到数据的支持。"

众所周知，Eysenck 对精神分析抱有强烈偏见，行为治疗的发展至少在一定程度上是为了应对他的挑战。第一份有关行为治疗的期刊《行为研究与治疗》（*Behaviour Research and Therapy*）创刊于 1965 年。在几年内，Eysenck 最初提出的问题"心理治疗有效吗？"演变成了更具体、更困难的问题（Paul，1969）。问题就是"对于一个有特定问题的人，什么治疗最有效？在什么情况下最有效？疗效又是如何产生的？"行为治疗师以及后来的认知行为治疗师，通过研究各种特定障碍和问题的治疗方案，给出了至少部分的答案。

当 Smith 和 Glass（1977）对心理治疗结果进行第一次荟萃分析（Meta 分析）时，他们已经能够对包括大约 2.5 万名被试者的 375 项研究进行分析，并基于 833 个效应值测量进行效应值分析。这项引人瞩目的分析清楚地表明，心理治疗的效果优于时间的效果。平均而言，接受任何形式的心理治疗的典型来访者，比未接受治疗的来访者情况要好 75% 左右。并且各种形式的心理治疗（如系统脱敏、行为矫正、罗杰斯疗法、心理动力学、理性情感、沟通分析等）都同样有效。

自此，心理治疗研究领域获得了长足发展。从业者无论是在临床方法学和研究设计上，还是在对各种精神病理学、精神障碍分类学的理解上，包括在评估和治疗技术领域都取得了进步。政府机构、保险公司和来访者权益倡导团体纷纷提出了心理干预要有循证依据的诉求。与循证医学的发展相一致（Sackett et al., 2000），在心理治疗中，循证实践（evidence-based practice）重视关于治疗的有效性、来访者的具体特征、治疗师的临床专业知识方面的有效数据（American Psychological Association Presidential Task Force on Evidence-Based Practice，2006）。世界各地的相关机构和协会已经开始编制循证心理治疗方法清单，如美国物质滥用和精神健康服务管理局发布的循证项目和实践国家注册清单（National Registry of Evidence-based Programs and Practices，NREPP）。

1995年，美国临床心理学会（美国心理协会第十二分会）成立了一个旨在促进和推广心理治疗方法的特别工作组，其目标是开发一份循证的心理治疗方法清单（RSPT；早期命名为证据支持治疗和循证治疗）。值得注意的是，为了避免忠诚偏见（allegiance biases），第十二分会特别工作组有意招募了来自不同理论倾向的临床医生和研究者，其范围涵盖了心理动力学、人际关系、认知行为和系统观点（Ollendick et al.）。

1995年，第十二分会特别工作组首次报道包括三种类型的RSPT：①成熟的治疗方法；②可能有效的治疗方法；③实验性治疗方法。成熟的治疗方法必须优于心理安慰剂、药物或其他治疗方法。而可能有效的治疗方法只需优于等待组或未接受治疗的控制组。成熟的治疗方法还需要至少两个不同研究小组的证据支持，而可能有效的治疗方法只需一个研究小组的证据。此外，特别工作组要求所有治疗方法明确来访者的特征（如年龄、性别、种族、诊断等），同时治疗手册应说明具体的治疗策略。虽然没有严格要求，但RSPT清单上的疗法主要针对《精神障碍诊断与统计手册》[DSM；American Psychiatric Association（APA），2000，2013]所定义的特定障碍。

最后，必须通过控制良好的临床试验或一系列控制良好的单一案例设计来证明治疗的临床结果。设计的质量必须能保证所观察到的疗效并不是偶然或混杂因素导致的，如时间的推移、心理评估的影响、不同来访者类型或不同治疗条件等（Chambless et al., 1998）。这一治疗分类系统是一项还处在进展中的工作，作为实现最终目标途中的一步。

最近，特别工作组对RSPT的标准进行了修订，并纳入了跨多个功能领域的多项实验荟萃分析综述中的证据（Tolin et al., 2015）。在所有的治疗方法中，CBT拥有迄今为止数量最多的证据基础。一篇关于CBT治疗精神障碍有效性的综述足以填满一套三卷本的系列教材（Hofmann, 2014b）。然而，需要指出的是，现有的CBT方法对某些障碍更敏感，对另一些则不然。以焦虑症为例，一项方法严谨的随机、安慰剂对照研究的荟萃分析结果显示，CBT对强迫症和急性应激障碍的影响最大，但对惊恐障碍的影响却很小（Hofmann et al., 2008）。此外，一些CBT治疗方案表现出障碍特异性。例如，当使用针对焦虑症的治疗方案时，抑郁症来访者的变化程度明显低于焦虑症来访者，如果使用针对抑郁症的治疗方案，情况则完全相反。这明显反驳了CBT缺乏治疗特异性的观点。与此同时，这项研究及其他许多荟萃分析表明，当代CBT仍然有很大的进步空间（Hofmann et al., 2012）。

尽管第十二分会特别工作组进行了精心的计划并加以执行，但其报告及其给出的清单上支持的治疗方法还是引发了争议。最集中的反对意见是担心使用治疗手册会导致机械的、不灵活的干预，以及在治疗过程中失去创造力和创新。另一个经常被提及的观点是，在临床研究环境中有效的治疗可能无法转移到"现实生活"的临床实践环境中去，难以对更困难的或共病的来访者进行治疗（Chambless et al.，2001）。在满足 RSPT 标准的治疗中，CBT 治疗方案的强烈代表性（与心理动力学或人本取向的同类方案不同）也使争论变得更加激烈。对于一些心理治疗师来说，最后一个问题主要是如何将经验支持的治疗与特定的诊断类别相结合。

例如，CBT 和心理动力学取向疗法的区别。CBT 取向的治疗师鼓励来访者采用更具适应性的策略去处理他们目前的心理问题，而不是试图去找出并解决隐藏的冲突。由于相对来说更加"对症下药"，CBT 几乎为 DSM 和第十次修订的《国际疾病和相关健康问题统计分类》（the International Statistical Classification of Diseases and Related Health Problems）（ICD-10；World Health Organization，1992～1994）中的每个类别制定了单独的治疗方案。

最近一项文献综述中涉及了不少于 269 项荟萃分析研究，这些荟萃分析几乎涵盖了每个 DSM 类别的 CBT（Hofmann et al.，2012）。总体来说，CBT 拥有充分的证据基础，特别是对于焦虑症、躯体形式障碍、贪食（症）、愤怒控制问题和一般压力问题，这是因为 CBT 治疗方案与精神病学分类密不可分。尽管总体上是有效的，但 CBT 对于不同障碍的疗效有着显著差异。例如，重度抑郁症和惊恐障碍都对安慰剂表现出相对较高的反应率。这类障碍的病程起伏不定、反复发作，许多治疗可能在初期有效，长期效果却不那么理想。因此，人们更看重的不应是其短期效果，而应是如何长期有效地预防复发（Hollon et al.，2006）。

对 DSM 定义的精神障碍的过度关注有时会限制 CBT 的评估和应用。例如，在 CBT 中，人们往往不那么关注对如下问题的评估：生命丰盈、生活质量、亲社会性、关系质量或其他关于人生成长和成功的议题，即便这些问题正是来访者所关注的。在行为评估中，毫无疑问存在着这些视野方面的局限，这令人遗憾，因为我们明明知道在循证治疗中有很多方法适用于健康和成长发展的议题。

对障碍的关注导致市面上涌现出大量特定的治疗方案，这使得临床训练变得更加复杂，也限制了研究和临床文献的相辅相成。林林总总的治疗方法本应各具特色，但实际上它们往往大同小异，使从业者迷失其中。

这些治疗方案关注的广度、长期效果及不断分化的问题涉及心理功能的本质和治疗目标的根本问题。对此，本书的观点是该领域必须调整方向，以应对当前的挑战。

生物医学模型的问题

随着针对 DSM 和 ICD-10 各种诊断的 CBT 模型的发展与完善，治疗师和研究者得以在各类精神病理学领域应用特定的治疗技术。然而，CBT 治疗方案与精神障碍医学分类系统的总体一致性也带来了相应的负面影响（Deacon，2013）。比如，当我们使用基于症状的精神障碍诊断标准对来访者进行分类时，往往轻视或忽略了导致问题的语境和情境因素（Hofmann，2014a）。现代 CBT 往往过分强调针对具体症状的治疗技术，忽视了理论和个案概念化，限制了 CBT 的进一步发展。随着综合性思维占据主导地位，对健康促进和人作为整体的关注变少了。CBT 还没有到达最终形态，相反，它需要随着时间的推移不断演变，生成可验证的模式（Hofmann et al.，2013）和新的治疗策略（Hayes et al.，2004）。

　　一些作者认为，临床研究者在发展基于研究的干预措施时，对共同因素相当忽视（与重视具体治疗方法截然相反），然而共同因素才是治疗改变发生的主要原因（Laska et al.，2014）。这种极端的观点显然是一种误解。实际上，临床研究者在开发经验支持的治疗方法时，通常会通过对效果的检查考虑到这些因素，如治疗联盟。共同因素的影响因不同障碍而异，尽管它们可能很重要，但仅凭共同因素并不足以对治疗结果产生最大影响。此外，关系因子对循证方法所针对的心理过程同样敏感。这表明，与 CBT 理论一致的过程可以部分解释一些共同因素。例如，如果将来访者的心理灵活性作为追加的中介变量，则工作联盟的中介关系对结果便不再具有显著影响（Gifford et al.，2011），这表明治疗联盟发挥作用的部分原因是它通过模式学习、不评判及与之类似的过程而实现，而这些过程可能正是现代 CBT 方法的目标。

　　治疗联盟的许多数据都是相关的，并且指向相对恒定的参数，如治疗师相关变量。然而，当针对其他循证方法开发和测试改变这些因素的特定方法时，对于从业者来说共同因素就是重中之重。此类工作刚刚起步，为了更好地开展后续工作，治疗师需要发展关于治疗联盟以及具体如何改变治疗联盟的理论。准确来说，就是 CBT 和循证治疗在哪些领域是能派上用场的。

　　现在是临床心理学和精神病学超越在全或无分析中选择共同因素或循证心理治疗的时候了（Hofmann et al.，2014）。相反，我们需要分离并理解变化的有效过程，探究能够达到该目标的最优途径，而关系因子应当被视为其中的一种过程。这种方法将有助于推动该领域专注改善来访者生活质量并积极推进学科发展的相关问题。

明确心理治疗和心理干预的目标

　　在行为治疗的早期，人们往往将解决特定问题或促进积极成长视为干预的目标。但是随着 DSM 的兴起，人们更多地转而关注综合征和精神障碍。临床科学家就如何更好地定义和分类精神障碍进行了漫长而激烈的讨论（Varga，2011）。DSM-5 和 ICD-10 坚实扎根于生物医学模型，认为那些表征和症状反映了潜伏及隐藏着的疾病实体。这些手册的早期版本以精神分析理论为基础，认为精神障碍的根源是根深蒂固的心理冲突。与此相反，其现代版本则更多地将精神障碍归因于遗传、生物、心理和发育过程中的功能障碍。

　　精神障碍有一个著名的社会生物学定义，即"有害的功能障碍"（harmful dysfunction）（Wakefield，1992）。"功能障碍"，意味着有精神障碍，使得一个人不能按照进化的设计执行自然功能；"有害的"，表明它对人有负面影响，同时社会普遍对功能障碍持有负面看法。

　　毫不奇怪，这个定义遭到了批评，因为它没有清晰地定义和确定行为的功能或功能障碍（McNally，2011）。早期的批评家（Szasz，1961）认为，精神障碍只是社会给正常的人类经历和表现贴上的标签，本质上代表着任意的社会建构，没有任何功能价值。在一种文化或某段历史中被断定为不正常的现象，在另一种文化或历史中可能被视为再正常不过，甚至是被倡导的。

　　DSM 系统对精神障碍的定义是一种综合征，其特征是临床显著的个体认知、情绪调节或行为障碍，反映了潜在精神功能的心理、生物学或发育过程的功能障碍（APA，2013）。

虽然这一定义特别提到除了生物学机制，心理和发育过程也是精神障碍的主要原因，但精神病学长期以来主要是在生物医学框架内运作。

认知行为研究通常基于一种"素质–压力"模型，该模型假定个人在与特定环境因素或压力源相结合时的脆弱性因素中可能导致该障碍的发展。这一观点对启动因素（即导致问题发生发展的因素）和维持因素（即导致问题维持的因素）进行了区分（Hofmann，2011）。这两组因素通常是不同的。与其他精神障碍的理论模型不同，认知行为治疗通常更关注维持因素，因为它们是目前障碍的有效治疗目标。因此，从认知行为治疗的角度来看，根据维持因素对个体进行分类，可能比仅根据遗传因素或神经回路等缺陷对个体进行分类更具价值。

这种对维持因素的强调与行为传统的发展方法一脉相承。行为传统或许不强调缺陷和压力源，但承认导致问题的历史因素可能不同于维持问题的环境因素。功能分析更关注当前行为的维持因素，因为要实现改善个人心理健康的目的，需要改变的正是这些维持因素。

为什么要对精神障碍进行分类？

DSM 系统的支持者经常指出，尽管精神病学分类系统并不精确，仍然有其存在的必要，理由如下：首先，它为这个领域提供了一种通用语言，以便描述有心理问题的个体，这具有很大的实用价值，因为它为从业者间的交流提供便利，并为保险公司提供了一个编码系统；其次，它通过将有类似问题的人聚集在一起，以识别其共有模式，并将他们与其他群体区分开来，推进了临床科学的发展；最后，这些信息可用于改进现有的治疗或开发新的干预措施。DSM-5 认可后一种目的，它指出：精神障碍的诊断应该具有临床效用，它应被用来帮助临床医生为来访者确定预后、治疗方案和潜在的治疗结果（APA，2013）。然而，尽管拥有这些高远目标，DSM-5 在其前身的基础上却几乎没有任何推陈出新，这引起了医学和研究领域学者的极大不满。

除了经济问题（DSM 是美国精神病学协会收入的主要来源）等，DSM 还存在许多理论和概念上的问题。例如，它在常态与病态之间划定分界线的标准十分随意；它的诊断标准仅基于临床医生的主观判断，而不是客观测量；它过于关注症状；它的分类方法将一组异质性的个体和大量不同的症状组合定义为相同的诊断，以及大多数临床医生继续使用残差诊断（"非特异性"），因为大多数来访者难以被纳入任何一种类别的诊断，而这些诊断类别正是经过专家一致同意得出的（Gornall，2013）。

也许最大的概念性问题之一是共病（即同时存在两种或两种以上不同的诊断）。共病与障碍症状反映出潜在疾病实体的基本概念不一致。如果不同障碍的症状实际上对应着不同的疾病实体，那么共病应该是偶然现象。然而，不同障碍通常是并存的。例如，在情绪和焦虑障碍中，DSM-5 假设几乎所有潜在变量与其相对应的概念（如单相抑郁、广泛性焦虑症、社交焦虑障碍、强迫障碍、惊恐障碍、广场恐怖症）之间都存在相当大的协方差。这一现象可以用积极和消极影响的高阶维度来解释，这表明情绪和焦虑障碍来源于共同的社会心理和生物/遗传因素（Brown et al.，2009）。

诸如此类的观察结果为最近开发的所谓跨诊断方法（Norton，2012）或统一治疗方案（Barlow et al.，2010）奠定了基础，这些方案跨越诊断类别来处理障碍的核心特征，其目标是开发成本更低、更有效的治疗方法（Barlow et al.，2004）。此外，跨诊断方法也许可以弥补以往临床医师仅接受特定障碍 CBT 方案培训的缺陷，后者往往会造成对人类痛苦的过度简化、在临床中缺乏灵活性，以及较少遵从循证实践等问题（McHugh et al.，2009）。

研究领域的标准

为了给 DSM（和 ICD-10）相关的障碍分类学问题提供一个解决方案，美国国家精神卫生研究所（National Institute of Mental Health，NIMH）给出了该研究领域的标准方案（Research Domain Criteria，RDoC），一个基于可观察的行为和神经生物学测量维度的精神障碍分类新框架（Insel et al.，2010）。这一方案试图创建一个将精神障碍概念化为脑部疾病的分类系统，并借此推动精神病学领域的发展。与具有可识别病变特征的神经系统疾病相比，精神障碍被认为是由神经回路异常所引发。NIMH 建议结合现代脑科学的发现来定义和诊断精神障碍，而不是依赖于临床印象随意定义障碍类别，从导致出现任意定义的类别，包括异质和重叠的诊断组（Insel et al.，2010）。

该项目设定的目标是开发一套基于生物行为维度的精神障碍分类系统，该系统可以超越当前异质性过高的 DSM 分类系统。RDoC 项目假设可以通过临床神经科学的工具识别神经回路的功能障碍，这些工具包括电生理、功能性神经影像和量化体内连接的新方法。该项目进一步推断，将来自遗传学和临床神经科学的数据进行生物标记，可以放大临床症状和体征以利于临床管理。例如，在焦虑症的案例中，未来的从业者在确定预后和适当的治疗方案时用到的数据将来自功能性或结构性神经成像、基因组测序和基于实验的恐惧条件反射和消退评估（Insel et al.，2010）。RDoC 项目的具体成果是一个矩阵，它列出了分析的不同层次（分子、神经回路、行为和症状），以确定某些能反映精神障碍的核心症状的结构。

虽然神经科学家普遍赞同 RDoC（Casey et al.，2013），但也不乏出于各种原因的批评之声。例如，这个项目过分强调了某些生物过程，将心理健康问题简化为简单的神经障碍（Deacon，2013；Miller，2010）。迄今为止，RDoC 的临床效用有限，因其主要目的是促进未来的研究，而不是指导临床决策（Cuthbert et al.，2013）。此外，RDoC 计划与 DSM 有一个共通的重要理论假设，即心理问题（"症状"）是由一种潜在的疾病引起的。在 DSM 中，这些潜在的疾病实体是通过症状报告和临床印象来测量的，而在 RDoC 中，它们是通过复杂的行为测试（如基因测试）和生物仪器（如神经影像）测量得来的。

向精神病理学的核心维度挺进

在过去的几十年里，人们在确定精神病理学的核心维度方面已经取得了相当大的进展。RDoC 开创性地设立了一个新维度的分类系统。同样，心理学家也在重新考虑精神病理学的维度。以情绪障碍为例，很多学者认为情绪调节异常是一个核心的跨诊断问题（Barlow et al.，2004；Hayes et al.，2006；Hayes et al.，1999；Hofmann et al.，2012）。这种观点与当代情绪研究的结论完全一致，如 Gross（1998）的过程模型。Gross 的情绪产生过程模型做出了这样的假设：情绪相关线索激发了生理、行为和经验反应过程，而这些反应又被情绪调节倾向进一步处理。根据一个人进行情绪调节的时间点，调节策略可以被划分为原因策略和反应策略。聚焦原因的调节策略发生在情绪反应被完全激发之前，包括认知重评、情境调整和注意力分配。相反，聚焦反应的调节策略是试图在反应开始后改变情绪的表达或体验，如抑制或容忍反应的策略。

　　此外，还有更多的病理学维度贯穿了 DSM 所定义的障碍，如负面情绪、冲动控制、注意力控制、思维反刍和担忧、认知灵活性、自我觉知或基于方法的动机等。在对精神病理学的理解中，上述维度变得越来越重要。随之，我们越来越清晰地看到，最适合长期调整的方法是以灵活的方式采用最适合特定环境和目标追求的策略（Bonanno et al.，2004）。许多形式的精神病理学都与消极反应有关，如恐惧、悲伤、愤怒或痛苦，但这些其实都在生活中扮演着积极的角色。没有一项心理反应或应对心理反应的策略永远是适应性或非适应性的（Haines et al.，2016）。现代 CBT 的目标不是消除或抑制情绪、想法、感觉或记忆，而是促进更积极的人生轨迹。如何以促进积极成长和发展为目标，并以最好的方式实现这一过程，这是现代干预科学面临的挑战，也是本书的重点。

向 CBT 的核心过程挺进

　　Hans-Jürgen Eysenck（1952）和 Gordon Paul（1969）曾先后研究制订并修正了心理疗法的基本问题。现在看来，这个基本问题仍需再次被审视。其核心问题不再是干预在全球范围内是否有效，也不再是如何在特定语境下做出有效的技术决策。第一个问题已经有了答案，而第二个问题对技术的强调导致了难以以渐进方式将方法的发展系统化激增。由于未能在功能上识别不同的实体，因此单纯关注综合征及技术方法都需要予以弱化。

　　迈向 RDoC 的运动包含了一个关键点，它似乎更适合心理治疗领域的这一进化时刻。复杂网络方法（complex network approach）也为精神病理学和治疗提供了另一个潜在有希望的新视角（Hofmann et al.，2016）。复杂网络方法认为，精神障碍不是潜在的疾病实体造成的，而是由相互关联要素构成的网络所致。有效的治疗可以通过靶向核心过程改变网络结构，使其从病理状态转变为非病理状态。与传统的功能分析相似，我们需要理解刺激和反应之间的因果关系，以便以一种特定的方式识别和定位这些病理与变化的核心过程。纵向设计使临床医生能够制定有针对性的具体措施，以预测精神病理随时间推移的发展（Westin et al.，2008）。临床医生可以使用循证方法针对这些措施进行改变，并确定改变在这些过程中的作用（Hesser et al.，2009；Zettle et al.，2011）。

　　通过将不同策略组合在一起，比如 RDoC、功能分析、复杂网络方法和纵向设计，研究者在确定心理治疗和心理干预的变化的核心过程方面取得了进展（Hayes et al.，2006）。随着人们对移动目标流程组件的探索（Levin et al.，2012），研究人员正在这一基础上进行进一步研究，目标是明确在特定的情况下，对于有特定目标的特定来访者，应该把哪些核心的生物-心理-社会过程作为靶标，然后确定最有可能改变这些过程的方法模块。

对心理治疗核心过程的识别将引领心理治疗师走向未来。这些过程将使我们不再受制于那些依据僵化、武断的诊断系统而制订的治疗方案，并直接将治疗与理论联系在一起。这一愿景激发了本章的诞生，那就是，创造一种基于过程的 CBT 和循证疗法。这一愿景是该领域的大势所趋，并建立在几代人共同努力创造的历史悠久的认知行为方法的基础上。

（王　珏　李瑞文 译）

参 考 文 献

American Psychiatric Association (2000). *Diagnostic and statistical manual of mental disorders: DSM-IV-TR* (4th ed., text revision). Washington, DC: American Psychiatric Association.

American Psychiatric Association (2013). *Diagnostic and statistical manual of mental disorders: DSM-5* (5th ed.). Washington, DC: American Psychiatric Association.

American Psychological Association Presidential Task Force on Evidence-Based Practice (2006). Evidence-based practice in psychology. *American Psychologist, 61*(4), 271–285.

Barlow, D. H., Allen, L. B., Choate, M. L. (2004). Toward a unified treatment for emotional disorders. *Behavior Therapy, 35*(2), 205–230.

Barlow, D. H., Ellard, K. K., Fairholm, C., Farchione, T. J., Boisseau, C. L., Ehrenreich-May, J. T., et al. (2010). *Unified protocol for transdiagnostic treatment of emotional disorders (treatments that work series)*. New York: Oxford University Press.

Bonanno, G. A., Papa, A., Lalande, K., Westphal, M., & Coifman, K. (2004). The importance of being flexible: The ability to both enhance and suppress emotional expression predicts long-term adjustment. *Psychological Science, 15*(7), 482–487.

Brown, T. A., & Barlow, D. H. (2009). A proposal for a dimensional classification system based on the shared features of the DSM-IV anxiety and mood disorders: Implications for assessment and treatment. *Psychological Assessment, 21*(3), 256–271.

Casey, B. J., Craddock, N., Cuthbert, B. N., Hyman, S. E., Lee, F. S., & Ressler, K. J. (2013). DSM-5 and RDoC: Progress in psychiatry research? *Nature Reviews: Neuroscience, 14*(11), 810–814.

Chambless, D. L., & Hollon, S. D. (1998). Defining empirically supported therapies. *Journal of Consulting and Clinical Psychology, 66*(1), 7–18.

Chambless, D. L., & Ollendick, T. H. (2001). Empirically supported psychological interventions: Controversies and evidence. *Annual Review of Psychology, 52*, 685–716.

Cuthbert, B. N., & Kozak, M. J. (2013). Constructing constructs for psychopathology: The NIMH research domain criteria. *Journal of Abnormal Psychology, 122*(3), 928–937.

Deacon, B. J. (2013). The biomedical model of mental disorder: A critical analysis of its validity, utility, and effects on psychotherapy research. *Clinical Psychology Review, 33*(7), 846–861.

Eysenck, H. J. (1952). The effects of psychotherapy: An evaluation. *Journal of Consulting Psychology, 16*(5), 319–324.

Gifford, E. V., Kohlenberg, B. S., Hayes, S. C., Pierson, H. M., Piasecki, M. P., Antonuccio, D. O., et al. (2011). Does acceptance and relationship focused behavior therapy contribute to bupropion outcomes? A randomized controlled trial of functional analytic psychotherapy and acceptance and commitment therapy for smoking cessation. *Behavior Therapy, 42*(4), 700–715.

Gornall, J. (2013). DSM-5: A fatal diagnosis? *BMJ, 346*: f3256.

Gross, J. J. (1998). Antecedent- and response-focused emotion regulation: Divergent consequences for experience, expression, and physiology. *Journal of Personality and Social Psychology, 74*(1), 224–237.

Haines, S. J., Gleeson, J., Kuppens, P., Hollenstein, T., Ciarrochi, J., Labuschagne, I., et al. (2016). The wisdom to know the difference: Strategy-situation fit in emotion regulation in daily life is associated with well-being. *Psychological Science, 27*(12), 1651–1659.

Hayes, S. C., Follette, V. M., & Linehan, M. M. (Eds.). (2004). *Mindfulness and acceptance: Expanding the cognitive-behavioral tradition.* New York: Guilford Press.

Hayes, S. C., Luoma, J. B., Bond, F. W., Masuda, A., & Lillis, J. (2006). Acceptance and commitment therapy: Model, processes, and outcomes. *Behaviour Research and Therapy, 44*(1), 1–25.

Hayes, S. C., Strosahl, K. D., & Wilson, K. G. (1999). *Acceptance and commitment therapy: An experiential approach to behavior change.* New York: Guilford Press.

Hesser, H., Westin, V., Hayes, S. C., & Andersson, G. (2009). Clients' in-session acceptance and cognitive defusion behaviors in acceptance-based treatment of tinnitus distress. *Behaviour Research and Therapy, 47*(6), 523–528.

Hofmann, S. G. (2011). *An introduction to modern CBT: Psychological solutions to mental health problems.* Oxford, UK: Wiley.

Hofmann, S. G. (2014a). Toward a cognitive-behavioral classification system for mental disorders. *Behavior Therapy, 45*(4), 576–587.

Hofmann, S. G. (Ed.). (2014b). *The Wiley handbook of cognitive behavioral therapy* (Vols. I–III). Chichester, UK: John Wiley & Sons.

Hofmann, S. G., Asmundson, G. J., & Beck, A. T. (2013). The science of cognitive therapy. *Behavior Therapy, 44*(2), 199–212.

Hofmann, S. G., Asnaani, A., Vonk, I. J., Sawyer, A. T., & Fang, A. (2012). The efficacy of cognitive behavioral therapy: A review of meta-analyses. *Cognitive Therapy and Research, 36*(5), 427–440.

Hofmann, S. G., & Barlow, D. H. (2014). Evidence-based psychological interventions and the common factors approach: the beginnings of a rapprochement? *Psychotherapy, 51*(4), 510–513.

Hofmann, S. G., Curtiss, J., & McNally, R. J. (2016). A complex network perspective on clinical science. *Perspectives on Psychological Science, 11*(5), 597–605.

Hofmann, S. G., Sawyer, A. T., Fang, A., & Asnaani, A. (2012). Emotion dysregulation model of mood and anxiety disorders. *Depression and Anxiety, 29*(5), 409–416.

Hofmann, S. G., & Smits, J. A. J. (2008). Cognitive-behavioral therapy for adult anxiety disorders: A meta-analysis of randomized placebo-controlled trials. *Journal of Clinical Psychiatry, 69*(4), 621–632.

Hollon, S. D., Stewart, M. O., & Strunk, D. (2006). Enduring effects for cognitive behavior therapy in the treatment of depression and anxiety. *Annual Review of Psychology, 57*, 285–315.

Insel, T., Cuthbert, B., Garvey, M., Heinssen, R., Pine, D. S., Quinn, K., et al. (2010). Research domain criteria (RDoC): Toward a new classification framework for research on mental disorders. *American Journal of Psychiatry, 167*(7), 748–751.

Klepac, R. K., Ronan, G. F., Andrasik, F., Arnold, K. D., Belar, C. D., Berry, S. L., et al. (2012). Guidelines for cognitive behavioral training within doctoral psychology programs in the United States: Report of the Inter-Organizational Task Force on Cognitive and Behavioral Psychology Doctoral Education. *Behavior Therapy, 43*(4), 687–697.

Laska, K. M., Gurman, A. S., & Wampold, B. E. (2014). Expanding the lens of evidence-based practice in psychotherapy: A common factors perspective. *Psychotherapy, 51*(4), 467–481.

Levin, M. E., Hildebrandt, M. J., Lillis, J., & Hayes, S. C. (2012). The impact of treatment components suggested by the psychological flexibility model: A meta-analysis of laboratory-based component studies. *Behavior Therapy, 43*(4), 741–756.

McHugh, R. K., Murray, H. W., & Barlow, D. H. (2009). Balancing fidelity and adaptation in the dissemination of empirically-supported treatments: the promise of transdiagnostic interventions. *Behaviour Research and Therapy, 47*(11), 946–995.

McNally, R. J. (2011). *What is mental illness?* Cambridge, MA: Belknap Press of Harvard University Press.

Miller, G. A. (2010). Mistreating psychology in the decades of the brain. *Perspectives on Psychological Science, 5*(6), 716–743.

Norton, P. J. (2012). *Group cognitive-behavioral therapy of anxiety: A transdiagnostic treatment manual.* New York: Guilford Press.

Ollendick, T. H., Muris, P., Essau, C. A. (in press). Evidence-based treatments: The debate. In S. G. Hofmann (Ed.), *Clinical psychology: A global perspective.* Chichester, UK: Wiley-Blackwell.

Paul, G. L. (1969). Behavior modification research: Design and tactics. In C. M. Franks (Ed.), *Behavior therapy: Appraisal and status* (pp. 29–62). New York: McGraw-Hill.

Raimy, V. C. (Ed.). (1950). *Training in clinical psychology.* New York: Prentice Hall.

Sackett, D. L., Strauss, S. E., Richardson, W. S., Rosenberg, W., & Haynes, R. B. (2000). *Evidence-based medicine: How to practice and teach EBM* (2nd ed.). London: Churchill Livingstone.

Smith, M. L., & Glass, G. V. (1977). Meta-analysis of psychotherapy outcome studies. *American Psychologist, 32*(9), 752–760.

Szasz, T. (1961). *The myth of mental illness: Foundations of a theory of personal conduct.* New York: Hoeber-Harper.

Tolin, D. F., McKay, D., Forman, E. M., Klonsky, E. D., & Thombs, B. D. (2015). Empirically supported treatment: Recommendations for a new model. *Clinical Psychology: Science and Practice, 22*(4), 317–338.

Varga, S. (2011). Defining mental disorder: Exploring the "natural function" approach. *Philosophy, Ethics, and Humanities in Medicine, 6*(1), 1.

Wakefield, J. C. (1992). The concept of mental disorder: On the boundary between biological facts and social values. *American Psychologist, 47*(3), 373–388.

Westin, V., Hayes, S. C., & Andersson, G. (2008). Is it the sound or your relationship to it? The role of acceptance in predicting tinnitus impact. *Behaviour Research and Therapy, 46*(12), 1259–1265.

World Health Organization (1992–1994). *International statistical classification of diseases and related health problems: ICD-10* (10th rev., 3 vols.). Geneva: World Health Organization.

Zettle, R. D., Rains, J. C., & Hayes, S. C. (2011). Processes of change in acceptance and commitment therapy and cognitive therapy for depression: A mediational reanalysis of Zettle and Rains. *Behavior Modification, 35*(3), 265–283.

第二章　应用于临床心理学的科学哲学

Sean Hughes，PhD

引言

假设有三位科学家都在为扩大人类对世界的理解范畴而努力。第一位是一名航天员，他忙着在寒冷黑暗的月球表面上分析土壤样本。第二位是一名海洋生物学家，他试图在大型公共水族馆里找到让企鹅更加活跃的方法。第三位是一名灵长类动物学家，为了探究银背大猩猩的求偶行为，她正在中非的热带森林中跋山涉水。尽管三位科学家所做的都是用科学方法去理解一个特定的现象，但他们实现自己目标的方式却截然不同。他们感兴趣的基本问题（例如，月球的土壤构成是怎样的？如何改变圈养企鹅的行为？灵长类动物在野外的社交行为是怎样的？）将指导他们所使用的程序，所产生的理论，他们收集的数据类型，乃至最终找到令他们满意的答案。

在许多方面，临床心理学也面临着类似的情况。尽管临床医生和研究人员有一个共同的目标(即探索减轻人类痛苦和促进人类福祉的方法)，并且为了这个目标团结在一起，但他们往往采用从根本上就截然不同的方式来实现这一目标。有些人认为，实现该目标的最好方式是检测和改正导致心理痛苦的功能失调的信念、病理性认知图式或错误的信息处理方式（Beck，1993；Ellis et al.，2007）。另一些人则反驳说，解决方案应该是看到并改变内部事件的功能，而不是它们的形式或频率（Hayes et al.，1999；Linehan，1993；Segal et al.，2001）。在临床研究和理论构成的"江湖"中，不同的传统之间常常发生激烈的竞争，一种观点的拥护者主张自己的程序、发现、理论和治疗在逻辑上是无懈可击的，而另一种观点的支持者则以同样坚定的信念做出回应，并提出了一种新的理论（Reyna，1995）。在这样的背景下，也许我们会扪心自问，对于心理痛苦的问题，真的有"最佳"解决方案吗？临床医生和研究人员如何定义"最佳"？这些定义是主观还是客观的选择？他们如何确定一个特定的程序、发现、理论或治疗是尽如人意的，甚至是最好的？

即使临床研究者不在寒冷真空的外太空、水族馆的水箱或潮湿的热带森林里开展工作，但他们的工作仍然是在更大的语境下进行的，从而引导着其科学价值观和目标。这一语境的一个更重要的方面就是他们的哲学世界观。世界观对科学的性质和目的、因果关系、数据和解释给出了明确的要求。以上问题定义了我们将自己所在的领域中哪些特定主题视作是重要的，分析单元是什么，建立和评估的理论与疗法的类型，构建的方法论，以及应该如何产生和解释研究结果。

乍看起来，关于本体论、认识论和价值论的问题似乎非常抽象，而临床研究和治疗是由日复一日的实验及上下求索的实践构成的，两者相去甚远。但在接下来的内容中，想要说明哲学假设就像是呼吸的空气：我们常对它视而不见，认为是理所当然的，而要维持日常运作它却必不可少。没有人能避免这些问题：你的世界观无声地塑造着你的思维和行为，影响着你判断哪些理论、疗法、技术和数据是具有说服力或者是有效的（Babbage et al.，2000；Forsyth，2016）。它决定了你与患者相处过程中每时每刻的行为表现。通过恰当的阐明和组织哲学假设，你可以笃定自身科学认知的内在一致性，当面对科学蓝图时，你能够确认自己为科学发展所付出的努力是稳步前进的。

为了取得进展，科学研究系统中必须具备一套统筹评价的理论和方法论标准。然而，学者们经常陷入另一种辩论：围绕一种知识传统比另一种知识传统更具有正统性、首要地位和价值的讨论。这些争论被称为"伪冲突"（pseudoconflicts），因为它们将自身践行方法的哲学假设（以及科学目标和价值）应用于他人的假设、目标和价值（Pepper，1942；Hayes et al.，1988）。例如，重视行为的治疗师可能会忽略心理调节（mental-mediating）的表达和过程的价值，比如认知图式和偏见，这些解释构念与它们对自身对可操作的语境的关注是相逆的（甚至不相关），而这些语境变量可以促进心理事件的预测和影响。类似地，认知导向的研究者可能会认为一切忽略了心理机制的分析仅仅是描述性的而非解释性的。正如Dougher（1995）指出的，这些学者十分困惑为何他们的同行"坚持采取如此过时或明显错误的观点，为什么他们坚持曲解我的观点，为什么他们看不到无论是逻辑还是数据都清晰地表明了他们的观点站不住脚"。如果不探究其争论的哲学根源，就会导致"挫败、讽刺，甚至对异己者的智力或学术能力进行抨击"。

能够阐明其哲学假设的心理科学家才能够更好地识别在心理学传统中推动理论和研究向前发展的真正和富有成效的冲突，这样他们就可以避免在倾向于退化的伪冲突上浪费时间。换言之，只有理解了本身工作的哲学基础，才能不武断、不傲慢地与持不同意见者进行交流。本书的核心主题正是基于这种灵活性：帮助循证治疗的不同分支跨越哲学分歧进行交流。基于上述原因（或许还有其他原因），最近一个认知行为组织的联盟在临床医生的培训标准中增添了科学哲学培训课程内容（Klepac et al.，2012）。

最后要提到的是，临床文献之见解浩如烟海。如此庞大的观点可能会诱使学生采用一种缺乏生机的折中主义：寄希望于将所有合理的理论和概念混合在一起以得到更好的治疗效果。有规律地将方法进行整合是可行的，也是有效的，但如果将从根本上异质的理论和疗法结合，就会产生混乱的结局（因为误解或忽略了其背后的哲学假设）。

本章分为三部分。第一部分简要介绍科学哲学的核心主题，适用于接受临床培训者（更广泛的关于治疗的例子参见 Gawronski et al.，2015；Morris，1988；Guba et al.，1994）。第二部分将介绍一些最初由 Stephen Pepper 在 20 世纪 40 年代提出的世界观的内容，重点是机械论（mechanism）和语境论（contextualism），同时将说明这些较晚出现的世界观是如何形成并继续推动临床心理学发展的。第三部分将讨论世界观的选择、评价、交流与合作。如果读者选择了某一种特定的哲学观点，他们会意识到这种选择如何塑造他们自己的思维和行为，以及他们应如何与那些用不同于自己的方式看待（或构建）世界的同事互动。

第一部分：科学哲学简介

科学广泛关注的是一个系统知识体系的发展，而这个体系与经验得来的证据有关（Lakatos，1978；Laudan，1978）。这一知识体系的建立是为了理解和影响"经验世界的现象和过程之间的关系模式"（Lerner et al.，2006）。科学哲学是指建立这一系统的知识体的概念基础。科学哲学关注的不仅是定义科学领域的特定理论、方法和观察结果，更关注的是科学事业本身。其目的是揭示在科学实践中经常隐含（或被认为理所当然）的，以及决定了科学的进程的假设（例如，科学应该如何进行，应该使用什么样的研究方法，对所产生的发现应该有多大的信心，以及获取知识的极限是什么？）。如此一来，科学哲学便提供了一个视角，我们可以从这个视角来对临床心理科学进行审视，尝试去做评价。

哲学世界观

哲学世界观可以定义为一系列相互关联的假设，这些假设提供了为科学或治疗活动奠定基础的前分析框架[参见 Hayes et al.，1988；也可理解为"范式"（paradigm），Kuhn，1962；或"研究计划"（research programme），Lakatos，1978]。一个人的世界观是一个信念系统，它描述和规定了什么样的数据、工具、理论、疗法、参与者和发现是可接受或不可接受的。构成世界观的基本信念通常围绕着以下一系列相关问题，每一个问题的答案都制约着对其他问题的回答。

本体论问题

本体论广泛地关注现实和"存在"的性质、起源和结构。也就是说，说某物是"真实的"是什么意思？是否能够以客观的方式研究现实？许多奉行本体论的研究者认为可以，并且已经在实践。为了说明问题，下文将简要地讨论实证主义、后实证主义和建构主义。尽管可能还有其他的哲学假设，但这三种哲学假设在心理科学领域占据着重要地位。

1. 实证主义　实证主义是一种还原论和确定性的观点，它通常涉及对"朴素实在论"（naïve realism）的信仰，即存在一个由自然规律和机制系统支配的可被发现的现实。科学模型和理论被认为是有用的或有效的，因为它们提高了我们提出观点的能力，这些观点是指独立于心灵的实体或关系（例如，真理是相对的）。此类知识"通常以无关时间和语境的概括形式进行总结，其中一些形式为因果形式的法则"（Guba et al.，1994）。科学进步本身涉及理论发展，在理论中，表征性自然状态逐渐收敛于一个单一现实。

2. 后实证主义　后实证主义也假设存在独立于心灵的现实，但由于人类不均衡的智力和现象的本质难解属性，人类对现实的理解存在瑕疵及碰运气的成分。后实证主义者认为存在一个独立于感知和理论之外的现实，但同时他们也主张，人类无法绝对确定地探知到这个现实（Lincoln et al.，2011）。因此，所有关于现实的科学主张都必须经过详细的审查，这样我们才能对现实达成一致的可接受的理解（即使永不完美）。

3. 建构主义　与实证主义和后实证主义不同，建构主义采取相对性本体论（relativistic

ontological）立场。一个独立于心灵的现实，被一个建构的现实所取代：现实，并不独立于我们对它的感知或理论而存在。我们根据自己的体验及所处的社会、经验、历史和文化环境的互动来解释和构建一个现实。建构的现实是具有可塑性的，其内容和复杂程度不同，在任何绝对意义上都不是"真实的"。尽管建构主义者倾向于承认现象的存在，但他们质疑人类并不能够摒弃主观意识去认知现实存在（Blaikie，2007；Lincoln et al.，2011；Von Glasersfeld，2001）。在这种方法论的一些形式中，建构主义者只是出于务实的理由，拒绝将本体论问题视为可回答、有用或必要的问题（Hayes，1997）。

认识论问题

认识论是关于知识的理论，涉及知识的获取和证明（即我们是否了解或是否能够了解某种知识，知识的有效性，以及获得知识的途径）。它涉及提出一些问题，如"我们对已经积累的知识有多确定？""我们如何区分知识和信仰？"当应用于科学范畴时，"知识"是指科学理论、解释和定律，认识论涉及回答诸如"证据如何支持理论？""论一个理论是真是假、是为何意？""理论的修正和改变是一种理性还是非理性的过程？"之类的问题。在追求科学知识的过程中，也可以采取不同的认识论立场。

实证主义采用二元论和客观主义立场：只要有适当的方法论，探求者（科学家）就可以客观地观察和记录事件，因为事件是"真实存在"和"真实运转"的。这个过程既不影响被探究的现象，现象也不会反过来影响求知者。如果出现探求者影响了探求对象（反之亦然）的情况，代表着对求知形成了有效的威胁，探求者会实施策略以减少或消除潜在的负面影响。

后实证主义是合格的二元论者/客观主义者。鉴于观察和记录世界的方式并不完美，二元论色彩被淡化了：观察被认为是容易出错的，并且总是被批判。理论最终是可以修正的，并且可以被一组不同的类别和关系所取代。然而，客观性仍然是科学家努力追求的"管制理想"（regulatory ideal）（Lincoln et al.，2011）。科学分析被认为是"真实的"或"有效的"，只要该分析能让我们对现实的准确（尽管不完全）理解趋于一致（例如，真理即符合）。这种分析基于以下观点：①通过查明构成现实的组成机制之间的规律和因果关系，可以最好地获得知识；②当科学家和现象之间不相互影响时，这些规律和关系更容易被识别；③科学方法是科学家减少负面影响的最佳工具。因此，模型和理论的目的是提供逻辑上有组织的、与可观察世界有明确联系的一般性解释。该解释不仅包括对个别事件的观察，更具有启发和预测的功能。

最后，建构主义具有交互性和主观性。建构主义认为，发现是通过探求者和探求对象的相互作用产生的，也就是随着科学事业的发展而产生的。在这种情况下，知识是主观的，因为没有客观的位置来观察或获取知识（即使有，我们也无法获得）。因此，在知识的获取和证明过程中，探求者是主动参与者而不是被动观察者。真实，所对应的不是某些潜在的现实，而是在一个特定的分析场合下"成功运转"或被认为"可行"的程度。正如 Von Glasersfeld（1995）所指出的，"对于建构主义者来说，概念、模型、理论……，只要在它们被创造时所处的语境中能够被充分证明，它们就可以存活"。依据建构主义的观点，科学可以被视为"一套有效行动规则的集合，并且从某种特殊的意义上讲，如果它能产生最有效的行动，它就可能是'真实的'"（Skinner，1974；Barnes Holmes，2000）。

价值论问题

价值论是指知识与人的价值之间的关系。当应用于科学时，它将涉及诸如"价值如何与（科学）事实相关联？"以及"研究人员的价值在科学过程中扮演什么样的角色（如果存在的话）？"根据实证主义，科学家通过一面单面镜来审视现实：客观、公正。价值和偏见在科学过程中没有立足之地，应当不惜一切代价防止其影响一个人的行为。实施适当的方法和概念控制可确保科学产品不受价值影响。

后实证主义则采取了类似但具有限制性的立场：观察皆基于理论。对绝对真理的探索被放弃了，研究者意识到，分析受制于文化、社会、历史以及个人期望（即科学具有价值）。尽管如此，如果科学家努力将理论论证及实证研究的纷扰因素的影响降至最小，那么极有可能取得巨大的进展。

最后，建构主义是辩证的：由于被建构的世界是变化的、个性的，没有客观的立场能够独立观察和记录现实。科学家不能脱离研究主题，理论也不能脱离实践。因此，价值被认为是科学家和研究对象之间相互作用中的不可或缺的要素。

方法论问题

一旦探求者（科学家）明确了什么是可知的，就必须确定一套适合生成该知识的工具。然而并不是任何一种方法都能做到这一点。对于实证主义者来说，方法论应当具备实验性和可操作性。

客观地认识独立于心灵的现实，需要一种方法，这种方法能够在不受混杂因素干扰的情况下探索现实。独立于心灵的现实还要求"问题、假设以命题的形式进行陈述，并通过经验测试加以验证；必须慎重控制潜在交互条件，以防结果受到不当影响"（Guba et al.，1994）。

后实证主义也持有类似的观点。考虑到所有的测量都有误差，研究者必须经历一个至关重要的批判复合主义（critical multiplism）过程。在此过程中，研究者要反复进行观察和测量（每一次都会出现不同类型的误差），以识别潜在的误差来源，然后控制误差，从而无限接近现实。通过独立的重复实验，科学家加深了对模型本体论有效性的了解。这反过来又能够对假设和理论进行证伪（而不仅是验证）。

建构主义挑战知识在世界上自由存在的看法，也质疑客观测量程序可以捕捉现实世界的观点。所有信息都是供研究者解释分析的对象，因此，方法论聚焦于研究者与分析对象间的关系。

哲学假设是相互作用的

请注意，关于认识论、本体论、价值论和方法论的问题是紧密相连的。"对知识本质的看法与对现实本质的看法相互作用：存在的东西影响着可以知道的东西，而我们认为可以知道的东西往往影响着我们认为存在的东西。"（Thagard，2007）例如，如果一个人相信有一个独立于研究者的现实，那么科学研究就应该以一种客观独立的方式进行。这将使研究者能够发现"事物是如何真实存在的"及"事物是如何运作的"。反过来，这又要求研究者确定一套研究方法，能够纯粹地或相对不受影响地去反映客观现实。从这个角度来看，有关价值论（价值）的探讨不属于常规科学研究范畴。

结论

当我们整理哲学假设时，我们是在阐明从事科学或治疗实践之前所做的一系列决定。这些决定包括提出和回答一些问题，这些问题的本质与其说是经验，不如说是预分析（例如，我们想积累什么样的知识，为什么？我们将如何组织和构建这样的知识体系？什么是"真实的或真正的证据"，该如何解读这些数据？）。这些问题的答案构成了实证研究的基础。正如我们需要先打好地基，方能建造一栋稳固的房屋一样，为了推行连贯而一致的严谨科学研究，我们也需要铺好自己的哲学假设基础。

第二部分：Pepper 的四种世界观及其与临床心理学的关系

世界观有许多不同的分类方式，当我们回顾驱动临床和应用心理学各领域的理论与研究的组成部分、假设和关注点时，可以参考 Pepper（1942）提出的分类方案。

Pepper 学说的核心是人类不擅长进行复杂、抽象的思考，因而常识或"根隐喻"（root metaphors）往往被用作理智机器的轴承。Pepper 认为，所有主流的、相对充实的哲学立场都可以归类为四种核心模式（"对世界的假设"，world hypotheses）：形式论（formism）、机械论（mechanism）、有机论（organicism）和语境论（contextualism）。每种模式都使用一个独特的根隐喻作为微观地图，这份地图说明应当如何证明或表示知识，如何获得新知识以及如何评价真理（更多信息可参见 Berry，1984；Hayes et al.，1988；Hayes，1993）。

这些世界观自成体系（因其基本假设各不相同，无法比较），为精确描述不同知识领域的内容创造了索引（即对特定事件应用一套有限的原则）和范围（即对各类处境下的事件做出分析解释）。其各自的真理标准为源于世界观的科学分析提供了评估有效性的途径。接下来将分别展开分析这些世界观，并讨论它们是如何为特定类型的临床研究和实践奠定基础的。

形式论

形式论的根隐喻是可识别形式的重复发生。用一种简单的方法来理解形式论，它是一种基于命名行为的哲学形式，也就是说，知道如何描述一个特定的事件。例如，智能手机构成了一个类（class）或范畴（category），而具体事物"被包括在内"。分析的真实性或有效性基于简单的对应关系：单个个体具备的特征符合该类的特征。例如，砖头不是智能手机，因为它不是电子产品，并且你不能用它打电话；台式电脑是电子产品并且可以进行语音通话，但它也不是智能手机，部分原因是其不可携带；以此类推。科学家的任务，是创造一套全面的范畴或名称，其行动的真实性或价值则由该范畴系统列举的本质决定。"如果系统有对应所有事物的分类标准，各个分类中涵盖所有的事物，则该分类系统与所有事物和事件的先验假设世界相对应。"（Wilson et al.，2013）应用于心理学时，形式论通过赋予现象特定的类（class）或型（type）以谋求解释。因此，一些疾病分类学或人格类型理论就是形式论的例子。

机械论

机械论是形式论一个更复杂的变体，可以说是当代心理学大多数经验主义工作的根基。它的根隐喻是常识性的"机器"（machine）。该理论"首先假定各成分的先验状态，而后继续构建涵盖各成分、关系及驱动力的模型"（Wilson et al.，2013）。在心理学领域，科学的目的在于确定各部分及其相互关系（如心理构造、神经联系）在输入（环境）及输出（行为）之间的中介作用，并确定保持功能运转需要哪些必要及充分的运行条件抑或驱力（如注意力、动机、认知能力、信息）以及其机制。请注意，在应用心理学中"机械"有时带有"机器人般的"或"无情的"意味。然而这不是它在科学哲学中的含义，本书在使用该词时也没有暗示任何负面的意义。

在机械论世界观中，因果关系是连续的：机制其中的一步（如一种精神状态）启动了下一步（如另一种精神状态）（De Houwer et al.，2016本书第七章）。更准确地说，机械论认为，心理过程在一组限制条件下运作，这些条件与观察行为的语境是分离的，但又是共变的。因此，机制（心理或生理）的分析单位犹如机器的组成部分（如流程、实体或结构）。虽然这些元素原则上是可以被直接观察到的（如神经元），但在心理学中，它们通常是从机体与环境交互作用下的行为变化中被推断出来的（Bechtel，2008）。

需要注意的是，机器的根隐喻既适用于探求者，也适用于探求对象。"探求者通过机械转换，产生一个世界的内部副本，从而与世界建立联系。这种认识论立场保持了知者和已知者的完整性，并通过它们的关系基本上保持不变（Hayes et al.，1988）。当现实的内在副本（假设的模型或理论）映射到真实的世界时，分析被认为是"真实的"或"有效的"。这是以对应为基础的真理批判形式的一个更详细的版本。独立探求者通过预测性验证或证伪来评估一个特定系统反映现实的程度。

机械论者认为复杂性出于其组成部分的属性，故而倾向于还原论。科学的目标是找出填补事件时间间隔的最基本的单位（如心理表征、过往行为、神经活动、情绪）。通常这需要建立现实的摹本（内部副本），其真实性、有效性是根据与现实的客观对应关系来判定的（如心理模型）。描述和理论预测构成了普遍的科学解释形式，因为大众可以评估理论和现实的对应关系。结论，至少是在心理学中，很大程度上是假设推论和理论驱动的研究议程下的结果，它淡化远端因素（学习历史），强调行为是内部的、独立的因果中介或系统的产物。

临床意义

在临床心理学中，机械性思维最常见的延伸是理论和模型的构建，这些理论和模型详细描述了心理机器的组成要素和操作条件，它在环境和功能失调行为之间起着中介作用。在这两种情况下，临床问题的根源和解决方案都可以在构成系统的要素中找到：通过添加、修改、消除机制和（或）操作条件，能够影响临床结果的概率。机械论者认为，如果根据所提出的系统和现实之间的详细对应关系给出了一个真理标准，那么理论和疗法的预测性验证至关重要。

这些哲学假设深藏于许多 CBT 中。例如，早期行为治疗中的刺激配对（stimulus pairings）或操作性条件反射（operant contingencies）的影响可以通过"刺激–反应"或"刺激–刺激关联"的形成和修正来解释（例如，Foa et al., 1989）。同样，认知疗法的影响（Beck, 1993；Mahoney, 1974）可以用认知图式、错误的信息处理方式、非理性认知或自动思维来解释，这些被认为是调节环境输入与行为及情感输出关系的因素。基于以上解释，干预的目标是通过重构、评估、矫正核心信念等方式去改变事件的发生（Hofmann, 2011；见第二十一章和第二十二章）。

有机论

有机论的核心根隐喻是生长着的有机体。有机论者认为，有机发展是从一种形式开始的，并在一种预期的模式中发展转变，最终以另一种固有的形式达到顶峰。例如，种子长成一棵大树的有机过程。状态或阶段之间存在着转换规则，变化周期间也具有一定的稳定性，然而，一旦确认并解释了规则，状态、相位和稳定性就被视为单个连贯过程的一个组成部分。为了解释现在和预测未来，我们必须理解支配发展的基本规则，以及这些规则是如何在时间和环境中运行的（Reese et al., 1970；Super et al., 2003）。

有机论是目的论。正如一粒种子可能"注定"是一棵树，发展的各个阶段只有在明确其方向时才具有意义。有机论的真理标准是连贯性。"当一个相互关联的事实组成的网络汇聚为一个结论时，这个网络的连贯性使得该结论'真实'，一切认知的矛盾都源于对整个有机过程的不完全认识。当整体已知时，矛盾才会被消除，'有机整体……隐含在碎片之中'"（Hayes et al., 1988）。

有机论者反对简单的线性因果解释，更倾向于综合的（相互作用）方法。他们认为，一个系统不能通过被分解成组成元素来理解。整体不是单个部分的组合。相反，整体才是最基本的，部分只对整体有意义。部分或阶段的划分在某种程度上是出于研究目的的武断做法，但这些阶段的顺序并不是随机和任意的。例如，"在婴儿和幼儿之间划出一条界线可能是任意的，但婴儿期先于幼儿期并不是任意的，它反映着发展的先天性组织结构"（Wilson et al., 2013）。

语境论

语境论的根本隐喻是持续存在的"在语境中行动"。行为，可以是在当前和历史背景中做的任何事情，并由其目的和意义来定义。语境可以从空间上向外延伸，囊括整个宇宙……抑或在时间上无限外展，涵盖最遥远的前因，包括最延迟的结果（Hayes et al., 1986）。语境中的行为不是对过去发生的某个静态事件的描述，相反，它是一种有目的的活动，此时此地，发生在物理、社会和时间的环境之中。因此，在语境论（如机械论和有机论）中，关系和力量是可以被描述的。然而，这些力量和关系所描述的组织并不能够被认为反映了世界的某种先验组织（如形式主义或机械论所述），也不是向"理想形式"（如有机论所述）发展的过程。语境论认为，讨论组成部分及其关系本身就是科学家的行动，他们在自己的环境中为自己的目的而行动（Hayes, 1993）。因此，在心理学中，基于语境思维的科学活动不涉及对"真实世界"的描述，言语分析使得基础和应用研究人员及相关从业者能够预测并推动个人及群体行为（De Houwer et al.，2016；参见第七章）。

请注意，语境论中的行为包括从最近端行为实例（如此时此刻与同事互动时的社交焦虑）到暂时的远端和远端行为序列（如两年前的特定经验对现在选择是否参加社交活动的影响）。导致这种可能性扩散的原因是分析者的务实性目标（参见 Barnes Holmes，2000；Morris，1988；Wilson et al.，2013）。衡量真理的标准既不是与独立于心灵的现实相对应，也不是与之相一致，而单纯只是有助于推动运作成功的任何事物（这与建构主义内容中提到的真理标准相同，实际上，建构主义者通常也是语境主义者）。

科学语境论同样具有多样性。一个人必须知道自己正在朝着什么方向努力，才能知道什么算是成功，即必须存在针对科学家或从业者的目标或意图的明确的先验陈述（Hayes，1993）。描述性语境主义者（剧作家、叙事心理学家、后现代主义者、社会建构主义者）专注于分析，以帮助他们理解历史和环境在整体中的参与性；功能语境主义者则试图精确、广泛而深刻地预测和影响行为（Hayes，1993）。正因如此，语境论是相对的，根据各自目标的不同，科学家们认为正确的事物也随之改变。

临床意义

语境论将临床研究者和从业者的注意力集中在特定语境中人的思想、情感和行为的意义及目的上。人本主义心理学倾向于一种描述性的语境论立场，在这种立场下，治疗师重视心理事件的整体性（Schneider，2011）。现代认知行为方法的许多形式，如接纳承诺疗法（acceptance and commitment therapy，ACT；Hayes et al.，1999）、功能分析心理治疗（Kanter et al.，2010）、综合行为夫妻治疗（Jacobson et al.，1998）和行为激活（Jacobson et al.，2001），都有意识地采用了功能语境立场。其他如辩证行为疗法（Linehan，1993；Lynch et al.，2006）、正念认知疗法（Segal et al.，2001）和理性情绪行为疗法（Ellis et al.，2007）则将语境观点与机械性思维的要素予以结合。

接纳承诺疗法（ACT）可以作为一个简单的例子来帮助说明语境思维是如何带领科学家或从业者走上一个不同于机械论视角的道路的。广义来看，行为不关注思想的内容，不试图操纵思想的形式或频率，也不关注思想"真实"的程度。相反，它密切关注的是在特定的情境下，思想、感觉或行为对来访者的作用。举个例子，一位演讲者在走向讲台时，突然出现了这个想法：我可能会紧张。ACT 治疗师可能不会认为这种想法一定是有害的，或者它必须被根除或修正。相反，他可能会问："你要怎样与这个想法共处，才能得到你想要的东西呢？"

治疗师之所以采用这种方法，是因为他把认知、情感、信念和性格视为因变量（行为），而不是其他因变量的（最终）连续原因，比如外显行为。为了预测和影响思维与外显行为之间的关系，治疗师需要确定可以直接操纵的自变量来改变这种关系，从治疗师的角度来看，只有语境变量是开放且能够直接操作的（Hayes et al.，1986）。心理机制（如记忆、图式、语义网络或命题关联）及其限制假设最多算是额外的因变量——它们并不是功能性原因。同样的，真理标准（运作成功）也适用于那些被鼓励放弃关注自身想法或评价的表面真实性，而去关注如何基于自身价值创造更好的生活的来访者（Hayes，2004）。

第三部分：世界观的选择、评价、交流与合作

现在，我们已经讨论了一些世界观，以及它们是如何影响临床思维和实践的，你可能会问自己一系列关于选择、评价和交流的新问题。例如，你究竟是在什么时候，出于怎样的原因，以怎样的方式决定认同一种特定的世界观？你的信仰体系是否比同龄人更优秀或更有用？鉴于一种世界观的支持者与另一种世界观的支持者之间存在根本区别，他们能够进行交流和互动吗？现在我们来谈谈这些问题。

世界观的选择

人们可能会发现自己坚持一种特定的世界观有以下几种原因。首先，他们的哲学取向（以及由此产生的理论偏好）可能部分取决于个体差异，如气质类型和个性属性（Babbage et al.，2000；Johnson et al.，1988）。其次，我们的世界观可能不是被有意识地选择的，而是由我们所处的普遍的科学、文化、历史和社会背景潜移默化地施加于我们的。也就是说，科学家在训练过程中可能会吸收或继承支撑其领域时代精神的哲学框架。因此，世界观的选择在某种程度上可能是非理性的（Pepper，1942；Feyerabend，2010；Kuhn，1962；Lakatos，1978）。例如，一旦预测被默认为一种科学目标，那么（心理上的）机械论解释可能会更简单和具有"常识性"。如果你的目标是预测并且影响人们的行为，那么语境论立场似乎更有价值。最后，当选择不同世界观时，人们可以评价不同类型的科学成果，并有效地"以立场投票"（Hayes，1993）。无论是在科学界内部还是在科学界之间，世界观的流行似乎随着时间的推移而改变（Kuhn，1962）。心理科学也不例外，各种元理论范式、理论和经验问题都在不同时间段显示了其突出的地位。

世界观的评价

尽管习俗、个性倾向或品味问题可能会引导任何特定的世界观的选择，但适用于该世界观的评价标准是明确的。当评价一个特定科学活动的产品（如发现、理论或治疗）是否优质或令人满意时，我们实际是在审查这种活动是否与世界观的内在要求、新知识的消费者是一致或连贯的。

评价自己的世界观

为何需要澄清自身的哲学假设？因为只有如此才能评价自己的科学行为。例如，如果一个人采取实证主义（现实主义）的立场，那么理论就是"镜子"，其反映世界"真实情况"的程度各不相同。因此，评价及发展要求将标准应用于科学研究，从而产生最能反映现实的镜子。后实证主义者（批判现实主义者）采取了类似的立场（暂且认为这是合适的说法），研究者发展出了类似于被错误和偏见影响的污秽镜子理论。评价和发展的标准包括对理论镜子进行抛光，消除失真，以便无限趋近于真实。研究者可以用一个理论发展的"假设–

演绎"模型有效检验该类知识主张,在该模型中,高度精确的预测被扩展到相对来说未探索的领域(Bechtel,2008;Gawronski et al.,2015)。

如果一个人采取语境主义或建构主义的立场,理论检验看起来就会完全不同。在这类世界观中,理论只是达到某种目的的工具。想想一个普通的工具,比如锤子,我们是这样评价锤子的价值的:"只要锤子能被木匠用来钉钉子,它就是一把好'锤子'。其实这种说法毫无意义,因为它似乎在表达锤子之所以是锤子只是因为它和钉子相关或者相对应。"(Wilson et al.,2013)同样,如果一个理论能让科学家获得某种期望的结果,它就被认为是一个好理论。在这种情况下,理论评价包括确定模型或理论的一致性,这些模型或理论可以在一系列情况下被证明是有效的干预措施(Hayes et al.,2012;Long,2013)。

评价他人的世界观

当基于自身外的世界观来评价研究项目时,运用自己的世界观所产生的标准就成为一种固化的教条。在基础心理学和应用心理学中,大量的精力都耗费在了这些事情上,结果却适得其反。例如,坚持功能语境立场的研究者和治疗师可能会质疑为什么他们的同事把精神看作是机械的,并如此专注于研究其操作条件,而这样做可能轻视了历史及语境的重要作用。对此,机械论者可能会反驳说,语境主义者对科学理解不感兴趣,他们只是"技术人员"或"问题解决者",他们操纵语境以产生行为上的变化,却对调节这些变化的机制一无所知。

然而,我们应该明白,这些论证都是伪命题,是一种世界观的支持者试图将自身的哲学假设(以及基于此的科学目标和价值)视为最终正确,而将他人的世界观视为谬误。哲学假设不能被证明是对还是错,因为它们不是证据的结果,而是证据的定义者。在特定的世界观中形成的标准,只能应用于由此产生的产品[就像在一项运动(如足球)中有意义的规则不能用于管理另一项运动(如篮球)一样]。此外,任何世界观都不能通过突出其他世界观的弱点而得到自身的强化。

有四种合理的评估方式。第一种方式是用适合自身方法的标准来改进自己的科学产品。第二种方式不太明显,但在专业上会很有帮助,并且是群体性的:考虑同事的假设,这些假设与自己的假设不同,然后帮助他们根据适用于其自身假设的标准来改进科学产品。第三种方式是清楚地阐明自身科学活动的假设和目的,并(非判断性地)说明与其他活动的不同之处。例如,你可以描述你所采用的根隐喻和真理标准,以及你的分析是如何进行的,而不是坚持让有其他不同假设的人按照你的标准行事。第四种方式是注意消费者(如政府资助者、来访者)对科学的目标和用途,并客观地评估研究项目是否能为其提供帮助。

不同世界观的支持者之间的交流与合作

鉴于以上所述,你可能会思考,在不牺牲各自目标和价值的前提下,一种世界观的追随者是否有可能与另一种世界观的追随者进行交流与合作。心理学上公认的观点是,跨世界观的交流是不现实的。举一个具体的例子,研究人员使用相同的词汇来指代不同的概念(例如,"认知"对于心理-机械和功能-语境的研究人员意味着非常不同的事物;参见第七章),或使用不同的词汇来指代类似的概念(例如,"注意力分配"或"刺激辨别")。这些困难最常见的后果似乎不是对科学合法性的争论，就是对同事工作成果的漠视。

然而，对此我有完全不同的看法。其实它有助于解释为什么现在要求从业者接受科学哲学培训。如果不同世界观的科学目标是相交的，这也就意味着它们之间不会完全冲突。因此，一种传统的发展没有理由不能用来推动另一种传统的科学议程的进展。本书就是围绕着这个核心思想展开的。基于过程的治疗可以与来自不同传统的证据联系起来。通过关注合理差异，不同的 EBT 可以有效互补。

不同源的个体实现科学合作的一种方法是采用"功能–认知"（functional-cognitive，FC）框架的元理论视角（详见第七章）。从这一角度来看，心理科学可以在两种不同的水平上进行分析：一种是在功能层面，旨在根据语境中的元素来解释行为；另一种是在认知层面，意图理解语境中的元素影响行为的心理机制。FC 框架不干涉个别研究者的目标，也不判断这些目标或目标背后的原因。相反，它寻求一种相互支持的互动。例如，功能（语境）层面的研究可以提供有关行为的语境决定因素的知识，也可以用来推动精神研究和（或）约束相关的理论化。只要每一种方法都忠实于其解析模式，在一个层次获得的知识就可以用来促进另一层次的进展（De Houwer，2011）。这一元理论框架已在多个研究领域产生了益处（一项最新综述，Hughes et al.，2016），似乎没有理由不将其扩展到临床心理学领域，以及借此来处理 CBT 间的差异问题（De Houwer et al.，2016；参见第七章）。

结论

本章主要介绍科学哲学的主题，它适用于临床和应用心理学。哲学假设潜移默化地塑造和指导着我们的科学活动和治疗实践。"假设或'世界观'就像你所站的地方。一个人所看到的和所做的在很大程度上取决于他看问题所站的立场。假设正是以这种方式存在，既不是真，也不是假，而是提供了不同观点的不同看法。"（Ciarrochi et al.，2005）我们需要看到哲学假设的作用：在该领域内缓和及引导学派间的相互作用，同时也是研究评价、交流与合作的重要语境。无论是在实验室还是在治疗室，哲学假设都极其重要。

（王　珏　李瑞文 译）

参 考 文 献

Babbage, D. R., & Ronan, K. R. (2000). Philosophical worldview and personality factors in traditional and social scientists: Studying the world in our own image. *Personality and Individual Differences, 28*(2), 405–420.

Barnes-Holmes, D. (2000). Behavioral pragmatism: No place for reality and truth. *Behavior Analyst, 23*(2), 191–202.

Bechtel, W. (2008). *Mental mechanisms: Philosophical perspectives on cognitive neuroscience.* New York: Routledge.

Beck, A. T. (1993). Cognitive therapy: Past, present, and future. *Journal of Consulting and Clinical Psychology, 61*(2), 194–198.

Berry, F. M. (1984). An introduction to Stephen C. Pepper's philosophical system via world hypotheses: A study in evidence. *Bulletin of the Psychonomic Society, 22*(5), 446–448.

Blaikie, N. (2007). *Approaches to social enquiry: Advancing knowledge.* Cambridge, UK: Polity Press.

Ciarrochi, J., Robb, H., & Godsell, C. (2005). Letting a little nonverbal air into the room: Insights from acceptance and commitment therapy part 1: Philosophical and theoretical underpinnings. *Journal of Rational-Emotive and Cognitive-Behavior Therapy, 23*(2), 79–106.

De Houwer, J. (2011). Why the cognitive approach in psychology would profit from a functional approach and vice versa. *Perspectives on Psychological Science, 6*(2), 202–209.

De Houwer, J., Barnes-Holmes, Y., & Barnes-Holmes, D. (2016). Riding the waves: A functional-cognitive perspective on the relations among behaviour therapy, cognitive behaviour therapy and acceptance and commitment therapy. *International Journal of Psychology, 51*(1), 40–44.

Dougher, M. J. (1995). A bigger picture: Cause and cognition in relation to differing scientific frameworks. *Journal of Behavior Therapy and Experimental Psychiatry, 26*(3), 215–219.

Ellis, A., & Dryden, W. (2007). *The practice of rational emotive behavior therapy* (2nd ed.). New York: Springer.

Feyerabend, P. (2010). *Against method* (4th ed.). New York: Verso Books.

Foa, E. B., Steketee, G., & Rothbaum, B. O. (1989). Behavioral/cognitive conceptualizations of post-traumatic stress disorder. *Behavior Therapy, 20*(2), 155–176.

Forsyth, B. R. (2016). Students' epistemic worldview preferences predict selective recall across history and physics texts. *Educational Psychology, 36*(1), 73–94.

Gawronski, B., & Bodenhausen, G. V. (2015). Theory evaluation. In B. Gawronski & G. V. Bodenhausen (Eds.), *Theory and explanation in social psychology* (pp. 3–23). New York: Guilford Press.

Guba, E. G., & Lincoln, Y. S. (1994). Competing paradigms in qualitative research. In N. K. Denzin & Y. S. Lincoln (Eds.), *The Sage handbook of qualitative research* (pp. 105–117). Thousand Oaks, CA: Sage Publications.

Hayes, S. C. (1993). Analytic goals and the varieties of scientific contextualism. In S. C. Hayes, L. J., Hayes, H. W., Reese, & T. R., Sarbin (Eds.), *Varieties of scientific contextualism* (pp. 11–27). Oakland, CA: New Harbinger Publications.

Hayes, S. C. (1997). Behavioral epistemology includes nonverbal knowing. In L. J. Hayes & P. M. Ghezzi (Eds.), *Investigations in behavioral epistemology* (pp. 35–43). Oakland, CA: New Harbinger Publications.

Hayes, S. C. (2004). Acceptance and commitment therapy, relational frame theory, and the third wave of behavioral and cognitive therapies. *Behavior Therapy, 35*(4), 639–665.

Hayes, S. C., Barnes-Holmes, D., & Wilson, K. G. (2012). Contextual behavioral science: Creating a science more adequate to the challenge of the human condition. *Journal of Contextual Behavioral Science, 1*(1–2), 1–16.

Hayes, S. C., & Brownstein, A. J. (1986). Mentalism, behavior-behavior relations, and a behavior-analytic view of the purposes of science. *Behavior Analyst, 9*(2), 175–190.

Hayes, S. C., Hayes, L. J., & Reese, H. W. (1988). Finding the philosophical core: A review of Stephen C. Pepper's world hypotheses: A study in evidence. *Journal of the Experimental Analysis of Behavior, 50*(1), 97–111.

Hayes, S. C., Strosahl, K. D., & Wilson, K. G. (1999). *Acceptance and commitment therapy: An experiential approach to behavior change.* New York: Guilford Press.

Hofmann, S. G. (2011). *An introduction to modern CBT: Psychological solutions to mental health problems.* Oxford, UK: Wiley.

Hughes, S., De Houwer, J., & Perugini, M. (2016). The functional-cognitive framework for psychological research: Controversies and resolutions. *International Journal of Psychology, 51*(1), 4–14.

Jacobson, N. S., & Christensen, A. (1998). *Acceptance and change in couple therapy: A therapist's guide to transforming relationships.* New York: W. W. Norton.

Jacobson, N. S., Martell, C. R., & Dimidjian, S. (2001). Behavioral activation treatment for depression: Returning to contextual roots. *Clinical Psychology: Science and Practice, 8*(3), 255–270.

Johnson, J. A., Germer, C. K., Efran, J. S., & Overton, W. F. (1988). Personality as the basis for theoretical predilections. *Journal of Personality and Social Psychology, 55*(5), 824–835.

Kanter, J., Tsai, M., & Kohlenberg, R. J. (2010). *The practice of functional analytic psychotherapy.* New York: Springer.

Klepac, R. K., Ronan, G. F., Andrasik, F., Arnold, K. D., Belar, C. D., Berry, S. L., et al. (2012). Guidelines for cognitive behavioral training within doctoral psychology programs in the United States: Report of the Inter-Organizational Task Force on Cognitive and Behavioral Psychology Doctoral Education. *Behavior Therapy, 43*(4), 687–697.

Kuhn, T. S. (1962). *The structure of scientific revolutions.* Chicago: University of Chicago Press.

Lakatos, I. (1978). *The methodology of scientific research programmes.* Philosophical papers (Vol. 1). Cambridge, UK: Cambridge University Press.

Laudan, L. (1978). *Progress and its problems: Toward a theory of scientific growth.* Berkeley: University of California Press.

Lerner, R. M., & Damon, W. E. (Eds.). (2006). *Handbook of child psychology* (Vol. 1, theoretical models of human development, 6th ed.). Hoboken, NJ: Wiley.

Lincoln, Y. S., Lynham, S. A., & Guba, E. G. (2011). Paradigmatic controversies, contradictions, and emerging confluences, revisited. In N. K. Denzin & Y. S. Lincoln (Eds.), *The Sage handbook of qualitative research* (4th ed., pp. 97–128). Thousand Oaks, CA: Sage Publications.

Linehan, M. M. (1993). *Cognitive behavioral treatment of borderline personality disorder.* New York: Guilford Press.

Long, D. M. (2013). Pragmatism, realism, and psychology: Understanding theory selection criteria. *Journal of Contextual Behavioral Science, 2*(3–4), 61–67.

Lynch, T. R., Chapman, A. L., Rosenthal, M. Z., Kuo, J. R., & Linehan, M. M. (2006). Mechanisms of change in dialectical behavior therapy: Theoretical and empirical observations. *Journal of Clinical Psychology, 62*(4), 459–480.

Mahoney, M. J. (1974). *Cognition and behavior modification.* Cambridge, MA: Ballinger.

Morris, E. K. (1988). Contextualism: The world view of behavior analysis. *Journal of Experimental Child Psychology, 46*(3), 289–323.

Pepper, S. C. (1942). *World hypotheses: A study in evidence.* Berkeley: University of California Press.

Reese, H. W., & Overton, W. F. (1970). Models of development and theories of development. In L. R. Goulet & B. P. Baltes (Eds.), *Life-span developmental psychology: Research and theory* (pp. 115–145). New York: Academic Press.

Reyna, L. J. (1995). Cognition, behavior, and causality: A board exchange of views stemming from the debate on the causal efficacy of human thought. *Journal of Behavior Therapy and Experimental Psychiatry, 26*(3), 177.

Schneider, K. J. (2011). *Existential-integrative psychotherapy: Guideposts to the core of practice.* New York: Routledge.

Segal, Z. V., Williams, J. M. G., & Teasdale, J. D. (2001). *Mindfulness-based cognitive therapy for depression: A new approach to preventing relapse.* New York: Guilford Press.

Skinner, B. F. (1974). *About behaviorism.* New York: Alfred A. Knopf.

Super, C. M., & Harkness, S. (2003). The metaphors of development. *Human Development, 46*(1), 3–23.

Thagard, P. (2007). *Philosophy of psychology and cognitive science.* Amsterdam: Elsevier.

Von Glasersfeld, E. (1995). A constructivist approach to teaching. In L. P. Steffe & J. E. Gale (Eds.), *Constructivism in education* (pp. 3–15). Hillsdale, NJ: Lawrence Erlbaum.

Von Glasersfeld, E. (2001). The radical constructivist view of science. *Foundations of Science, 6*(1–3), 31–43.

Wilson, K. G., Whiteman, K., & Bordieri, M. (2013). The pragmatic truth criterion and values in contextual behavioral science. In S. Dymond and B. Roche (Eds.), *Advances in relational frame theory: Research and application* (pp. 27–47). Oakland, CA: New Harbinger Publications.

第三章 实践中的科学

Kelly Koerner，PhD

循证实践（evidence-based practice，EBP）起源于医学，其目标是预防错误和改善医疗结果（Sackett et al.，1996）。在心理学中，循证实践被定义为"在来访者特征、文化和偏好背景下，将现有的最佳研究与临床专业知识相结合"（APA，2006）。在循证的决策方法中（Spring，2007a，2007b），从业者应该做到：

1. 提出关于个人、社区或群体医疗的重要问题。
2. 获得关于这些疑问的最合适的证据。
3. 对眼前的问题的正确性和适用性证据进行批判性评估。
4. 通过参与有关个人或群体健康的决策过程来应用证据（恰当的决策应综合考虑接受治疗者的背景、价值观和偏好，以及包括专业知识在内的可用资源）。
5. 评估并传播实践成果。

EBP 似乎是一个简单的过程：获取相关证据，与来访者讨论，然后实施最佳做法。然而，要做到这些需要先克服两大严峻挑战：①在很多临床决策中，难以发现和评估相关证据；②众所周知，临床判断容易失误。

在临床决策中使用循证方法所面临的挑战

为了能够在治疗来访者特定问题时使用循证的方法，从业者应该通过查阅相关的研究文献来做好准备，以确定最有效的评估和治疗方案，并且随着科学知识的积累和发展对证据做出评估。然而，这一切都很难，甚至无法做到。

现如今，我们要找到研究证据再容易不过了：无论是被动地通过日常社交媒体获得，还是主动地使用搜索引擎查找与来访者相关的任何问题。然而在上述两种情况下，我们能获得哪些研究证据并不取决于其质量或价值。越经常被引用的文章，它再次被引用的可能性也就越大，而引用量会使人产生质量更高的印象，从而掩盖了其他证据（马太效应；Merton，1968）。搜索引擎把哪些内容放在页面更显眼的位置，也是基于与证据质量无关的算法。

因此，为了对证据进行公正的评估，从业者必须更多地诉诸权威。专家对科学发现进行了严格的筛选和提炼汇总，进而发布了实践指南、经验支持的疗法列表、循证注册程序等内容。专家的汇总工作基于一定的证据等级制度：优先使用荟萃分析和随机对照试验（randomized controlled trials，RCTs）的综述；其次是单独的随机对照试验；最后的选择是较弱的证据形式，如非随机试验、观察性研究、案例报告和定性研究。

这种固定的证据等级制度不仅本身存在争议（Tucker et al.，2006），而且在众多带有限定条件的方案中选择哪个更有可能成功这件事上，现有文献几乎没有提供任何有指导意义的证据。如果一名来访者表现出 A 特征，是否就能预测 B 干预一定能够持续地产生 C 变化？例如，一位二十八九岁的拉丁裔职业女性因抑郁症寻求治疗。基于循证的行为激活（behavioral activation）可能是一个不错的选择（Collado et al.，2016；Kanter et al.，2015）。但是如果除抑郁之外，来访者还有失眠或婚姻冲突等问题，相关指南要么是没有提到该怎么办，要么是令人一头雾水：一些证据指导从业者同时治疗失眠和抑郁（Manber et al.，2008；Stepanksi et al.，2006），其他证据则主张将抑郁症治疗与婚姻治疗相结合，以帮助改善抑郁症和提高婚姻满意度（Jacobson et al.，1991）。如果再加上其他常见问题，如酗酒或家庭中的儿童行为问题，那么文献能提供的指导更是少之又少。甚至很多常见的疗法在做决策时，能够参考的证据也可以说是凤毛麟角，测序治疗和联合治疗领域就是如此。

在一定程度上，临床决策缺乏数据指导的现象无法避免，这是研究面临的必然挑战。科学需要时间，更何况关于精神病理学和心理治疗改变过程的研究又是如此复杂。即使是在最注重实践的研究议题中，从业者实际所能得到的证据也往往难以满足他们细致入微的需求。但重要的是，在日常临床决策缺乏指导证据的现象背后，是由于心理治疗研究方法存在更深层的问题。

由于历史原因，用于研究行为干预的研究方法大量借鉴了用于开发和测试药物的方法和隐喻。在这一主要的"心理治疗即技术"阶段模型中，第一阶段的主要任务是将基础科学转化为临床应用。在此阶段，从业者要做的是对新的、未经测试的疗法进行试点测试和可行性试验，并制订治疗手册、培训计划，以及依从性和权限指标。在第二阶段，对内部有效性进行随机对照试验，借此对一些有潜力疗法的疗效进行评估。在第三阶段，对有效的疗法进行有效性试验，并对其外部有效性和社区环境的可复制性进行评估（Rounsaville et al.，2001）。虽然一些重要更新曾使阶段模型旧貌换新颜（Onken et al.，2014），但是该模型指导的方法选择带来了计划外的后果，导致它在指导常规临床决策时的效用大打折扣。

一个核心问题是，在心理治疗中被研究和发表的那些自变量几乎全都被当作治疗手册的一个单元，问题集中在精神疾病的层面上。治疗手册只是将临床程序和程序间的顺序编成一个方案，根据不同症状在治疗师和患者间进行排列组合。例如，治疗抑郁症、失眠症、酗酒问题、夫妻抑郁和养育技巧缺陷的手册可能各有其特色，但是每份手册都包含许多复合策略。心理教育、自我监控、动机增强、问题解决、激活任务、价值澄清、权变管理、习惯塑造、自我控制等关键词几乎出现在每一份手册中。作为治疗方案的组件，大多数策略并不只出现在单独的手册里，而是跨手册通用和反复出现的。具体的方案可能在强调某一个元素，以及在这些元素的排列组合方式上有所不同（Chorpita et al.，2010）。编写这些手册的过程就是选择和重复，有选择地应用，或者基本内容保持不变，在手册的呈现形式上变些花样。研究人员和治疗师把手册当作分析的主要单元，但他们忽略了这样一个事实：各种手册包含的内容实则大同小异。每份手册都被视为一个独特的干预策略，并有自身的研究基础（Chorpita et al.，2005；Rotheram-Borus et al.，2012）。

在进行干预和分析时，如果研究的单元局限于手册，就会引发意料之外的问题。对手册化的方案所做的任何改变都可能造成实质性偏离。即使对方案的修改是为了更好地满足来访者的需求，并且遵照设置的约束，依旧可能导致方案变得不再被原有证据所支持。对于研究人员来说，"人们设计了越来越多的多元手册，以便治疗一系列令人眼花缭乱的形态学上定义的综合征和亚综合征，这造成了一个科学上无法解决的因素分析问题……同时，这使得传授已知的东西或专注于重要的事物变得愈发困难"（Hayes et al.，2006）。对于从业者来说，他们的选择是要么按照手册进行治疗，不管来访者的表现和偏好如何；要么承担责任，因为定制治疗偏离了手册，不知道会有什么样的结果。

即便手册间有重叠的共同组成部分，把"针对障碍的手册"作为知识和科学承载单元的做法也过于强调手册之间的差异。研究人员被鼓励进行创新，但医疗报销制度却愈发看重治疗是否遵从循证治疗方案。这导致从业者更愿意宣称他们在治疗中使用的是循证治疗方案，即使实际并非如此。在这个趋势下，疗法研发人员也面临着压力，为了给来访者提供可靠的治疗，研发人员必须保障其开发的疗法是质量可控的。人们为此设立了一系列保护措施，如专利注册或治疗师认证体系。这些举措逐步将研究人员和从业者的专业性和忠诚度与特定的治疗方案，而不是与来访者的需求相关的有效的治疗成分绑定在了一起。

人们认为需要严格遵循特定手册的理由如下：治疗师在提供标准化、有效的治疗方案时，依从性和胜任力越强，来访者就越有可能接受治疗中的有效干预，从而获得理想的干预结果。如果这个假设成立，那么依从性和胜任力应该是强有力的结果预测因素，更宏大的治疗方案通常应该显示独特的与理论相关的治疗成分。

但是，现有的研究证据只能勉强支持以上假设。除一些例外，研究人员并未发现依从性和胜任力与治疗结果之间存在相关性（Branson et al.，2015；Webb et al.，2010）。虽然有许多与理论一致的成功的冥想研究，但也有许多大型的、精心设计的研究并未发现独特的、清晰的、与理论相关的变化过程（Morgenstern et al.，2007）。如果对特定的组成部分和步骤给予更多关注，那么对变化过程的关注可能更为成功，但是使用大型手册作为分析单元会妨碍这种可能性。

借鉴药物治疗研发的思路和方法还引发了其他问题。剂量-反应理论认为，有效成分的剂量会导致来访者均匀和线性模式的变化，但这一理论并不适用于心理治疗研究，因为在心理治疗研究中，来访者的反应存在巨大的个体差异。在心理治疗中，每位来访者是否完全吸收了心理治疗的内容并在认知、情感和技能方面发生了变化，以及这些变化是否真的能带来预期效果，这一切都充满变数。这样一来，即便使用已经标准化的疗法，并且治疗师严格依照治疗手册执行，来访者仍然会呈现出高度的个体差异（Morgenstern et al.，2007）。

同样，治疗师也不可能像药片一样千人一面。在治疗方案中常见的非特异性因素，如治疗联盟，被认为是"类似于药片的糖衣，即治疗师和来访者之间需要达到某种程度的接触，以提供一种途径来传递该方法的具体治疗元素"（Morgenstern et al.，2007）。相反，治疗师表现出显著的可变性，而不是同质性（Laska et al.，2013），这可能会以某种特定的方式影响结果。

以 Bedics 等（2012a，2012b）的研究为例，他们研究了在专业的行为治疗师和非行为治疗师中治疗联盟与非自杀性自伤之间的关系（2012a）。结果表明，治疗关系的总体评分并不能预测非自杀性自伤的减少。相反，来访者对治疗关系的感知可以预测非自杀性自伤的减少。也就是说，重要的是，来访者如何感知治疗师在治疗关系中混合在一起的肯定、控制和保护。这项对比性研究（2012b）发现，在专业的非行为治疗师的来访者中，对治疗师的肯定感知水平越高，非自杀性自伤出现的数量越多。研究者推测，非行为治疗师的肯定可能在无意中强化了非自杀性自伤，而行为治疗师无意中提供的温暖和自主性则促进了来访者行为的改善。这些发现说明特异性和非特异性因素之间的相互作用会对治疗结果产生影响。即使是经过精心标准化的疗法，其治疗效果也不会始终如一，而强迫人们过于简单化理解的研究方法很有可能会限制科学的进步。

最后，社会进程驱动了一些关键因素的变化，而这些因素在组织层面上与循证实践的适用范围、采用的标准、实施流程，乃至可持续性均密切相关（Glasgow et al., 1999）。从历史上看，将心理治疗作为一项技术的模型先是经历了疗效试验和效果评估的阶段，然后才进入传播和实施研究的阶段。因此，在其发展过程中对于影响外部有效性、临床效用，以及常规环境中干预的适用范围、采用的标准、实施流程和可持续性关键因素的研究出现得很晚（Glasgow et al., 1999）。当我们在实施循证实践的过程中面临什么可以改变、什么不能改变的决策时，几乎没有什么证据可供参考。

对临床判断的依赖所带来的挑战

毫无疑问，循证实践包括临床判断，但证据上的鸿沟表明许多临床决策仅仅凭借着临床判断，而丝毫没有考虑到数据。很遗憾，这是临床判断众所周知的弱点。

Daniel Kahneman 在 2011 年出版的 *Thinking, Fast and Slow* 中向读者普及了这些弱点。根据 Kahneman 的双重处理理论（dual processing theory），我们有两种处理信息的系统：系统一是基于联想的、快速省力的模式，它使用启发式快捷方式简化信息，以获得足够优质的解决方案；系统二则是基于规则的、较慢的模式，它依赖于高强度的系统推理。

快捷而简便的系统一能够帮助我们迅速简化复杂的情况，但它也容易使我们产生大量感知和推理上的偏差和错误。Kahneman 将这两个系统概念化为分层和离散的，他指出更理性、有意识的系统二可以约束非理性、无意识的系统一，使我们免于偏差。然而，实验数据表明，这两个系统是集成的而不是离散或分层的，两者都倾向于"动机推理"（Kunda，1990；Kahan，2012，2013a）。如果快速的、凭印象的思维没有得出我们想要的答案，我们会倾向于使用较慢的推理技能来否认答案不成立的证据，并寻找符合我们期待的数据，而不是考虑改变自己的看法（Kahan，2013b）。

在某些职业中，工作环境本身可以通过判断来纠正这些问题，因为工作程序校准了系统一的无意识过程，并训练它们发现可疑的模式，以引起系统二的有意分析。Kahneman 和 Klein（2009）以经验丰富的消防指挥官及新生儿重症监护病房护士为例，经过多年的观察、学习、汇报，他们潜移默化地学会了发现某些线索。而这些线索将以微妙而复杂的模式引发某些结果，比如建筑物即将倒塌或婴儿将被感染。其工作环境中的线索暗示了行为的原因和结果之间可能存在的关系（有效的线索）。在这种高效度或"友好"的环境中，客观可识别的线索与后续事件之间，或者说线索与可能的行为结果之间存在稳定的相关性。

标准化的方法、明确的反馈、犯错会直接导致后果，这一切使人们得以潜移默化地学习所处环境的规则。基于站不住脚的线索的直觉很可能被觉察并被评估为错误。如此一来，模式识别便得到了改善。根据 Kahneman 和 Klein（2009）的研究，我们可以培养出优秀、专业的决策能力，但前提是必须满足以下两个条件：

1. 环境本身具有如下特征：在客观可识别的线索和随后的事件之间存在稳定的关系，或在线索和可能的行动结果之间存在稳定关系（例如，一个高效度的环境）。

2. 有机会学习环境中的规则。

相比之下，大多数心理治疗的实施环境是低效度或"恶劣"的，这使隐性学习变得困难（Hogarth，2001），线索是动态的而不是静态的，结果的可预测性很低，反馈是延迟、稀少且模糊的。心理治疗实践环境缺乏标准的方法、明确的反馈和直接的结果，因此很少有机会从中明确临床判断、干预措施及结果之间的关系和规律。而这一切阻碍了隐性学习和直觉技能的发展，这也是导致从业者过度自信的原因之一（Kahneman et al.，2009）。在这种低效度的环境下，基于统计分析的线性算法的表现优于临床判断。尽管算法也有纰漏，但通过重复检验并且一视同仁地纳入有效性较弱的线索，算法的准确性也能保持在随机概率之上。在很大程度上，这就是算法相对于人类的优势（Karelaia et al.，2008）。当我们眼前的情况不符合结构化的常规时，启发式偏差就会像自动聚光灯一样无意识地简化了复杂情况，而这一切都发生在不知不觉中。感知力、注意力和问题解决能力都可能会"一叶障目，不见泰山"。尤其当条件不合适时，我们很有可能成为两位 Heath（2013）所定义的动机性推理和证实偏见的牺牲品。

• 狭窄框架（narrow framing）：陷入非此即彼的选择，而不是"有什么方法可以使它变得更好"。

• 确认偏差（confirmation bias）：我们假装想要"真相"，其实我们想要的只是自己观点的佐证。

• 短时情绪（short-term emotion）：我们的内心翻江倒海，但事实毫无改变。

• 过度自信（overconfidence）：我们总以为自己能预料到未来事情会如何发展。

有约束地即兴发挥：创建对启发式框架更友好的环境

正如 Kahneman、Klein（2009）和 Hogarth（2001）所描述的，我们可能需要改善日常实践环境以支持学习临床判断、互动和结果之间的关系。通过这样做，从业者可以作为应用科学家进行有约束的即兴发挥，从而提高给来访者带来良好结果的可能性。这不仅要求医生具备实用的科学素养，还需要有结构化的程序以便纠正临床判断中最常见的问题。"功能性科学素养"是指关于概率和可能性的专业知识；科学思考的工具和倾向；倾向于彻底检查各种可能性；倾向于避免固执己见；了解正式和非正式推理的一些规则；以及良好的论证评估能力（Stanovich et al.，2011）。这种"心智能力"通常是在专业训练中偶然获得的。

本章的其余部分详细介绍了一套简短的结构化程序，医生可以使用它来纠正临床判断中最常见的问题，从而更好地校准决策过程，为有意义的循证实践打下基础。通常每个建议的例行程序都有助于生成有效的线索，以便觉察和了解客观可识别的线索与随后事件之间的稳定关系，或者线索和可能行动的结果之间的稳定关系。

许多例行程序都在深思熟虑的、结构化的工作例行程序中使用启发式步骤。启发方式不是无意识的聚光灯，而是像一个手动控制的聚光灯（Heath et al.，2013），或者一个用来提高绩效的检查表（Gawande，2010）。当谨慎地使用启发式时，它可以提供一个笼统的策略，以便找到答案或在合理的时间范围内找到一个"足够好"的答案，或生成一个解决手头问题的方案。它们帮助从业者找到最优化、最完整、最准确、最精密的角度及执行时间。在一个典型的工作流程中很容易完成下面的例行实践清单。通过将方法标准化并获得清晰的反馈，这个清单增加了了解临床判断、干预措施和结果之间关系规则的机会。

标准化关键工作流程

为了更好地发现有效线索，并最大限度地提升从中学习的能力，需要将一个恶劣的环境转变成一个更友好、有足够约束力的环境。以下三个步骤可以使关键的工作流程标准化。

使用进度监控和其他评估方法

进度监控：定期收集关于来访者的功能、生活质量以及有关问题和症状变化的数据。这是创造一个有效的环境以使学习成为可能的一个最重要的步骤。无论这一步骤被称为进度监控、来访者报告结果、量化治疗还是基于实践的证据，跟踪来访者的变化已经被证明可以防止中途退出和治疗失败，缩短治疗时间，并改善治疗结果（Carlier et al.，2012；Goodman et al.，2013）。

在可能的情况下，应当使用标准的测量方法。当需要进行具体评估（即将来访者与他们自己比较）时，可以考虑使用工具，如目标实现程度的量表（goal attainment scaling）（Kiresuk et al.，2014）或解决"首要问题"（top problems）的方法，在这种方法中，来访者需要确定对于他们最重要的三个问题，并每周对问题的严重程度进行 0～10 分的打分评级（Weisz et al.，2011）。此外，还要考虑将所使用的一切具体功能评估标准化。这种标准化评估的启发式（如果目标问题是 X，则使用评估方法 Y）可以提高定义问题的速度和一致性，从而克服临床判断的局限性。

特别是，在最容易出现偏差的决策领域采用启发式规则，以便于使用进度监控数据来指导决策。例如，考虑将如下步骤作为一个程序：每 10～12 周对来访者的症状改善程度进行有效测量，如果症状改善程度低于 50%，便需要改变治疗计划（Unützer et al.，2012）。

更普遍来讲，要经常获取高质量的标准化数据，以便为决策提供信息。首先是考虑使用循证的评估方法创建固定例程，如广义的症状评定量表，用于识别出现的问题和维持因素；其次是更深入、更具体的等级量表；最后是标准化的临床访谈（更多循证的评估，见 Christon et al.，2015）。关键是建立保持稳定和标准化的常规，以减少方法的变异，从而允许检测有效的信号，识别临床判断、干预和来访者结果之间的关系。

针对来访者的首要问题考虑现有的循证实践

尽可能从针对首要问题的标准化治疗方案开始。从标准化治疗方案开始有许多优势。首先，解决首要问题后，其他问题可能随之迎刃而解。其次，标准化治疗方案为评估结果提供了一个基准。最后，循证方案也可以减少我们的自相矛盾和我侧偏差（my-side bias）。

同样，尽管方案的证据还不足以将其视为一种算法（每次都可预测并可靠地生成正确答案的分步指令），但它确实提供了有效简化复杂情况的启发式方法。治疗方案可以被认为是一种方法–目的分析（means-ends analyses）。方法–目的分析是一种启发式方法，在这种方法中先要确定目的，然后再识别能实现该目的的方法。如果找不到可行的方法，则按照层次结构继续把问题分解成子问题，这些子问题又可以进一步分解成更小的子问题，直到找到解决问题的方法为止。

方案提供的结构化"如果–那么"指导原则有助于将复杂的临床情况简化为一系列系统的思考或行动提示。一些方案指定了治疗师应该分析哪些问题及如何分析这些问题，并就如何根据来访者问题的性质和严重程度组合治疗策略提供了进一步的启发。在这些方法中，使用方案构建临床干预有助于检测有效的线索，并创建一个结构化的环境来促进学习。

另一个有效的标准化程序是将替代性的、切实的治疗方案系统纳入与来访者探讨如何做出决策和是否同意治疗的对话中。从业者越是清楚地、有意识地考虑到替代性的治疗方案（Heath et al.，2013），并创建结构化的"如果–那么"测试，这种反馈回路就越能帮助从业者检测预期的结果是否发生，环境也就越可被学习。PICO 是一种为文献检索构建临床问题的方法，这种方法对于与来访者共同做出决策非常有效。其中，P 代表"患者"（patient）、"问题"（problem）或"人群"（population）；I 代表"干预"（intervention）；C 代表"比较"（comparison）、"对照"（control）或"比值器"（comparator）；O 代表"结果"（outcomes）（Huang et al.，2006）。

例如，图 3-1 再现了上述来访者的案例，向我们展示了来访者和治疗师为了表明来访者问题之间的关系而制作的可视化图表。在抑郁焦虑压力量表（depression anxiety stress scale）的抑郁量表（depression scale）中，最困扰来访者的是情绪低落、精力不济、疲劳、难以集中注意力，以及强烈的罪恶感和绝望感（Lovibond et al.，1995）。在她看来，孩子们的行为问题以及她与丈夫在育儿上的冲突都加剧着上述困扰，这两个问题极大地影响了她的情绪，有时还会影响到她的睡眠，她用酒精来使自己逃避痛苦情绪。使用 PICO，治疗师可以向她解释每个问题的治疗方案和可能的结果（表 3-1）。

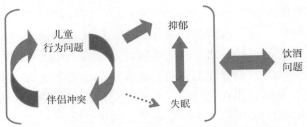

图 3-1　可视化图表：对患者问题间关系的概念化

表 3-1 模块化治疗方案

患者/问题/人群	干预	比较和结果
#1 抑郁	行为激活（behavioral activation，BA）： • 恢复率50%～60%（Dimidjian et al.，2006） • 尝试 8～10 次行为激活后重新评估，如果抑郁焦虑压力量表显示的抑郁变化小于50%，则考虑替代方案	其他可考虑的选择： • 自然恢复 • 抗抑郁药物（antidepressant medication，ADM）：约1/3有效，1/3部分有效，停药后复发率高 • 抗抑郁药物和心理治疗相结合：约53%的来访者症状减少 • 人际治疗（interpersonal therapy）和其他积极治疗：约50%的来访者症状减少 • 伴侣行为治疗（behavioral couples therapy）（Jacobson et al.，1991）：87%的来访者从抑郁中恢复；同时能够减少伴侣的痛苦
#2 饮酒问题	对饮酒问题的简要干预；行为激活的首要激活任务之一（O'donnell et al.，2014）	减少饮酒量和频率；但对女性的研究较少。自助或 CBT 干预（如简短的）在酒精使用障碍筛查量表（alcohol use disorders identification test，AUDIT）中并没有产生预期的变化
#3 失眠	失眠的 CBT 治疗（CBT-I）；睡眠日志是行为激活的首要激活任务之一	CBT-I 优于药物；有效改善失眠的同时可以减少其他问题，尤其是抑郁症
#3 针对儿童行为问题的教养	自助：阅读《不可思议的岁月：2～8 岁儿童父母问题解决指南》（Webster-Stratton，2006）作为行为激活作业	如果自助效果有限，考虑参加一个循证的家长培训项目
#3 伴侣冲突	设计激活作业来加强冲突解决和提高婚姻满意度	如果个人的改变不足以达到期望的改变，考虑伴侣咨询

使用明确的案例概念化进行假设检验

当一个标准化治疗方案不可用或不能产生预期结果时，从业者可以使用案例概念化来制定干预措施，这基于以下假设，即量身定制的干预措施将优于标准化流程。不幸的是，案例概念化的证据基础尚显薄弱。

在 Kuyken（2006）公正而全面的综述中，他对案例概念化的证据给出了以下结论：可靠性"被描述性假设支持，但不被推理假设支持"；有效性"非常有限但前景广阔"；可接受性和有用性"喜忧参半"。

Kuyken 总结道："现阶段没有可信证据支持 CBT 概念化可以增强治疗过程或结果。"虽然缺乏强有力的证据表明基于案例概念化量身定制干预措施是优越的，但当系统地使用案例概念化时，可以作为一种严格的方法将科学方法应用于临床工作（Persons，2008）。当治疗师必须超越现有的治疗方案时，有目的地指定因变量和自变量，并结合进展监测，可以为治疗师创造条件，以便学习判断干预和结果之间的稳定关系；这种方法可以减少偏见和无意识地应用启发式所带来的问题。Persons（2008）和 Padesky 等（2011）阐述了制定案例概念化的系统化方法。至少应用于案例概念化的启发式方法是为了明确指定处理目标（因变量）和稳健的变化过程（自变量）。

科学指导下的治疗目标层次

治疗目标层次提供了"如果—那么"的指南，规定了什么时候治疗什么。就像急诊室的检查列表一样，目标层次结构限制了治疗师的可变性，因此更有可能首先解决最基本的问题（Gawande，2010）。例如，Linehan（1999）主张根据障碍的严重程度将治疗目标划分为不同的治疗阶段。她的模型指导治疗师在预处理中，将初始动机和治疗承诺最大化，从而提高来访者的参与度，其他研究（Norcross，2002）也支持这一共同因素。当来访者存在显著的行为控制障碍时，治疗师要根据靶行为的严重程度，对其进行常识性排序：首先是危及生命的行为，其次是妨碍治疗的行为，再次是妨碍生活质量的行为，最后是技能的提高。

使用目标层次划分治疗阶段为如何分配治疗时间提供了参考，可以帮助治疗师有效地思考；把相关的和不相关的事物进行分类；控制认知负荷。如前所述，这些类型的检查清单或决策支持工具正是人类为了检测和长期应对处理有效线索所必需的。当来访者有多种障碍和多重危机，难以将一种干预进行到底时，治疗目标层次便显得特别有用且必要。

使用治疗目标层次也可能产生一些影响，因为特定的目标内容会引发来访者的变化。例如，直接将自杀行为视为一个问题本身（而不是将其视为一种会随着潜在障碍得到治疗而解决的症状），会与更好的结果相关（Comtois et al.，2006）。治疗目标层次为巩固科学知识提供了一种便于实践的方法。

构建目标层次可以基于精神障碍的特异性过程，或从精神病理学及治疗研究中提取跨诊断过程。例如，在调整针对物质滥用的障碍特异性目标的过程中，McMain 等（2007）并没有单独把停止违禁药物及处方药的滥用作为目标，而是把与戒断和用药冲动相关的身体和精神不适追加为目标，因为通过戒断症状、前一天的冲动强度、冲动持续时间和醒来时的冲动强度都可以预测复发情况。

另外，目标也可以是跨诊断的（即导致或维持障碍的基本过程跨越了现有诊断术语的标签）。Mansell 等（2009）把跨诊断过程划分为以下四种观点。

（1）全部或大部分心理障碍均是由几个普遍存在的过程维持的。例如，这些过程包括问题的自我关注（problematic self-focused attention）、外显记忆偏差（explicit memory bias）、解释偏差（interpretational biases）和安全行为（safety behaviors）（Harvey et al.，2004）。

（2）认知和行为过程维持的障碍范围有限，但比传统的障碍特异性模型更广泛。例如，研究人员提出，常见的适应不良的认知评估过程、较差的情绪调节、情绪回避和情绪驱动行为与焦虑和抑郁相关（Barlow et al.，2004），临床意义上的完美主义、低自尊、情绪敏感及人际关系困难与进食障碍相关（Fairburn et al.，2003）。

（3）治疗目的应针对症状或心理现象本身，而不是诊断分类或标签。例如，与其将双相情感障碍和精神分裂症看作不同的实体，不如参考 Reininghaus 等（2013）提出的观点：数据不仅显示了一种上级的精神病性综合征，同时也显示出了五个独立的症状维度——阳性症状（幻觉和妄想）、阴性症状（社交退缩和快感缺失）、认知混乱（cognitive disorganization）、抑郁和躁狂。这些维度可以作为治疗的目标。

（4）一种普遍而单一的过程维持了心理困境，而这种心理困境遍及所有或绝大多数心理障碍。例如，Watkins（2008）提出了重复性思维（repetitive thinking）的重要性：聚精会神、反复、频繁地对自身或世界观进行思考的过程。Hayes 及其同事（2006）提出了心理僵化（psychological inflexibility）的重要性：语言和认知与直接性偶发事件间的相互作用，造成当事人缺乏一种为实现长远价值目标而保留或改变自身行为的能力。

将目标与稳健的改变过程相链接

当来访者的问题与现有方案不匹配，或者他们对现有方案没有反应，因而需要在规则下进行即兴发挥时，可以尝试使用循证方案中的模块。Chorpita 及其同事（Chorpita et al.，2010；Chorpita et al.，2005）牵头创建了干预措施标准化词汇表，以定义可作为独立变量的治疗技术或策略，而不再使用治疗手册作为分析的单元。在本书第三部分及其他著作中（Roth et al.，2008），循证方案模块被打包为自成一体的模块，每个模块都包含了进行特定干预所需的全部知识和胜任力。

这样的模块化方法被证明或许比依赖手册作为分析单元更有科学价值和更以实践为导向。它们消除了因规范过度详细而导致的重复，并提供了一种能将跨研究的发现集合起来并从中提取规范的启发式的可靠方法（Chorpita et al.，2010）。Rotheram-Borus 及其同事（2012）提出，基于循证治疗和预防干预项目最大的优势，对其进行再造，将使其更简单、更便利地满足大多数人的需求，使有效的帮助更易获得、可度量、可复制和可持续。

很少有规定性的启发式方法来指导组块与目标的匹配。此外，由于现有的数据未能证明共同因素模型或心理治疗作为技术的模型哪一方更具明确优势，或许从业者最好对这两种模型都有所了解。

根据共同因素模型，来访者的变化由五个要素引发。从业者应该建立：①治疗师和来访者之间充满感情的关系；②信任的、治愈的治疗设置；③从心理学和文化角度对情绪困扰提供解释；④这种解释是适应性的（即为克服特定的困难提供可行和可信的选择）并被来访者接受；⑤一套程序或固定程序，以引导来访者制定一些积极的、有帮助的或适应性的事情（Laska et al.，2013）。从这种共同因素的观点来看，任何包含这五个要素的治疗方法对大多数障碍都是有效的。

从认知行为的角度来看，一般的"方法—目的"问题解决策略对于如何选择治疗目标的组成元素提供了指导。首先评估有效行为的缺乏是否由于能力缺陷（例如，来访者不知道如何做到所需的行为），如果是这样，则使用技能培训程序。如果来访者拥有相应的技能，但情绪、偶然因素或认知过程和内容干扰了其行为技能的发挥，则应使用暴露、权变管理（contingency management）以及认知矫正（cognitive modification）的程序和原则来消除那些障碍。根据需要，从相关协议中提取特定障碍的程序和原则。

表 3-1 使用 PICO 来说明模块化治疗计划的可能性。行为激活（BA）是基本的模块和出发点。BA 基于一个前提：抑郁是由缺乏强化而引起的。因此，可以处理多个目标，如酗酒、失眠、教养策略和婚姻关系，通过强有力的通用激活任务来减少回避（回避会干扰对偶然的强化），提高控制感和满意度（增加强化）。可以使用特定障碍的原则，结合特定的

循证方案（如失眠、酗酒或家长培训）中的策略，以模块化的方式来治疗特定的目标。

超越治疗室：基于实践的科学

时至今日，世界范围内的诊疗和报销体制依然基于诊断分类系统以及为具体障碍提供诊断和服务编码的现行程序术语（current procedural terminology，CPT）。然而这样的体制并不足以作为实现本章所述愿景的土壤。为了进入循证实践的新时代，必须进行组织上的变革来促进和支持这些实践。

循证的启发方式应运而生并引导着这些变革，包括识别决定和维持"足够好"的关键变量（Damschroder et al.，2009；Proctor et al.，2009），以及检验模块化模型的实用性（Chorpita et al.，2015；Weisz et al.，2012）。通过将过程监控作为标准实践的一部分，从业者和相关组织或许能够找到问题的答案：在为改进质量而做的努力中，取得良好结果所需的必要条件到底是什么（Steinfeld et al.，2015）。基于实践的研究所面临的障碍似乎是可以被克服的（Barkham et al.，2010；Koerner et al.，2015），较新的个案（single-case）方法使我们能够以有意义的方式收集数据，从而得出全面的结论（Barlow et al.，2008；Iwakabe et al.，2009），基于实践的研究将为科学文献提供至关重要的贡献。

结论

循证实践是一个简单明了的过程，因此它随处可见。然而，循证和临床判断两方面的弱点也让它面临着重大挑战。这一切提醒着从业者和有关组织应创造"友好"的环境，以促进循证实践的发展。

只有实施标准的工作程序，包括系统地使用整合了当前最佳的科学启发方式，以下一切才有可能实现：更好地培训和校准临床判断，发现有效的线索并了解临床判断、干预措施和结果之间的关系；找到基于实践的问题的答案，并对更广泛的文献研究做出重大贡献。为在实践中推动学科的发展，需要更多的人行动起来。

（王 珏 李瑞文 译）

参 考 文 献

American Psychological Association Presidential Task Force on Evidence-Based Practice (2006). Evidence-based practice in psychology. *American Psychologist, 61*(4), 271–285.

Barkham, M., Hardy, G. E., & Mellor-Clark, J. (2010). Improving practice and enhancing evidence. In M. Barkham, G. E. Hardy, & J. Mellor-Clark (Eds.), *Developing and delivering practice-based evidence: A guide for the psychological therapies* (pp. 3–20). Chichester, UK: Wiley-Blackwell.

Barlow, D. H., Allen, L. B., & Choate, M. L. (2004). Toward a unified treatment for emotional disorders. *Behavior Therapy, 35*(2), 205–230.

Barlow, D. H., Nock, M. K., & Hersen, M. (2008). *Single case experimental designs: Strategies for studying behavior change* (3rd ed.). Boston: Pearson Allyn and Bacon.

Bedics, J. D., Atkins, D. C., Comtois, K. A., & Linehan, M. M. (2012a). Treatment differences in the therapeutic relationship and introject during a 2-year randomized controlled trial of dialectical behavior therapy versus nonbehavioral psychotherapy experts for borderline personality disorder. *Journal of Consulting Clinical Psychology, 80*(1), 66–77.

Bedics, J. D., Atkins, D. C., Comtois, K. A., & Linehan, M. M. (2012b). Weekly therapist ratings of the therapeutic relationship and patient introject during the course of dialectical behavioral therapy for the treatment of borderline personality disorder. *Psychotherapy (Chicago), 49*(2), 231–240.

Branson, A., Shafran, R., & Myles, P. (2015). Investigating the relationship between competence and patient outcome with CBT. *Behaviour Research and Therapy, 68*, 19–26.

Carlier, I. V., Meuldijk, D., van Vliet, I. M., van Fenema, E., van der Wee, N. J., & Zitman, F. G. (2012). Routine outcome monitoring and feedback on physical or mental health status: Evidence and theory. *Journal of Evaluation in Clinical Practice, 18*(1), 104–110.

Chorpita, B. F., & Daleiden, E. L. (2010). Building evidence-based systems in children's mental health. In J. R. Weisz & A. E. Kazdin (Eds.), *Evidence-based psychotherapies for children and adolescents* (2nd ed., pp. 482–499). New York: Guilford Press.

Chorpita, B. F., Daleiden, E. L., & Weisz, J. R. (2005). Modularity in the design and application of therapeutic interventions. *Applied and Preventive Psychology, 11*(3), 141–156.

Chorpita, B. F., Park, A., Tsai, K., Korathu-Larson, P., Higa-McMillan, C. K., Nakamura, B. J., et al. (2015). Balancing effectiveness with responsiveness: Therapist satisfaction across different treatment designs in the Child STEPs randomized effectiveness trial. *Journal of Consulting and Clinical Psychology, 83*(4), 709–718.

Christon, L. M., McLeod, B. D., & Jensen-Doss, A. (2015). Evidence-based assessment meets evidence-based treatment: An approach to science-informed case conceptualization. *Cognitive and Behavioral Practice, 22*(1), 36–48.

Collado, A., Calderón, M., MacPherson, L., & Lejuez, C. (2016). The efficacy of behavioral activation treatment among depressed Spanish-speaking Latinos. *Journal of Consulting and Clinical Psychology, 84*(7), 651–657.

Comtois, K. A., & Linehan, M. M. (2006). Psychosocial treatments of suicidal behaviors: A practice-friendly review. *Journal of Clinical Psychology, 62*(2), 161–170.

Damschroder, L. J., Aron, D. C., Keith, R. E., Kirsh, S. R., Alexander, J. A., & Lowery, J. C. (2009). Fostering implementation of health services research findings into practice: A consolidated framework for advancing implementation science. *Implementation Science, 4*, 50.

Dimidjian, S., Hollon, S. D., Dobson, K. S., Schmaling, K. B., Kohlenberg, R. J., Addis, M. E., et al. (2006). Randomized trial of behavioral activation, cognitive therapy, and antidepressant medication in the acute treatment of adults with major depression. *Journal of Consulting and Clinical Psychology, 74*(4), 658–670.

Fairburn, C. G., Cooper, Z., & Shafran, R. (2003). Cognitive behaviour therapy for eating disorders: A "transdiagnostic" theory and treatment. *Behaviour Research and Therapy, 41*(5), 509–528.

Gawande, A. (2010). *The checklist manifesto: How to get things right.* New York: Metropolitan Books.

Glasgow, R. E., Vogt, T. M., & Boles, S. M. (1999). Evaluating the public health impact of health promotion interventions: The RE-AIM framework. *American Journal of Public Health, 89*(9), 1322–1327.

Goodman, J. D., McKay, J. R., & DePhilippis, D. (2013). Progress monitoring in mental health and addiction treatment: A means of improving care. *Professional Psychology: Research and Practice, 44*(4), 231–246.

Harvey, A. G., Watkins, E., Mansell, W., & Shafran, R. (2004). *Cognitive behavioural processes across psychological disorders: A transdiagnostic approach to research and treatment.* Oxford: Oxford University Press.

Hayes, S. C., Luoma, J. B., Bond, F. W., Masuda, A., & Lillis, J. (2006) Acceptance and commitment therapy: Model, processes, and outcomes. *Behaviour Research and Therapy, 44*(1), 1–25.

Heath, C., & Heath, D. (2013). *Decisive: How to make better choices in life and work.* New York: Random House.

Hogarth, R. M. (2001). *Educating intuition.* Chicago: University of Chicago Press.

Huang X., Lin J., & Demner-Fushman D. (2006). Evaluation of PICO as a knowledge representation for clinical questions. *AMIA Annual Symposium Proceedings Archive,* 359–363.

Iwakabe, S., & Gazzola, N. (2009). From single-case studies to practice-based knowledge: Aggregating and synthesizing case studies. *Psychotherapy Research, 19*(4–5), 601–611.

Jacobson, N. S., Dobson, K., Fruzzetti, A. E., Schmaling, K. B., & Salusky, S. (1991). Marital therapy as a treatment for depression. *Journal of Consulting and Clinical Psychology, 59*(4), 547–557.

Kahan, D. (2012). Two common (and recent) mistakes about dual process reasoning and cognitive bias. February 3. http://www.culturalcognition.net/blog/2012/2/3/two-common-recent-mistakes-about-dual-process-reasoning-cogn.html.

Kahan, D. M. (2013a). Ideology, motivated reasoning, and cognitive reflection. *Judgment and Decision Making, 8*(4), 407–424.

Kahan, D. M. (2013b). "Integrated and reciprocal": Dual process reasoning and science communication part 2. July 24. http://www.culturalcognition.net/blog/2013/7/24/integrated-reciprocal-dual-process-reasoning-and-science-com.html.

Kahneman, D. (2011). *Thinking, fast and slow.* New York: Farrar, Straus and Giroux.

Kahneman, D., & Klein, G. (2009). Conditions for intuitive expertise: A failure to disagree. *American Psychologist, 64*(6), 515–526.

Kanter, J. W., Santiago-Rivera, A. L., Santos, M. M., Nagy, G., López, M., Hurtado, G. D., et al. (2015). A randomized hybrid efficacy and effectiveness trial of behavioral activation for Latinos with depression. *Behavior therapy, 46*(2), 177–192.

Karelaia, N., & Hogarth, R. M. (2008). Determinants of linear judgment: A meta-analysis of lens model studies. *Psychological Bulletin, 134*(3), 404–426.

Kiresuk, T. J., Smith, A., & Cardillo, J. E. (2014). *Goal attainment scaling: Applications, theory, and measurement.* London: Psychology Press.

Koerner, K., & Castonguay, L. G. (2015). Practice-oriented research: What it takes to do collaborative research in private practice. *Psychotherapy Research, 25*(1), 67–83.

Kunda, Z. (1990). The case for motivated reasoning. *Psychological Bulletin, 108*(3), 480–498.

Kuyken, W. (2006). Evidence-based case formulation: Is the emperor clothed? In N. Tarrier & J. Johnson (Eds.), *Case formulation in cognitive behaviour therapy: The treatment of challenging and complex cases* (pp. 12–35). New York: Routledge.

Laska, K. M., Smith, T. L., Wislocki, A. P., Minami, T., & Wampold, B. E. (2013). Uniformity of evidence-based treatments in practice? Therapist effects in the delivery of cognitive processing therapy for PTSD. *Journal of Counseling Psychology, 60*(1), 31–41.

Linehan, M. M. (1999). Development, evaluation, and dissemination of effective psychosocial treatments: Levels of disorder, stages of care, and stages of treatment research. In M. D. Glantz & C. R. Hartel (Eds.), *Drug abuse: Origins and interventions* (pp. 367–394). Washington, DC: American Psychological Association.

Lovibond, P. F., & Lovibond, S. H. (1995). The structure of negative emotional states: Comparison of the Depression Anxiety Stress Scales (DASS) with the Beck Depression and Anxiety Inventories. *Behaviour Research and Therapy, 33*(3), 335–343.

Manber, R., Edinger, J. D., Gress, J. L., San Pedro-Salcedo, M. G., Kuo, T. F., & Kalista, T. (2008). Cognitive behavioral therapy for insomnia enhances depression outcome in patients with comorbid major depressive disorder and insomnia. *Sleep, 31*(4), 489–495.

Mansell, W., Harvey, A., Watkins, E., & Shafran, R. (2009). Conceptual foundations of the transdiagnostic approach to CBT. *Journal of Cognitive Psychotherapy, 23*(1), 6–19.

McMain, S., Sayrs, J. H., Dimeff, L. A., & Linehan, M. M. (2007). Dialectical behavior therapy for individuals with borderline personality disorder and substance dependence. In L. A. Dimeff & K. Koerner (Eds.), *Dialectical behavior therapy in clinical practice: Applications across disorders and settings* (pp. 145–173). New York: Guilford Press.

Merton, R. K. (1968). The Matthew effect in science. *Science, 159*, 56–63.

Morgenstern, J., & McKay, J. R. (2007). Rethinking the paradigms that inform behavioral treatment research for substance use disorders. *Addiction, 102*(9), 1377–1389.

Norcross, J. C. (2002). *Psychotherapy relationships that work: Therapist contributions and responsiveness to patients.* New York: Oxford University Press.

O'Donnell, A., Anderson, P., Newbury-Birch, D., Schulte, B., Schmidt, C., Reimer, J., et al. (2014). The impact of brief alcohol interventions in primary healthcare: A systematic review of reviews. *Alcohol and Alcoholism, 49*(1), 66–78.

Onken, L. S., Carroll, K. M., Shoham, V., Cuthbert, B. N., & Riddle, M. (2014). Reenvisioning clinical science: Unifying the discipline to improve the public health. *Clinical Psychological Science, 2*(1), 22–34.

Padesky, C. A., Kuyken, W., & Dudley, R. (2011). *Collaborative case conceptualization rating scale and coding manual.* Vol. 5, July 19. Unpublished manual retrieved from http://padesky.com /pdf_padesky/CCCRS_Coding_Manual_v5_web.pdf.

Persons, J. B. (2008). *The case formulation approach to cognitive-behavior therapy.* New York: Guildford Press.

Proctor, E. K., Landsverk, J., Aarons, G., Chambers, D., Glisson, C., & Mittman, B. (2009). Implementation research in mental health services: An emerging science with conceptual, methodological, and training challenges. *Administration and Policy in Mental Health and Mental Health Services Research, 36*(1), 24–34.

Reininghaus, U., Priebe, S., & Bentall, R. P. (2013). Testing the psychopathology of psychosis: Evidence for a general psychosis dimension. *Schizophrenia Bulletin, 39*(4), 884–895.

Roth, A. D., & Pilling, S. (2008). Using an evidence-based methodology to identify the competences required to deliver effective cognitive and behavioral therapy for depression and anxiety disorders. *Behavioral and Cognitive Psychotherapy, 36*(2), 129–147.

Rotheram-Borus, M. J., Swendeman, D., & Chorpita, B. F. (2012). Disruptive innovations for designing and diffusing evidence-based interventions. *American Psychologist, 67*(6), 463–476.

Rounsaville, B. J, Carroll K. M., & Onken L. S. (2001). A stage model of behavioral therapies research: Getting started and moving on from stage 1. *Clinical Psychology: Science and Practice, 8*(2):133–142.

Sackett, D. L., Rosenberg, W. M., Gray, J. M., Haynes, R. B., & Richardson, W. S. (1996). Evidence based medicine: What it is and what it isn't. *BMJ, 312*(7023), 72–73.

Spring, B. (2007a). Steps for evidence-based behavioral practice. http://www.ebbp.org/steps.html.

Spring, B. (2007b). Evidence-based practice in clinical psychology: What it is, why it matters; what you need to know. *Journal of Clinical Psychology, 63*(7), 611–631.

Stanovich, K. E., West, R. F., & Toplak, M. E. (2011). Individual differences as essential components of heuristics and biases research. In K. Manktelow, D. Over, & S. Elqayam (Eds.), *The Science of reason: A Festschrift for Jonathan St. B. T. Evans* (pp. 355–396). New York: Psychology Press.

Steinfeld, B., Scott, J., Vilander, G., Marx, L., Quirk, M., Lindberg, J., et al. (2015). The role of lean process improvement in implementation of evidence-based practices in behavioral health care. *Journal of Behavioral Health Services & Research, 42*(4), 504–518.

Stepanski, E. J., & Rybarczyk, B. (2006). Emerging research on the treatment and etiology of secondary or comorbid insomnia. *Sleep Medicine Reviews, 10*(1), 7–18.

Tucker, J. A., & Roth, D. L. (2006). Extending the evidence hierarchy to enhance evidence based practice for substance use disorders. *Addiction, 101*(7), 918–932.

Unützer, J., & Park, M. (2012). Strategies to improve the management of depression in primary care. *Primary Care: Clinics in Office Practice, 39*(2), 415–431.

Watkins, E. R. (2008). Constructive and unconstructive repetitive thought. *Psychological Bulletin, 134*(2),163–206.

Webb, C. A., DeRubeis, R. J., & Barber, J. P. (2010). Therapist adherence/competence and treatment outcome: A meta-analytic review. *Journal of Consulting and Clinical Psychology, 78*(2), 200–211.

Webster-Stratton, C. (2006). *The incredible years: A trouble-shooting guide for parents of children aged 2–8* (rev. ed.). Seattle: The Incredible Years.

Weisz, J. R., Chorpita, B. F., Frye, A., Ng, M. Y., Lau, N., Bearman, S. K., et al. (2011). Youth top problems: using idiographic, consumer-guided assessment to identify treatment needs and to track change during psychotherapy. *Journal of consulting and clinical psychology, 79*(3), 369–380.

Weisz, J. R., Chorpita, B. F., Palinkas, L. A., Schoenwald, S. K., Miranda, J., Bearman, S. K., et al. (2012). Testing standard and modular designs for psychotherapy treating depression, anxiety, and conduct problems in youth: A randomized effectiveness trial. *Archives of General Psychiatry, 69*(3), 274–282.

第四章 信息技术与实践中的角色变化

心理治疗已经逐渐从面对面的治疗转变为各种替代形式的治疗。例如，团体治疗、信息素材、基于课堂的干预措施、非指导性预防计划，以及基于不同平台（如计算机、互联网和智能手机）使用书籍或计算机化干预的指导性自助项目。所有这些从业者角色的变化并不都是最近才发生的，也不全是由现代信息技术引起的，本章的重点是关注那些已经发生了的变化。

虽然关于团体干预和基于课堂的干预的争论仍然存在（Morrison，2001），但这些方法产生的改变在对应领域已经有一段时间，并且已经成为常规实践的一部分，至少在某些条件下具有经验支持（Cuijpers et al.，2008；White et al.，1992）。一些形式的信息技术也是如此，如以书籍和传单的形式进行文本干预，通常被称为阅读疗法（Keeley et al.，2002）。一些较新的干预形式，如寻找基于网络的信息材料或在线支持小组，不属于本章的范围（G. Andersson，2014），因为它们本身很少与实践相结合。在这一章中，将针对现代信息技术在实践中的角色变化进行讨论——现代信息技术已被作为传统服务形式的补充，有时甚至取代了传统服务形式。

无医生接触的互联网治疗

有许多基于互联网的自助项目是自动化的，不需要与人接触。这些项目可以有不同的目的：从预防到早期干预的逐步关怀过程（Nordgreen et al.，2016），再到全面的心理治疗。

与临床医生无接触的治疗通常以"治疗"之外的名称出现，它们往往针对特定的症状，而不是精神障碍和综合征（Leykin et al.，2014）。在一定程度上，这一现象可能是某些国家法律法规的限制以及专业和伦理约束的结果。例如，在美国，如果一个人生活在某个临床医生没有行医执照的州，那么那个临床医生就不可能通过互联网对其进行治疗。

广大需求和缺乏面对面服务是创建自我引导程序的动力（Muñoz，2010），但这样的程序面临很多问题，如许多注册的人未能完成干预程序（Christensen et al.，2006）。自动化的提醒和其他程序化的培养依从性的方法可以促进无人支持的治疗得以持续。最近的研究表明，通过增加这种形式，非引导式互联网治疗能够产生效果，并且退出的来访者有所减少（Titov et al.，2013）。

当在线干预作为卫生保健系统的一部分时，人们的参与程度往往会有所提高。在线干预通常包括少部分人工支持，如开处方的初级保健医生或研究工作人员，他们会观察研究参与者并进行评估（Ritterband et al.，2009）。当临床医生参与支持性过程时，来访者的参与程度就会提高。

医生支持的互联网治疗

医生支持的互联网治疗已成为一种循证实践，为特定情况提供心理治疗，包括焦虑（Olthuis et al.，2015）、抑郁和躯体障碍（G. Andersson，2014）。这些项目通常是持续 5～15 周的全面治疗，包括多次面对面干预。引导性互联网治疗的一些特点很可能会影响心理治疗在未来的实践。

首先，基于互联网的指导治疗通常包括在线评估程序。许多研究人员和临床医生认为，在治疗过程中反复评估效果是有意义的（Lambert，2015），但这在临床实践中往往难以实现，因为时间有限，并且问卷还会涉及管理及编码。现代信息技术可以促进效果监测。临床医生可以通过互联网使用具有保持心理测量特性的自我报告问卷（Van Ballegooijen et al.，2016），借助手机，实时收集来访者的数据（Luxton et al.，2011）。这不仅在研究中有用，还可用于常规治疗。例如，在暴露疗法中，智能手机可以代替纸笔来收集疼痛评级。Gustafson 及其同事（2014）使用了智能手机应用程序来辅助药物滥用的治疗。还有一种可能性是和来访者通过视频面谈。当然，在线方案需要具备一定的安全性，虽然临床医生越来越多地使用诸如 Skype 等在线系统，但一般普通的社交媒体应用程序并不适用于此（Armfield et al.，2012）。

其次，如何安排人为指导的互联网治疗，以及他们使用的内容（最近一篇关于在互联网进行循证治疗的文献综述，参见 G. Andersson et al.，2016）也可能影响未来的心理实践。总体来说，在线治疗程序的议程安排倾向于模拟面对面的议程安排，这些程序会提供每周的家庭作业。此外，治疗的总时长也类似于面对面的总时长。在线治疗程序的内容多种多样，但大多数都基于 CBT（G. Andersson，2014）；也可通过人际心理治疗（Dagoo et al.，2014）或心理动力学治疗（Johansson et al.，2013）等方法获得信息。

虽然许多治疗方案都是从针对特定障碍如惊恐障碍和抑郁症的循证治疗方案中衍生出来的，但循证的治疗方案往往会在障碍和问题上重叠，最终用户能够自主选择治疗方案非常重要。针对这一困境，出现了两种不同的、部分重叠的解决方案。

第一种解决方案是关注跨诊断治疗。例如，Barlow 为心境障碍和焦虑症提供了统一的治疗方案（Barlow et al.，2004），而接纳承诺疗法关注的是不同形式心理和行为健康背后的心理灵活性（Hayes et al.，2012）。Titov 等（2010）开发并测试了一种用于焦虑和抑郁的跨诊断网络治疗方法，其结果良好。研究人员还测试了其他跨诊断治疗方法，如正念（Boettcher et al.，2014）、专注于情感的心理动力学治疗（Johansson et al.，2013）、接纳承诺疗法（Levin et al.，2015）。此外，研究人员还使用互联网测试了一般的治疗方法，如放松，以及特定的障碍，如社交焦虑症（Carlbring et al.，2003）。

如果没有额外的调整，即使是跨诊断治疗也无法处理来访者的偏好，而且如果治疗内容在一定程度上固定下来，那么临床医生通常青睐的个体化治疗也不可能实现。但有一个例外，即 Titov 及其同事（2011）提供的跨诊断治疗。该方法为来访者提供了固定程序之外的方法。同样，Levin 等（2015）的研究项目提供了接纳承诺疗法的"风味"，以应对来访者的问题。

我们在瑞典的研究小组开发的另一种让最终用户依治疗偏好自由选择治疗方案的方法，包括根据诊断性访谈定制互联网治疗、案例概念化，以及在某种程度上根据来访者的偏好（Carlbring et al.，2010）。在实践中，调整包括固定模块和弹性模块。来访者可以接受为期 10 周的心理教育（固定模块），以及根据来访者的表现和意向进行调整的模块（如社会焦虑和压力管理模块），然后进行固定的结束模块（预防复发）。这种跨诊断治疗方法可以处理共病问题的案例，如失眠、关系问题和精神状况（如广泛性焦虑症）。迄今为止的证据表明，个性化的网络治疗可能与精神障碍个体化治疗同样有效（Berger et al.，2014），在一项关于抑郁症的研究中发现，对于更严重的案例，个性化治疗比标准的网络治疗更具优势（Johansson et al.，2012）。

通过互联网提供治疗方案的一个优势在于其可超越文本限制，囊括了音频文件、动画、视频、聊天室、短信、自动提醒和其他技术解决方案。原则上可以用无缝衔接的方式，通过行为变化的过程指导来访者，而这在面对面的治疗中很难完全复制。文本，仍然是大多数干预的主要部分，许多人习惯处理文本。但在大多数程序中，不同形式会混合在一起。例如，治疗师的介绍视频、基于文本的指导和心理教育、交互式作业指导和借用图片来说明概念等。事实上，研究人员已开发出广泛使用插图的治疗方法。例如，通过漫画形式（Imamura et al.，2014），以及澳大利亚的项目——使用前迪士尼艺术家的作品（Mewton et al.，2013）来治疗抑郁症。

网络治疗的另一个优点在于可修正性，以适应不同语言和不同文化背景的人。抑郁手册最初使用的是瑞典语。但如果想要使用其他语言，互联网干预可以容易地翻译并改编成其他语言。同样，网络治疗可以改变程序示例、名称或图片以适应文化期望（例如，为了遵守不同文化下的网络礼仪，显示为一个男人和一个女人握手的图片可以更改为两个女人握手的图片）。

人为指导的网络治疗的第三个可能影响未来心理学实践的特征在于临床医生的角色。大多数综述和荟萃分析发现，临床支持可以提高在线项目的治疗效果，并减少退出（Baumeister et al.，2014），但在指导网络治疗的治疗师培训方面还需要更多的工作（G. Andersson，2014）。然而，支持可能与结果存在显著性相关。例如，抑郁症治疗可能更依赖于支持（Johansson et al.，2012），而其他一些障碍可能需要较少的临床支持（Berger et al.，2011）。临床医生和来访者都希望有某种形式的临床接触，但所需支持的数量和形式尚不明确。对于一些来访者来说，类似于帮助热线的支持程度可能就足够了（Rheker et al.，2015），但其他来访者可能需要定期支持和定制提醒。如何识别结果的影响因子，帮助临床医生决定来访者需要何种形式的支持，是未来研究的一个重点。

总体来说，网络治疗引发了新的思考：治疗联盟是否为有效社会心理治疗的必要条件（Horvath et al.，2011）？一些研究（Sucala et al.，2012）观察了来访者和在线治疗师之间的治疗联盟，在大多数情况下，来访者对联盟的评价很高（使用工作联盟量表等测量），但这些评价很少与效果相关。

我们准备好实施网络治疗了吗？

在本节，我将重点讨论人为指导下的网络治疗。虽然关于网络治疗的有效性，一系列问题和临床障碍提供的证据基础非常扎实（G. Andersson，2014），但在日常临床实践中，临床医生整合现代信息技术仍然存在困难。

第一，来访者可能不把网络治疗作为第一治疗选择（Mohr et al.，2010），即使一些调查表明来访者可能比临床医生更积极（Gun et al.，2011；Wootton et al.，2011）。

第二，面对不同目标群体临床医生的态度可能不同。例如，临床医生可能不太愿意对较为年轻的来访者进行网络治疗（Vigerland et al.，2014）。

第三，医疗机构可能会质疑网络治疗是否与面对面治疗一样有效。对照研究表明，人为指导的网络治疗的确显示出一定的有效性（G. Andersson et al.，2014），但需要注意的是，没有任何治疗能够适合所有的来访者，并且不同的临床医生带来的结果可能不同。从临床角度来看，很有可能（考虑到研究的总体等价性）有些来访者和临床医生认为面对面治疗更好，但也有其他人认为网络治疗更加有效。然而，关于预测结果，目前的文献并没有给出明确的信息，因为关于什么治疗对谁有效的一致性结果非常少。

第四，临床医生较为关心通过广告招募参与者的研究结果是否可信。鉴于人为指导的网络治疗的相关研究发展迅速（借助于技术），近期一些大样本有效性研究（临床上具有代表性的研究，是正常情况下的普通来访者，而非通过广告招募）表明，此类治疗（迄今为止，毫无例外，都是基于CBT）在常规治疗中效果很好（G. Andersson et al.，2013），最近的一些研究选取了非常大的样本（例如，Titov et al.，2015；约2000名参与者）。最后，伦理方面的规则和顾虑也可能会限制网络治疗的应用范围（Dever Fitzgerald et al.，2010），以及服务提供模式和资金。

总而言之，尽管人为指导网络治疗的经验支持性证据迅速增长，但临床实践结构的变化非常缓慢。有一些机构已经建立了网络治疗的体系（Kaldo et al.，2013），在澳大利亚、荷兰、德国和挪威等国都已落地，但许多治疗方案在常规治疗中尚未被使用。

引导式自助作为标准化治疗方案的辅助手段

自助书籍已广泛渗透并应用于治疗实践中。市场上流传着大量的自助书籍，其中一些已经得到了对照治疗试验的支持，因此一些临床医生会使用并推荐这些书籍。一项关于英国CBT治疗师的研究发现，88.7%的治疗师使用自助材料，将其作为个体治疗的补充（Keeley et al.，2002）。类似的调查研究也发现，只有1%的执业临床医生使用计算机干预作为面对面治疗的替代（Whitfield et al.，2004）。但面对面治疗和现代信息技术的结合是近期的发展趋势，可能会改变治疗师和临床医生今后的实践方式。

CBT的在线支持系统就是一个融合的例子，其中所有的文书工作（如作业、日记、问卷、信息材料）都在网上完成，但该系统是用来辅助，而不是替代面对面治疗（Mansson et al.，2013）。这种在线支持系统建立在早期技术发展的基础上，例如，针对全科医生的 CD-ROM 支持系统（Roy-Byrne et al.，2010）。另一种方法是将在线治疗作为基础，并通过面对面的会议进行补充（Van der Vaart et al.，2014）。最近在挪威进行的一项抑郁症研究就成功地运用了基于在线 MoodGYM 的治疗方法（Høifødt et al.，2013）。

随着现代智能手机的普及，混合实践也有了更多的机会。从业人员可以像使用自助书籍一样使用该技术，并且向来访者推荐，从而期望干预更高效。在近期一个项目中，研究人员开发了一个智能手机应用程序来支持行为激活。该应用程序与四次面对面会议相组合，同时与全部行为激活组进行比较，该组包括在监督下的十次面对面治疗。通过随机试验，对 88 名确诊抑郁症来访者进行了测试（Ly et al.，2015）。结果表明，两种处理之间无显著差异，组内效应差异显著。

这类试验表明，我们已经到达了这样一个阶段：常规的面对面服务需要学习如何在经验基础上结合现代信息技术。使用不同平台，如计算机、智能手机和平板电脑等互联网支持的干预措施将更加普遍，这似乎不可避免。将这些干预措施融入常规临床服务可以从两个方面进行：常规服务如循证心理治疗，可以将信息技术作为常规面对面治疗、在线治疗程序或智能手机应用程序的辅助手段；其他可以得到临床医生支持的方式。多年来，许多网络干预的实验和临床应用都采用了这两种混合的方式。但临床医生应当如何调整自身角色以活用技术这一问题尚不明朗。

持续性及未来的发展

很明显，随着现代信息技术的快速发展，心理评估和治疗实践将会发生改变。但它将如何改变是很难准确预测的。本节将探讨一些可能的情况，并对当下的现实做出评价。

第一，一些基于网络的干预措施很可能会出现，这些干预措施只能以计算机化的形式简便进行，从而推动其早期应用。注意力调整训练就是这样一个例子。它从主要基于实验室（Amir et al.，2009）的模式转变为在线进行。其发展既有希望也有风险，因为实验室研究中的发现并没能完全复制到网络程序中（Boettcher et al.，2012；Carlbring et al.，2012），以及一些报道也关注到了互斥的结果（Boettcher et al.，2013；Kuckertz et al.，2014）。但是，其中一定会有特例出现（特别是以下第三点）。

第二，某些特定的治疗成分（如正念和体育锻炼）有时也会被纳入循证心理治疗当中。在对照试验中，这些治疗成分也可以通过网络来实现。正念成分已经成为网络接纳倾向治疗研究方案的一部分（Hesser et al.，2012）。在一项关于抑郁症的研究中，一项通过网络进行的体育锻炼计划，就取得了良好的效果（Strom et al.，2013），这再次表明，网络服务是测试干预效果的一种可行方法。也有把正念（Boettcher et al.，2014；Morledge et al.，2013）及问题解决（Van Straten et al.，2008）作为独立干预手段进行网络治疗的对照试验。这些特定的组块得到了更好地开发，因此可能有助于推动新形式的功能分析与程序开发，尤其是如果过程导向方法开始更多关注、调整和改变程序。网络允许更大的样本量，因此有助于分离特定有效成分的拆分研究。

第三，当下新的干预措施不是首先在常规的面对面试验中进行开发和测试，而是直接在网络试验中进行的。其中一个例子就是对拖延症的治疗（Rozental et al., 2015）。从精神病学综合征到人们所面临的问题，以及产生这些问题的过程，关注焦点的改变似乎在增加网络试验。这一总体趋势可能会将互联网干预的焦点进一步聚焦于小的问题领域（例如，对完美主义的治疗；Arpin-Cribbie et al., 2012）。也有可能会扩大问题领域的范围，从轻度到中度的精神障碍（现在很少有哪些精神障碍没有干预程序）到身体健康问题，如慢性疼痛，再到一般的健康问题，如压力和失眠（G. Andersson, 2014）。

第四，在过程方面，互联网治疗研究可以成为新思想的试验场，检验治疗结果的中介和调节变量。同样，考虑到网络试验参与者的样本量较大，更容易获得足够的统计效力来检验过程研究中的结果预测因子和中介变量（Ljotsson et al., 2013）。一项针对 200 名社交焦虑障碍来访者的大样本对照研究发现，在接受治疗后，来访者对社交焦虑的了解和应对信心都有所增加（G. Andersson et al., 2012）。这个例子在 CBT 的心理教育中很重要，但是很少有研究调查来访者从治疗中学到了什么，获得了多少知识。今后需要开展进一步的研究，因为这是大多数心理社会干预的重要指标（Harvey et al., 2014）。

另一项与网络试验相关的研究（Bricker et al., 2013）让参与者接受与吸烟有关的生理、认知和情感的暗示。这项研究表明，在接纳承诺疗法网站以及由美国国家癌症研究所开发的戒烟网站（Smokefree.gov）的后续调查中，戒烟人数增加了 80%。此外，Mansson 等（2015）所做的一项关于大脑机制作为结果和预测结果的研究，是另一个互联网相关试验的例子。其他研究（E. Andersson et al., 2013）已经调查了结果的遗传标记，但这项研究尚未获得任何强有力的发现。

第五，也是最后一个感兴趣的领域，即通过网络提供培训、督导和教育。关于 CBT 网络教育的研究较少（Rakovshik et al., 2013），网络督导的研究更少。然而，大学教育已经发生巨大的变化，世界各地越来越多的教育项目使用现代信息技术。在线督导也可能变得普遍，即使存在伦理方面的限制，但关注其有效性的研究很少。有必要系统研究如何利用网络来增进循证心理治疗教育。

结论

这一章中举了几个例子来说明临床实践是如何随着现代信息技术的发展而变化的。在很短的时间内，研究人员已经进行了大量基于网络的研究。现在，不仅仅是耗时较长的面对面的研究，通过网络研究对新群体直接进行检验的新疗法也已较为普遍。但网络干预也面临挑战，诊断程序和个案概念化通常基于临床医生与来访者间的接触。迄今为止，对于网络治疗，这些治疗程序通常是在诊所或通过电话进行的。今后有必要改进在线筛查和诊断程序，也需要将其他测试（如认知测试）应用于在线治疗。在本章中，虽然没有涉及成本效益和互联网干预的潜在成本节约（Donker et al., 2015），但需要补充的是，网络干预的成本低于面对面服务，或许更重要的是，来访者可以通过网络获得更加便利且及时的治疗，从而减轻痛苦。

如今接受培训的临床医生是在互联网时代成长起来的，比起一些资深的前辈，他们可能更容易接纳即将出现的崭新的世界。但在巨大的机会之下，现实中的变化似乎是逐步进行的。这可能是一件好事，因为这一速度似乎鼓励该领域开始变革进程，将最好的面对面治疗和现代信息技术结合起来，为今后可能采取更多、也许更具专业挑战性的措施奠定坚实的基础。

（王彦芳　仝玉杰译）

参 考 文 献

Amir, N., Beard, C., Taylor, C. T., Klumpp, H., Elias, J., Burns, M., et. al. (2009). Attention training in individuals with generalized social phobia: A randomized controlled trial. *Journal of Consulting and Clinical Psychology, 77*(5), 961–973.

Andersson, E., Rück, C., Lavebratt, C., Hedman, E., Schalling, M., Lindefors, N., et al. (2013). Genetic polymorphisms in monoamine systems and outcome of cognitive behavior therapy for social anxiety disorder. *PLoS One, 8*(11), e79015.

Andersson, G. (2014). *The internet and CBT: A clinical guide.* Boca Raton, FL: CRC Press.

Andersson, G., Carlbring, P., & Furmark, T., on behalf of the SOFIE Research Group. (2012). Therapist experience and knowledge acquisition in Internet-delivered CBT for social anxiety disorder: A randomized controlled trial. *PLoS One, 7*(5), e37411.

Andersson, G., Carlbring, P., & Lindefors, N. (2016). History and current status of ICBT. In N. Lindefors & G. Andersson (Eds.), *Guided Internet-based treatments in psychiatry* (pp. 1–16). Switzerland: Springer.

Andersson, G., Cuijpers, P., Carlbring, P., Riper, H., & Hedman, E. (2014). Guided Internet-based vs. face-to-face cognitive behavior therapy for psychiatric and somatic disorders: A systematic review and meta-analysis. *World Psychiatry, 13*(3), 288–295.

Andersson, G., & Hedman, E. (2013). Effectiveness of guided Internet-based cognitive behavior therapy in regular clinical settings. *Verhaltenstherapie, 23,* 140–148.

Armfield, N. R., Gray, L. C., & Smith, A. C. (2012). Clinical use of Skype: A review of the evidence base. *Journal of Telemedicine and Telecare, 18*(3), 125–127.

Arpin-Cribbie, C., Irvine, J., & Ritvo, P. (2012). Web-based cognitive-behavioral therapy for perfectionism: A randomized controlled trial. *Psychotherapy Research, 22*(2), 194–207.

Barlow, D. H., Allen, L. B., & Choate, M. L. (2004). Toward a unified treatment for emotional disorders. *Behavior Therapy, 35*(2), 205–230.

Baumeister, H., Reichler, L., Munzinger, M., & Lin, J. (2014). The impact of guidance on Internet-based mental health interventions—A systematic review. *Internet Interventions, 1*(4), 205–215.

Berger, T., Boettcher, J., & Caspar, F. (2014). Internet-based guided self-help for several anxiety disorders: A randomized controlled trial comparing a tailored with a standardized disorder-specific approach. *Psychotherapy (Chicago), 51*(2), 207–219.

Berger, T., Caspar, F., Richardson, R., Kneubühler, B., Sutter, D., & Andersson, G. (2011). Internet-based treatment of social phobia: A randomized controlled trial comparing unguided with two types of guided self-help. *Behaviour Research and Therapy, 49*(3), 158–169.

Boettcher, J., Åström, V., Påhlsson, D., Schenström, O., Andersson, G., & Carlbring, P. (2014). Internet-based mindfulness treatment for anxiety disorders: A randomized controlled trial. *Behavior Therapy, 45*(2), 241–253.

Boettcher, J., Berger, T., & Renneberg, B. (2012). Internet-based attention training for social anxiety: A randomized controlled trial. *Cognitive Therapy and Research, 36*(5), 522–536.

Boettcher, J., Leek, L., Matson, L., Holmes, E. A., Browning, M., MacLeod, C., et al. (2013). Internet-based attention modification for social anxiety: A randomised controlled comparison of training towards negative and training towards positive cues. *PLoS One, 8*(9), e71760.

Bricker, J., Wyszynski, C., Comstock, B., & Heffner, J. L. (2013). Pilot randomized controlled trial of web-based acceptance and commitment therapy for smoking cessation. *Nicotine and Tobacco Research, 15*(10), 1756–1764.

Carlbring, P., Apelstrand, M., Sehlin, H., Amir, N., Rousseau, A., Hofmann, S., et al. (2012). Internet-delivered attention bias modification training in individuals with social anxiety disorder—A double blind randomized controlled trial. *BMC Psychiatry, 12,* 66.

Carlbring, P., Ekselius, L., & Andersson, G. (2003). Treatment of panic disorder via the Internet: A randomized trial of CBT vs. applied relaxation. *Journal of Behavior Therapy and Experimental Psychiatry, 34*(2), 129–140.

Carlbring, P., Maurin, L., Törngren, C., Linna, E., Eriksson, T., Sparthan, E., et al. (2010). Individually-tailored, Internet-based treatment for anxiety disorders: A randomized controlled trial. *Behaviour Research and Therapy, 49*(1), 18–24.

Christensen, H., Griffiths, K., Groves, C., & Korten, A. (2006). Free range users and one hit wonders: Community users of an Internet-based cognitive behaviour therapy program. *Australian and New Zealand Journal of Psychiatry, 40*(1), 59–62.

Cuijpers, P., van Straten, A., & Warmerdam, L. (2008). Are individual and group treatments equally effective in the treatment of depression in adults? A meta-analysis. *European Journal of Psychiatry, 22*(1), 38–51.

Dagöö, J., Asplund, R. P., Bsenko, H. A., Hjerling, S., Holmberg, A., Westh, S., et al. (2014). Cognitive behavior therapy versus interpersonal psychotherapy for social anxiety disorder delivered via smartphone and computer: A randomized controlled trial. *Journal of Anxiety Disorders, 28*(4), 410–417.

Dever Fitzgerald, T., Hunter, P. V., Hadjistavropoulos, T., & Koocher, G. P. (2010). Ethical and legal considerations for Internet-based psychotherapy. *Cognitive Behaviour Therapy, 39*(3), 173–187.

Donker, T., Blankers, M., Hedman, E., Ljótsson, B., Petrie, K., & Christensen, H. (2015). Economic evaluations of Internet interventions for mental health: A systematic review. *Psychological Medicine, 45*(16), 3357–3376.

Gun, S. Y., Titov, N., & Andrews, G. (2011). Acceptability of Internet treatment of anxiety and depression. *Australasian Psychiatry, 19*(3), 259–264.

Gustafson, D. H., McTavish, F. M., Chih, M. Y., Atwood, A. K., Johnson, R. A., Boyle, M. G., et al. (2014). A smartphone application to support recovery from alcoholism: A randomized clinical trial. *JAMA Psychiatry, 71*(5), 566–572.

Harvey, A. G., Lee, J., Williams, J., Hollon, S. D., Walker, M. P., Thompson, M. A., & Smith, R. (2014). Improving outcome of psychosocial treatments by enhancing memory and learning. *Perspectives on Psychological Science, 9*(2), 161–179.

Hayes, S. C., Strosahl, K. D., & Wilson, K. G. (2012). *Acceptance and commitment therapy: The process and practice of mindful change* (2nd ed.). New York: Guilford Press.

Hesser, H., Gustafsson, T., Lundén, C., Henrikson, O., Fattahi, K., Johnsson, E., et al. (2012). A randomized controlled trial of Internet-delivered cognitive behavior therapy and acceptance and commitment therapy in the treatment of tinnitus. *Journal of Consulting and Clinical Psychology, 80*(4), 649–661.

Høifødt, R. S., Lillevoll, K. R., Griffiths, K. M., Wilsgaard, T., Eisemann, M., Waterloo, K., et al. (2013). The clinical effectiveness of web-based cognitive behavioral therapy with face-to-face therapist support for depressed primary care patients: Randomized controlled trial. *Journal of Medical Internet Research, 15*(8), e153.

Horvath, A. O., del Re, A. C., Flückiger, C., & Symonds, D. (2011). Alliance in individual psychotherapy. *Psychotherapy, 48*(1), 9–16.

Imamura, K., Kawakami, N., Furukawa, T. A., Matsuyama, Y., Shimazu, A., Umanodan, R., et al. (2014). Effects of an Internet-based cognitive behavioral therapy (iCBT) program in manga format on improving subthreshold depressive symptoms among healthy workers: A randomized controlled trial. *PLoS One, 9*(5), e97167.

Johansson, R., & Andersson, G. (2012). Internet-based psychological treatments for depression. *Expert Review of Neurotherapeutics, 12*(7), 861–870.

Johansson, R., Björklund, M., Hornborg, C., Karlsson, S., Hesser, H., Ljótsson, B., et al. (2013). Affect-focused psychodynamic psychotherapy for depression and anxiety through the Internet: A randomized controlled trial. *PeerJ, 1*, e102.

Johansson, R., Frederick, R. J., & Andersson, G. (2013). Using the Internet to provide psychodynamic psychotherapy. *Psychodynamic Psychiatry, 41*(4), 385–412.

Johansson, R., Sjöberg, E., Sjögren, M., Johnsson, E., Carlbring, P., Andersson, T., et al. (2012). Tailored vs. standardized Internet-based cognitive behavior therapy for depression and comorbid symptoms: A randomized controlled trial. *PLoS One, 7*(5), e36905.

Kaldo, V., Haak, T., Buhrman, M., Alfonsson, S., Larsen, H. C., & Andersson, G. (2013). Internet-based cognitive behaviour therapy for tinnitus patients delivered in a regular clinical setting: Outcome and analysis of treatment dropout. *Cognitive Behaviour Therapy, 42*(2), 146–158.

Keeley, H., Williams, C., & Shapiro, D. A. (2002). A United Kingdom survey of accredited cognitive behaviour therapists' attitudes towards and use of structured self-help materials. *Behavioural and Cognitive Psychotherapy, 30*(2), 193–203.

Kuckertz, J. M., Gildebrant, E., Liliequist, B., Karlström, P., Väppling, C., Bodlund, O., et al. (2014). Moderation and mediation of the effect of attention training in social anxiety disorder. *Behaviour Research and Therapy, 53*, 30–40.

Lambert, M. J. (2015). Progress feedback and the OQ-system: The past and the future. *Psychotherapy, 52*(4), 381–390.

Levin, M. E., Pistorello, J., Hayes, S. C., Seeley, J. R., & Levin, C. (2015). Feasibility of an acceptance and commitment therapy adjunctive web-based program for counseling centers. *Journal of Counseling Psychology, 62*(3), 529–536.

Leykin, Y., Muñoz, R. F., Contreras, O., & Latham, M. D. (2014). Results from a trial of an unsupported Internet intervention for depressive symptoms. *Internet Interventions, 1*(4), 175–181.

Ljótsson, B., Hesser, H., Andersson, E., Lindfors, P., Hursti, T., Rück, C., et al. (2013). Mechanisms of change in an exposure-based treatment for irritable bowel syndrome. *Journal of Consulting and Clinical Psychology, 81*(6), 1113–1126.

Luxton, D. D., McCann, R. A., Bush, N. E., Mishkind, M. C., & Reger, G. M. (2011). mHealth for mental health: Integrating smartphone technology in behavioral healthcare. *Professional Psychology: Research and Practice, 42*(6), 505–512.

Ly, K. H., Topooco, N., Cederlund, H., Wallin, A., Bergström, J., Molander, O., et al. (2015). Smartphone-supported versus full behavioural activation for depression: A randomised controlled trial. *PLoS One, 10*(5), e0126559.

Månsson, K. N. T., Frick, A., Boraxbekk, C. J., Marquand, A. F., Williams, S. C. R., Carlbring, P., et al. (2015). Predicting long-term outcome of Internet-delivered cognitive behavior therapy for social anxiety disorder using fMRI and support vector machine learning. *Translational Psychiatry, 5*(3), e530.

Månsson, K. N. T., Ruiz, E. S., Gervind, E., Dahlin, M., & Andersson, G. (2013). Development and initial evaluation of an Internet-based support system for face to face cognitive behavior therapy: A proof of concept study. *Journal of Medical Internet Research, 15*(12), e280.

Mewton, L., Sachdev, P. S., & Andrews, G. (2013). A naturalistic study of the acceptability and effectiveness of Internet-delivered cognitive behavioural therapy for psychiatric disorders in older Australians. *PLoS One, 8*(8), e71825.

Mohr, D. C., Siddique, J., Ho, J., Duffecy, J., Jin, L., & Fokuo, J. K. (2010). Interest in behavioral and psychological treatments delivered face-to-face, by telephone, and by Internet. *Annals of Behavioral Medicine, 40*(1), 89–98.

Morledge, T. J., Allexandre, D., Fox, E., Fu, A. Z., Higashi, M. K., Kruzikas, D. T., et al. (2013). Feasibility of an online mindfulness program for stress management—a randomized, controlled trial. *Annals of Behavioral Medicine, 46*(2), 137–148.

Morrison, N. (2001). Group cognitive therapy: Treatment of choice or sub-optimal option? *Behavioural and Cognitive Psychotherapy, 29*(3), 311–332.

Muñoz, R. F. (2010). Using evidence-based Internet interventions to reduce health disparities worldwide. *Journal of Medical Internet Research, 12*(5), e60.

Nordgreen, T., Haug, T., Öst, L.-G., Andersson, G., Carlbring, P., Kvale, G., et al. (2016). Stepped care versus direct face-to-face cognitive behavior therapy for social anxiety disorder and panic disorder: A randomized effectiveness trial. *Behavior Therapy, 47*(2), 166–183.

Olthuis, J. V., Watt, M. C., Bailey, K., Hayden, J. A., & Stewart, S. H. (2015). Therapist-supported Internet cognitive behavioural therapy for anxiety disorders in adults. *Cochrane Database for Systematic Reviews, 3*(CD011565).

Rakovshik, S. G., McManus, F., Westbrook, D., Kholmogorova, A. B., Garanian, N. G., Zvereva, N. V., et al. (2013). Randomized trial comparing Internet-based training in cognitive behavioural therapy theory, assessment and formulation to delayed-training control. *Behaviour Research and Therapy, 51*(6), 231–239.

Rheker, J., Andersson, G., & Weise, C. (2015). The role of "on demand" therapist guidance vs. no support in the treatment of tinnitus via the Internet: A randomized controlled trial. *Internet Interventions, 2*(2), 189–199.

Ritterband, L. M., Thorndike, F. P., Gonder-Frederick, L. A., Magee, J. C., Bailey, E. T., Saylor, D. K., et al. (2009). Efficacy of an Internet-based behavioral intervention for adults with insomnia. *Archives of General Psychiatry, 66*(7), 692–698.

Roy-Byrne, P., Craske, M. G., Sullivan, G., Rose, R. D., Edlund, M. J., Lang, A. J., et al. (2010). Delivery of evidence-based treatment for multiple anxiety disorders in primary care: A randomized controlled trial. *JAMA, 303*(19), 1921–1928.

Rozental, A., Forsell, E., Svensson, A., Andersson, G., & Carlbring, P. (2015). Internet-based cognitive-behavior therapy for procrastination: A randomized controlled trial. *Journal of Consulting and Clinical Psychology, 83*(4), 808–824.

Ström, M., Uckelstam, C.-J., Andersson, G., Hassmén, P., Umefjord, G., & Carlbring, P. (2013). Internet-delivered therapist-guided physical activity for mild to moderate depression: A randomized controlled trial. *PeerJ, 1*, e178.

Sucala, M., Schnur, J. B., Constantino, M. J., Miller, S. J., Brackman, E. H., & Montgomery, G. H. (2012). The therapeutic relationship in e-therapy for mental health: A systematic review. *Journal of Medical Internet Research, 14*(4), e110.

Titov, N., Andrews, G., Johnston, L., Robinson, E., & Spence, J. (2010). Transdiagnostic Internet treatment for anxiety disorders: A randomized controlled trial. *Behaviour Research and Therapy, 48*(9), 890–899.

Titov, N., Dear, B. F., Johnston, L., Lorian, C., Zou, J., Wootton, B., et al. (2013). Improving adherence and clinical outcomes in self-guided Internet treatment for anxiety and depression: Randomised controlled trial. *PLoS One, 8*(7), e62873.

Titov, N., Dear, B. F., Schwencke, G., Andrews, G., Johnston, L., Craske, M. G., et al. (2011). Transdiagnostic Internet treatment for anxiety and depression: A randomised controlled trial. *Behaviour Research and Therapy, 49*(8), 441–452.

Titov, N., Dear, B. F., Staples, L. G., Bennett-Levy, J., Klein, B., Rapee, R. M., et al. (2015). MindSpot Clinic: An accessible, efficient, and effective online treatment service for anxiety and depression. *Psychiatric Services, 66*(10), 1043–1050.

Van Ballegooijen, W., Riper, H., Cuijpers, P., van Oppen, P., & Smit, J. H. (2016). Validation of online psychometric instruments for common mental health disorders: A systematic review. *BMC Psychiatry, 16*, 45.

Van der Vaart, R., Witting, M., Riper, H., Kooistra, L., Bohlmeijer, E. T., & van Gemert-Pijnen, L. J. (2014). Blending online therapy into regular face-to-face therapy for depression: Content, ratio and preconditions according to patients and therapists using a Delphi study. *BMC Psychiatry, 14*, 355.

Van Straten, A., Cuijpers, P., & Smits, N. (2008). Effectiveness of a web-based self-help intervention for symptoms of depression, anxiety, and stress: Randomized controlled trial. *Journal of Medical Internet Research, 10*(1), e7.

Vigerland, S., Ljótsson, B., Gustafsson, F. B., Hagert, S., Thulin, U., Andersson, G., et al. (2014). Attitudes towards the use of computerized cognitive behavior therapy (cCBT) with children and adolescents: A survey among Swedish mental health professionals. *Internet Interventions, 1*(3), 111–117.

White, J., Keenan, M., & Brooks, N. (1992). Stress control: A controlled comparative investigation of large group therapy for generalized anxiety disorder. *Behavioural Psychotherapy, 20*(2), 97–113.

Whitfield, G., & Williams, C. (2004). If the evidence is so good—Why doesn't anyone use them? A national survey of the use of computerized cognitive behaviour therapy. *Behavioural and Cognitive Psychotherapy, 32*(1), 57–65

Wootton, B. M., Titov, N., Dear, B. F., Spence, J., & Kemp, A. (2011). The acceptability of Internet-based treatment and characteristics of an adult sample with obsessive compulsive disorder: An Internet survey. *PLoS One, 6*(6), e20548.

第五章　认知行为治疗的伦理胜任力

认知行为治疗（CBT）的伦理胜任力使我们面临认知和行为方面的挑战。这些挑战都是心理上的难题。

我们必须运用明智的判断应对认知方面的挑战，在不断变化的环境中找到，甚至是创造最合乎伦理的方法。我们可能和其他治疗师在很多方面存在共性，但我们每个人又都具有独特性。一个来访者可以被归入包含许多来访者的大类别之中，但每个来访者又都是独一无二的。治疗师、来访者以及复杂的情况都不会静止——没有与上个月、上周或昨天完全一样的情况。借用赫拉克利特（Heraclitus）的名言，在我们对来访者进行治疗的过程中，我们从未与同一位来访者面对过相同的治疗情况。对于这些独特、不断变化的情况做出最合乎伦理的反应，迫使我们搁置对简单答案、菜谱式方法或万能解决方案的期待。它要求我们保持警惕、开放、知情、细致，并积极提问。

伦理胜任力也使我们面临着行为上的挑战，因为做正确的事情有时可能是不愉快的、可怕的、代价极高的或者几乎不可能的。让我们来思考以下的例子。

例 1：首席执行官（CEO）提供的评估。这是你在诊所工作的第一天，主管告诉你，诊所规定只能使用诊所 CEO 创建的测试来完成所有的评估。你上网搜索了关于测试的可靠性或有效性的文献，发现这项测试是没有经过同行评审的研究。你能找到的只有两篇相关文献：一篇是 CEO 推广测试的通讯文章；另一篇是发表在科学杂志上讨论电池作为伪科学的文章。这时你该怎么办？

例 2：更改诊断以获得保险费。一位新的来访者急切渴望治疗，并且此时恰好你急需一个来访者以便支付办公室的租金。但来访者的保险并不涵盖来访者现在的情况。当然，如果你选择了一个在保险范围内但不符合来访者的诊断，来访者将得到治疗，你也可以支付租金。一些治疗师可能会认为诊断作假是有依据的（鉴于 DSM 缺乏足够的科学依据）、合乎伦理的（不剥夺来访者必要的专业帮助从而对其"无害"），以及这是一种对受苦难和需要帮助的人给予的人道的回应。也有一些人称之为不诚信、撒谎和保险欺诈。你会怎么做？

例 3：登游轮时，手里拿着来访者的遗书。辛苦工作一周，你和爱人今晚将庆祝结婚周年纪念日，准备出海进行一次为期五天的奢侈假期。就在你准备提交不可退的船票并登船的时候，你收到了一封来访者发来的电子邮件，上面写着："我再也受不了了，什么也帮不了我。我已经结束了治疗还有其他一切，不要试图联系我。很快一切都会结束的。" 此时你会做什么？注意，只有几秒钟的时间可以用来做决定，因为你正在排队。

做我们认为正确的事情，可能需要我们违背自身的物质利益，招致同事的批评，并且有时那可能是我们最不愿意做的事情。也许，我们需要迫使自己远离诱惑，直面恐惧，扪心自问，唤起内心深处不曾注意到的道德勇气。

本章重点介绍了我们在发展伦理胜任力并将其应用于临床实践的认知行为挑战时，可能会遇到的一些最重要（通常也是最麻烦）的问题。最后总结出了详细的参考步骤，以供各位应对工作伦理方面的问题。

伦理守则

让我们先想象一下下列情景：

你正在与一位同事交谈，他使用的是行为矫正技术来帮助一些家长，这些家长的孩子在家和学校经常捣乱。他告诉你，他发现负强化是最有效的。因此，他教导父母，每当孩子表现不好时，可以轻轻地打他们的屁股。他说，这就是巴甫洛夫式的负性行为衰退。尽管这种疗法看似能够控制孩子的行为，但其实是在潜移默化地调节父母，使他们产生Skinner 的"无误学习"（errorless learning）。他解释得越多，你就越会意识到他对行为治疗的术语、原理、研究或理论一窍不通。你越来越担心他没有能力进行治疗，并且可能会对他的来访者造成伤害。伦理守则是否要求你即刻采取措施？如果是的话，要采取怎样的措施呢？你认为你会怎么做？

一位寻求治疗的女性与你预约了初次咨询。在交谈中，她告诉你，她目前正在接受一位心理动力学派治疗师的治疗。起初，她对治疗师抱有很高的期待，但现在她觉得治疗师在了解她的过去方面耗费了太多时间。最近，治疗师似乎开始像她母亲过去那样对待她。她对自己的治疗师感到愤怒，并认为如果使用 CBT 疗效会更好。她想在结束目前的治疗之前，确保自己有一个新的治疗师。伦理守则是否允许你立刻开始对她进行治疗？或者你必须采取哪些步骤？具体的步骤是怎样的？在这种情况下你会怎么做？

你正在对一位前职业综合格斗选手的创伤后应激障碍（post-traumatic stress disorder，PTSD）进行认知加工治疗（cognitive processing therapy，CPT）。然而，随着治疗的进展，你从不安到恐惧到害怕会因某件事情触发来访者的暴力行为，对你进行攻击（可能会致命）。伦理守则是否允许你通过打电话或写信来终止治疗，再也不和他见面？你会怎么做？

伦理胜任力使我们能够根据相关伦理守则在困难的情境下进行判断，做出艰难的选择。美国心理协会（APA）和加拿大心理协会（CPA）发布了两个最著名且最具影响力的伦理守则。

现行《美国心理协会伦理守则》（APA，2010）包括导言、前言、五项基本原则和 89 项具体的伦理标准。前言和基本原则（善意和无害、忠诚与责任、诚实、正义、尊重人权和尊严）是理想目标，旨在引导心理学家迈向心理学的最高理想。89 项伦理标准是具体可执行的行为准则。

在撰写本书时，《加拿大心理协会伦理守则》正在修订之中，其最新修订版（2015年 2 月）在先前版本的基础上提出了伦理判断的四项原则。CPA 按照重要性排列了相关伦理守则，其顺序如下：原则一，尊重公民尊严；原则二，具有负责任的关怀；原则三，人际关系中的诚信；原则四，履行社会责任。每项原则后均附有一系列相关的价值，而每项价值后则罗列出伦理守则，指明了该原则和价值应当如何应用于心理治疗师的行为（如提供治疗、开展研究、进行教学）。守则草案强调："尽管……原则排序有助于解决一些伦理问题或困境，但许多情况的复杂性需要综合考虑其他因素，并需要创造性、自我反思，以及包括深思熟虑的伦理决策过程"（CPA，2015）。守则草案提出了在复杂情况下做出伦理判断的十个步骤。

伦理胜任力要求我们了解伦理守则对各项具体工作的解释说明。它还要求我们理解：守则是为了帮助我们做出专业判断，而不是取代积极、深思熟虑、质疑、创造性的做法来承担我们的道德责任。我们不能将全部责任推卸给伦理守则。守则可以引导我们远离明显违背伦理的事情，并启发我们对关键价值的觉察和关注。但是，守则无法告诉我们在涉及特定治疗师和来访者的复杂且不断变化的情况下如何应用这些价值并解决实际问题，尤其是当某些伦理、价值可能相互冲突时。

研究

伦理胜任力要求我们在使用认知行为干预时知道自己在做什么。如果我们不了解工作本身和目前的研究告诉我们的干预的有效性、风险、缺点和禁忌证，就没有办法对我们的工作做出正确的伦理判断。

《美国心理协会伦理守则》规定，"'心理学家'的工作建立于该领域既定的科学和专业知识基础之上"（2010）。2015 年《加拿大心理协会伦理守则》第四版草案强调，心理学家"在广泛的相关知识、研究方法、技巧和技术及其在个人和团体（如夫妇、家庭、组织、社区和人民）的影响方面保持与时俱进，通过阅读相关文献、进行同行咨询（peer consultation）和继续教育活动，使其实践、教学和研究活动有益而不损害他人利益"（2015）。

这不仅关系到我们自己能否有效判断，也关系到来访者自身的判断。如果我们不能够清楚地解释关于有效性、缺陷、风险和替代 CBT 的科学知识，我们就无法履行有关来访者知情同意和知情拒绝权利的伦理及法律责任。

新的研究在不断完善，有时甚至完全修改或重塑我们对 CBT 的理解，这既是一种责任，也是一种挑战。David Barlow（2004）强调，最新研究如此迅速地改变了我们的认知，比如哪些干预措施是有效的、哪些是毫无价值甚至是有害的，"过去几年来，医疗保健领域呈现了惊人的发展。研究证据使人们普遍接受的保健战略受到质疑，它不仅缺乏益处，而且还有可能造成伤害"（Barlow，2010；Lilienfeld et al.，2014）。Neimeyer 等（2014）使用 Delphi 法调查估计，目前认知行为心理学知识的半衰期为 9.6 年。Dubin（1972）将心理学知识的半衰期描述为："由于后续的新发展，专业人员在完成专业培训后，其专业胜任能力大约只有毕业时的 50%。"

几十年前，许多治疗师掌握了一种非常有说服力且成本低廉的愤怒管理疗法。来访者被教导用一个简单的行为来治疗他们的愤怒：花时间用拳头或球棒击打一个背包、一个玩偶、一个枕头或类似的东西。我们很容易从理论上解释为什么击打行为会减轻愤怒：它从行为上消退了激发愤怒的挫败感；它把愤怒转移到了可以接受的目标上；它提供了动态的宣泄；它引发了一种与愤怒相冲突的满足感与疲惫感；它为强烈的情感创造了一个"通风口"；等等。尽管该疗法在理论上具有坚实的基础并且大受欢迎，但它有一个缺点：没有用。它不仅不能够帮助来访者控制愤怒，并且研究表明，这种疗法往往使来访者比以前更加生气，使他们的血压升高，并感到更加糟糕，一定程度上增加了未来爆发愤怒的可能性（有关研究和讨论参见 Bushman，2002；Lohr et al.，2007；Tavris，1989）。我们承担着基本的伦理责任，要时刻关注那些新的、受欢迎的、有前景的或者我们自己喜欢的疗法，是否不能带来和其他方法一样的效果或无法进行任何改善，甚至造成危害。来访者寄希望于我们，希望我们不会浪费其金钱和时间，不会使得他们的情况比来的时候更糟糕。在讨论与时俱进的伦理学问题，包括与某些方法的使用相矛盾的研究时，George Stricker（1992）写道："我们都必须在缺乏肯定性数据的情况下开展工作，但是没有理由忽视相互矛盾的数据。"

理解研究关于干预的有效性、缺点、风险和禁忌的现状，涉及对研究本身的理解，而不是依赖于简单的总结，诸如"CBT 被发现在治疗创伤后应激障碍（PTSD）上是有效的"。真正理解一项研究的发现需要我们对以下关键问题有清晰的把握：我们对来访者了解多少？他们是如何被招募和筛选的？CBT 是否与其他治疗方法进行了比较？如果是，来访者是否被随机分配到治疗组？如何评价效果？评估人员是否知道哪个来访者接受了哪种治疗？每个治疗组中有多少来访者（如果有的话）没有好转？来访者怎样的特征或心理过程能够缓和症状（例如，多重创伤、同时出现的社会问题、高度思维反刍）？在每个治疗组中，有多少比例的来访者（如果有的话）在治疗后病情恶化？他们在哪些方面的情况更差？治疗之间是否存在统计上的显著差异，也具有临床意义（如效果大小）？资助、赞助或利益冲突是否在无意中给假设的形成、方法的选择、数据的分析或结果的报告造成了影响（Flacco et al.，2015；Jacobson，2015）？治疗后随访时间多长，终止治疗后的几个月或几年内是否具有明显变化？

了解这些问题的答案是履行我们有能力践行的伦理责任的关键之一。就像伦理守则一样，研究影响了我们的判断，但没有取代它。合格的实践，以及我们的来访者和其他受我们工作影响的人都依赖于我们对如何在不伤害他人的情况下提供帮助做出明智的判断。

明智的判断有时会引导我们超越经验支持的特定技术，我们必须尽可能地将技术调整到最佳状态以用于新的用途。重要的是我们要理解研究告诉我们的信息和这些知识的局限性。例如，许多研究结果都是基于不同人群之间的统计学差异。我们所知道的内在局限性之一是，尽管一项干预措施得到了这些基于统计研究的统计学和临床上重要发现的有力支持，但对于坐在我们对面的来访者可能有效，也可能无效。Skinner（1956）强调了一种错误的假设，即群体之间或其他统计关联之间的统计差异会自动转化为一个特定的个体："没有人去马戏团是为了看狗跳圈的次数明显多于在同样情况下饲养的未经训练的狗。"我们与每个来访者的工作变得类似于 $N=1$ 的研究，在该研究中，我们认真监测干预措施对每一个参与者的影响。

Littell（2010）将斯金纳的见解应用于治疗情况，同时强调需要了解研究本身，而不是满足于间接保证特定治疗是"循证的"：

"大多数科学知识都具有暂时性和无规律性，不能直接适用于个案。在实践中，专家通过推崇经验证据来弥补这一缺陷。大部分情况下，这不过是一种推销自己喜欢的理论和疗法的诡计。然而，在科学修辞的包裹下，一些权威的声明已经成为正统。"

法律、执业准则、医疗保健法和其他政府规定

想象自己处于以下情景之中：

你在使用 CBT 治疗一名患有创伤后应激障碍（PTSD）的女性患者。试验和荟萃分析的研究结果表明，CBT 会降低创伤后应激障碍来访者的心率（HR）。在每次会话的开始和结束，你教她如何测量脉搏，并建议她绘制心率表。通过这种干预方法，她的病情有了稳步的改善，甚至提到它似乎有助于改善偶尔出现的心悸，因为她及时服用了治疗心脏疾病的药物。

法律、执业准则、医疗保健法和其他政府规定是否认为你在行医？你是否需要对人类心脏的生理学、生物学、正常功能和病理学，以及与来访者有关的药物的性质和效果有足够的了解？他们是否要求你在采取已知会影响心脏或其他器官的干预措施之前，先取得她的医疗记录？你是否需要在知情同意过程中明确 CBT 对创伤后应激障碍来访者可能产生影响的信息？如果是，你是否可以通过在表格中写下你与来访者讨论过，并且来访者为干预提供了知情同意来满足这一知情同意程序要求，或者你是否需要在法律上获得来访者的书面知情同意？（请注意，有关条例因管辖区而异，因此一个地区的要求可能不会被另一地区提及，甚至可能被其他地区所禁止。）

你的来访者是一位上了年纪的人，他来寻求帮助是因为他由于慢性疾病而变得抑郁。他总是担心问题会变得更糟，他的日子充满了思维反刍。在讨论了各种治疗方案后，他决定尝试正念减压。在第二阶段，你们都看到了进步。然而在下一阶段治疗开始之前，他需要在接下来的一周离开，与住在另一个州的女儿和她的丈夫待六个星期。你和你的来访者同意每周的治疗可以通过 Skype 不间断地进行。

法律、执业准则、医疗保健法和其他政府规定是否要求你同样需要在来访者女儿所居住的州持有执照？你所在州、来访者女儿所在州或两个州的法律、执业准则、医疗保健法律法规和其他政府规定是否适用于治疗（例如，胜任力要求、知情同意、维护记录、保密信息的发布、特权例外等）？如果来访者女儿所在州的政府规定适用，你了解这些规定吗？州法规或美国联邦健康保险可携性与责任法案（HIPAA）及其修正案是否要求对 Skype 会话进行加密？是否需要加密你与来访者之间的电话、电子邮件、文本或其他电子通信？如果你在加拿大的一个省执业，而来访者在另一个省，相关的省法规、加拿大隐私法或加拿大个人信息保护及电子文件法（PIPEDA）是否要求对你的通信进行加密？

当你与一位新来访者开始第一次会面时，她告诉你，她已经 16 岁了，想要通过某种放松疗法来治疗焦虑症。她问你治疗是否保密，你说，"是的，但也有些例外"，你还没来得及解释例外情况，她就脱口而出，说她打算堕胎，对父母保密，如果你告诉别人，她会自杀。

根据法律，她的年龄是否能够行使知情同意权，还是必须由父母或监护人为其治疗签署知情同意？父母或监护人是否有合法权利查看其治疗记录并知道来访的谈话内容？

伦理胜任力包括了解相关法律、执业准则、医疗保健法和其他政府规定，这些规定告诉特定管辖区的临床医生们他们可以、不可以或必须做什么。这些信息不仅是做出正确专业判断的关键，也是确保来访者知情同意权的关键。

若来访者患有精神病、发展障碍或受药物影响，法律可能要求我们获得知情同意，但不能告诉我们最好的办法来通知来访者，评估来访者是否具有能力签署知情同意，甚至确定来访者是否能自愿提供知情同意书。若一位来访者对一个可识别的第三方造成了潜在的实施暴力威胁，我们辖区内的法律会要求该治疗师采取合理的措施来保护该第三方，但法律不能告诉我们哪些措施对当事人和该第三方来说是最合适的。

伦理胜任力还包括对法律和伦理可能相互冲突的情况保持警惕。例如，在我们的专业认知中，法律可能与来访者的基本权利或我们自身的道德及"何为正确"的定义相违背。面对这样的冲突，我们可以咨询专家和其他同事，尝试得出创造性的解决方案，在不违背道德或法律的情况下化解冲突。如果我们不能解决冲突，那么我们必须确定在特定情况下做正确的事情这句话究竟意味着什么，衡量我们是否能够接受某种路径的代价和风险，并坦然接受我们最终选择的路径带来的后果。

情境

假设你是处于以下情境之中的治疗师：

一位新来访者在网上看到，你可以帮助人们转换思维习惯，改变固有的应对方式，摆脱弄巧成拙的行为。他告诉你，他很幸运地找到了一份工作，并希望你不惜一切代价帮助他，因为这是他唯一能养活自己和父亲的方法。他解释说，在公司，其他员工不尊重他，用残酷并带有侮辱性的语言嘲讽他。有一次，他鼓起勇气，问他们对自己到底有什么不满的地方，但大家都否认对他不尊重的态度，否认曾经说过诋毁的话或开过不合时宜的玩笑。可是当他刚要转身走开，同事就开始大笑起来。

他不想辞职，告诉同事他计划正式投诉或起诉公司。他只想让你帮助他在工作中不要有如此强烈的情绪反应，不要老想着同事的行为，寻找替代现在难以适应并且非常挫败的应对方法。他想学习如何采取更加积极的态度去接纳同事。当他们嘲弄或诋毁他时，他想尝试要么假装没听见，要么保持微笑。你能提供他希望的治疗吗？如果不能，你会怎么做？

一位即将成为你的新的来访者的女性打电话来预约第一次咨询，她告诉你，每次需要对着听众讲话时，她就会紧张和结巴。她想要学会如何能够让自己平静下来，以及如何能够轻松自如地演讲。在电话里，你问她是如何找到你的。她笑着说，你是她所在社区中唯一在保险覆盖范围内的治疗师，所以只能选择你。

在第一次治疗期间，她问有什么方法可以帮助她。你提到了自我对话、深呼吸练习、认知行为调整和其他的方法，并且询问她是否有一些特定的演讲情境、设置或者观众会尤为令她感到困难或害怕。她解释道，她在一个新成立的部门担任领导，必须向一些团体寻求资金和支持。你意识到她的行动理念与你坚守的价值背道而驰。你相信，尽管许多人不同意你的看法，但她的措施一旦实施，将有可能会伤害更多的人。如果你帮助她成为一个出色的演说者，她很有可能会取得更多的支持，筹集大笔资金，然后推动你完全不接受的措施的实施。

你会不会用 CBT 来帮助她? 如果会的话,你会透露自己的观点吗? 会不会发生因为自己的观点而拒绝为来访者治疗的情况? 你的哪些价值和信仰,哪怕仅有一小部分,会让你倾向于拒绝?

没有人是在真空中工作的。我们的工作会受各种环境的影响。伦理胜任力包括了解这些环境,以及明白它将如何影响我们自身、我们的来访者以及我们所做的工作。

社会、组织或其他环境中的态度、信念和价值的多种组合是情境影响的一个主要来源。上面的两个假设情境说明了我们所使用的干预措施的方式(部分人认为其本身是价值中立的),在上述情况下,可以被视为是支持或反对某些价值、主张或群体,由此很有可能会引发伦理问题。

Davison(1796)提到,同性恋最终作为一种反社会人格障碍从 DSM 中删除,有关人士需要注重这一现象及其背后的伦理含义。他针对的是当时在整个社会和专业领域中普遍存在的同性恋观点:

> "如果行为治疗不代表对冷静探究的深刻承诺,那它就什么都不是……我想表达一些我一直在努力解决的问题……任何对……行为治疗文献的全面阅读……都将证实……治疗师大体上认为同性恋行为和态度是不受欢迎的,有时是病态的,而且无论如何都需要向异性取向转变。我并不反对厌恶疗法,因为我认为人们同样会对同性恋的积极疗法提出伦理方面的质疑。"

他正在努力解决的问题促使他提出了当时的激进建议:

> "因为专业人士除非看到问题,否则不太可能开展治疗程序,改变取向的方案本身很可能加强了社会对同性恋的偏见,助长了自我仇恨和尴尬,而这些正是一些同性恋者成为异性恋的"自愿"愿望的决定因素。因此,我认为应当停止性取向转变的疗法,转为关注同性恋者的人际互动关系的改善工作。无论性别如何,都可以将更多的精力投入到一般的性改善工作中。"

情境影响的第二个主要来源是文化背景。适合一种文化的认知或行为干预可能会违背另一种文化的规范、习俗、前提或价值体系。支持对特定问题使用干预手段的研究,可能针对的是来自不同文化背景的人,而不是在咨询室坐在我们对面的人。如果来访者来自我们不熟悉的文化背景,我们可能会面临与他们清晰沟通的困难。

当思考来访者的文化影响时,我们很容易忽视自身文化的影响,它如何影响我们自己,又如何影响我们对待来访者的方式及将要开展的工作。

认知偏见

我们能否在某种程度上思考一系列复杂的伦理标准、研究、法律法规和情境,并得出最合乎伦理的方法来提供既有益又无害的治疗，这取决于我们判断的质量。然而人类在集中注意力、做出假设、选择和权衡信息、推理、精确使用语言、安全导航等方面经常会受到各种压力和诱惑的影响。每个人都有缺陷、弱点和盲点，包括正在看这本书，想要知道这一章究竟还有多少页才结束的你。当然，我们每个人也都有擅长的技能、强项和见解。伦理胜任能力包括熟悉逻辑谬误、伪科学推理、任何可能使我们误入歧途的方法论、伦理理性化，以及其他妨碍批判性思维和正确判断的障碍。

例如，我们可能会发现自己倾向于某种干预措施，并认同相关文献的阐述。但是却无意中去忽视、否认、低估或想尽方法去批判那些"负面"证据，如该措施的缺陷、风险和无效性。数十年来的心理学研究揭示了无数人类的普遍倾向——确认偏见、认知失调、过早的认知承诺、WYSIATI（what you see is all there is，所见即是全部）谬论、虚假一致效应等——忽视、逃避、否认任何不符合我们认知和信仰的信息（Pope，2016）。

判断上的失误会影响我们在群体、组织、社会及个人层面的表现。例如，1973年Meehl发表了一篇题为《为什么我不参加案例会议》的文章，它迅速展开了病毒式的传播。他指出了"群体思维过程"的变化（Meehl，1977），这种变化会使判断偏离路线，我们中的许多人可能会很熟悉：

> "从某个角度来看，临床案例会议与其他学术团体现象（如委员会会议）没有任何不同，许多睿智、高知、理智的人聚集在一个房间的一张桌子旁时，他们的智力似乎在下降。"

基于研究判断陷阱的相关文献，最重要的事情，是抵抗只想挑别人的刺的本性，将获得的信息用于审视自身，并将此作为一面镜子，时刻提醒自己培养伦理胜任能力。

有用的措施

以下清单（改编自Pope and Vasquez，2016）也许会有助于以谨慎和结构化的方式去思考伦理困境。其中的8个步骤（2、8、11、12、14、15、16和17）改编自CPA（2015）伦理守则。

第1步：尽可能清楚地陈述问题、困境或担忧。

第2步：预测谁会受到这个决定的影响。

第3步：弄清楚谁才是来访者。

第4步：评估我们的胜任力领域——以及缺失知识、技能、经验或专业知识的领域——是否适合这种情况。

第5步：查阅相关的正式伦理守则。

第6步：概览相关法律法规。

第7步：回顾相关研究和理论。

第8步：考虑个人情感、偏见或利益是否会影响道德判断。

第9步：考虑社会、文化、宗教或相关因素是否会影响当下情况，并寻求最佳应对措施。

第 10 步：考虑与他人协商。

第 11 步：制定可供选择的行动方案。

第 12 步：考虑其他备选的行动方案。

第 13 步：尝试从每个受影响的人的角度来思考问题。

第 14 步：决定具体措施，重新思考及审视，然后采取行动。

第 15 步：记录过程并评估结果。

第 16 步：对其结果承担责任。

第 17 步：考虑对准备、计划和预防的影响。

Davison 勇敢地直面了社会对同性恋的偏见，这是一个很好的应对伦理困境的例子。他清楚地陈述了问题（第 1 步），确定了来访者（第 3 步）。考虑了个人或文化偏见对来访者治疗的影响（第 8 步和第 9 步）。从利益相关者的角度（第 13 步）得出了替代的行动方案（第 11 步）。建议采取明确的行动步骤（第 14 步）。他没有试图藏身于抽象概念、专业术语或令人却步的语法结构之后，而是承担起个人责任（第 16 步），如使用第一人称来分析问题和提出建议（"我想要表达一些一直在困扰我的担忧……我并不特别反对厌恶疗法，因为我认为人们同样会对同性恋的积极疗法提出伦理方面的质疑"）。Davison 树立了极佳的榜样，启发我们如何在艰难的伦理困境中理性且谨慎地做出分析。

（王彦芳　仝玉杰 译）

参 考 文 献

American Psychological Association. (2010). *Ethical principles of psychologists and code of conduct including 2010 and 2016 amendments*. Retrieved from http://www.apa.org/ethics/code/index.aspx.

Barlow, D. H. (2004). Psychological treatments. *American Psychologist, 59*(9), 869–878.

Barlow, D. H. (2010). Negative effects from psychological treatments: A perspective. *American Psychologist, 65*(1), 13–20.

Bushman, B. J. (2002). Does venting anger feed or extinguish the flame? Catharsis, rumination, distraction, anger, and aggressive responding. *Personality and Social Psychology Bulletin, 28*(6), 724–731.

Canadian Psychological Association. (2015). *Canadian code of ethics for psychologists* (4th ed., February 2015 draft). Ottawa, Ontario: Canadian Psychological Association.

Davison, G. C. (1976). Homosexuality: The ethical challenge. *Journal of Consulting and Clinical Psychology, 44*(2), 157–162.

Dubin, S. S. (1972). Obsolescence or lifelong education: A choice for the professional. *American Psychologist, 27*(5), 486–498.

Fadiman, A. (1997). *The spirit catches you and you fall down: A Hmong child, her American doctors, and the collision of two cultures*. New York: Farrar, Straus and Giroux.

Flacco, M. E., Manzoli, L., Boccia, S., Capasso, L., Aleksovska, K., Rosso, A., et al. (2015). Head-to-head randomized trials are mostly industry sponsored and almost always favor the industry sponsor. *Journal of Clinical Epidemiology, 68*(7), 811–820.

Jacobson, R. (2015). Many antidepressant studies found tainted by pharma company influence: A review of studies that assess clinical antidepressants shows hidden conflicts of interest and financial ties to corporate drugmakers. *Scientific American*, October 21. http://www.scientifi-camerican.com/article/many-antidepressant-studies-found-tainted-by-pharma-company-influence.

Kahneman, D. (2011). *Thinking, fast and slow*. New York: Farrar, Straus and Giroux.

Kleespies, P. M. (2014). Decision making under stress: Theoretical and empirical bases. In P. M. Kleespies, *Decision making in behavioral emergencies: Acquiring skill in evaluating and managing high-risk patients* (pp. 31–46). Washington, DC: American Psychological Association.

Lilienfeld, S. O., Marshall, J., Todd, J. T., & Shane, H. C. (2014). The persistence of fad interventions in the face of negative scientific evidence: Facilitated communication for autism as a case example. *Evidence-Based Communication Assessment and Intervention, 8*(2), 62–101.

Littell, J. H. (2010). Evidence-based practice: Evidence or orthodoxy? In B. L. Duncan, S. D. Miller, B. E. Wampold, & M. A. Hubble (Eds.), *The heart and soul of change: Delivering what works in therapy* (2nd ed., pp. 167–198). Washington, DC: American Psychological Association.

Lohr, J. M., Olatunji, B. O., Baumeister, R. F., & Bushman, B. J. (2007). The psychology of anger venting and empirically supported alternatives that do no harm. *Scientific Review of Mental Health Practice, 5*(1), 53–64.

Meehl, P. (1977). Why I do not attend case conferences. In P. Meehl (Ed.), *Psychodiagnosis: Selected papers* (pp. 225–302). New York: W. W. Norton.

Neimeyer, G. J., Taylor, J. M., Rozensky, R. H., & Cox, D. R. (2014). The diminishing durability of knowledge in professional psychology: A second look at specializations. *Professional Psychology: Research and Practice, 45*(2), 92–98.

Pinker, S. (2013). *Language, cognition, and human nature: Selected articles*. New York: Oxford University Press.

Pope, K. S. (2016). The code not taken: The path from guild ethics to torture and our continuing choices—The Canadian Psychological Association John C. Service Member of the Year Award Address. *Canadian Psychology/Psychologie canadienne, 57*(1), 51–59. Retrieved from http://kspope.com/PsychologyEthics.php.

Pope, K. S., & Vasquez, M. J. T. (2016). *Ethics in psychotherapy and counseling: A practical guide* (5th ed.). New York: John Wiley and Sons.

Skinner B. F. (1956). A case history in scientific method. *American Psychologist, 11*(5), 221–233.

Stricker, G. (1992). The relationship of research to clinical practice. *American Psychologist, 47*(4), 543–549.

Taleb, N. N. (2010). *The black swan: The impact of the highly improbable* (2nd ed.). New York: Random House.

Tavris, C. (1989). *Anger: The misunderstood emotion*. New York: Simon and Schuster.

Zsambok, C. E., & Klein, G. A. (Eds.). (2014). *Naturalistic decision making*. New York: Psychology Press.

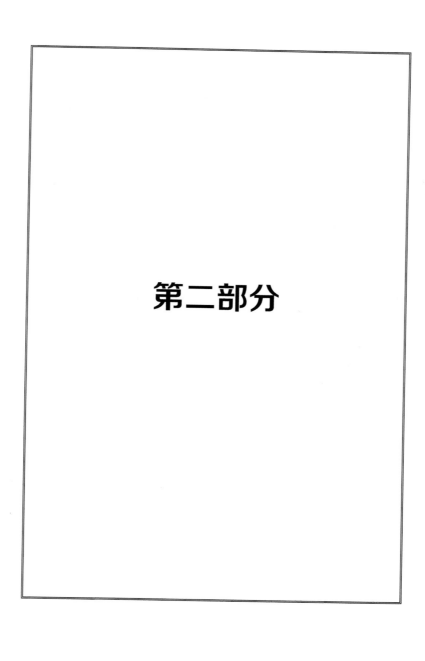

第二部分

第六章　核心行为过程

Mark R. Dixon，PhD　　Ruth Anne Rehfeldt，PhD

本章的目的是总结以习惯化、操作性条件反射和经典条件反射的形式解释直接权变在行为上产生作用的原则。我们还将探讨它们对刺激控制和泛化过程的影响，并简要提及习惯化和直接权变扩展到语言和认知中的问题。

直接权变的学习

直接权变是一种古老的行为调节过程，甚至在黏菌（Boisseau et al.，2016）——一种约 17 亿年前的非神经单细胞生物中也存在着适应性。偶然性学习即操作性条件反射和经典条件反射的作用，似乎已有 5 亿年的历史，因为自寒武纪以来进化的几乎所有的复杂物种都表现出了这些适应性，而在早期的生命形式中却不存在（Ginsburg et al.，2010）。

尽管这些调节过程已经存在了很长时间，但临床相关的行为往往是环境中直接权变事件的结果，至少在某种程度上是这样。这些事件可引发或唤起兴趣对象的行为，并包含经典条件反射和操作性条件反射的核心原则。虽然操作性条件反射原理和经典条件反射原理通常是分别描述的，但它们在一定程度上存在重叠并相互作用（Rescorla et al.，1967）。为了更好地了解它们，最有效的方法首先是对它们进行分别描述。

习惯化和敏感化

习惯化是最古老和最基本的学习形式之一（Pierce et al.，2013）（文献关于敏感化的研究较少）：当一个非条件刺激可引发非条件反应，而刺激反复呈现时，反应的强度可能会下降直到完全不再发生的程度。例如，Bradley 等（1993）记录了心率、皮肤电活动和面部皱眉肌的反应来评估惊吓反射，结果发现，惊吓反应随着刺激的重复出现而显著减少。研究人员经常使用习惯化范式来研究不同神经障碍的生理基础。例如，Penders 和 Delwaide（1971）发现，与对照相比，帕金森病患者肌电图没有表现出眨眼反应的习惯化，但在接受左旋多巴或金刚烷胺药物治疗后表现出了正常的习惯化反应。

经典条件反射

人类和非人类的生物体都表现出许多类型的反射性行为，其中许多是非习得的，可能有助于生物体的生存。例如，把食物放进嘴里会引起唾液分泌，对着眼睛吹口气会引起眨眼。由于这种行为-环境的关系是非习得的、先天的，所以该刺激被称为非条件刺激，该反应被称为非条件反射。中性刺激（NS）与非条件刺激（US）配对产生的非条件反射（UR）即经典条件反射。在配对刺激重复出现时，NS 可单独诱发出非条件反射。这种初始的中性刺激诱发的"自动性"的反应称为条件反射（CR）。常用来解释经典条件反射的例子如下：初始时，狗对铃声没有反应，而当铃声（NS）与食物（US）一同出现时，就会产生唾液分泌的反应（UR），久而久之，狗听到铃声就会流口水。当食物（US）与铃声不再同时出现时，狗仍然会在听到铃声（NR）后分泌唾液（CR）。

在经典条件反射中，一个刺激的功能得以转化是源于与另一个刺激的联结或配对。当中性刺激获得了诱发非条件刺激的功能时，被称为条件刺激，其反应被称为条件反射。例如，某些有害食物可能会引起恶心的非条件反射，一种中性刺激，比如一种对行为没有影响的气味或声音，在中性刺激和非条件刺激反复配对出现后，也可能引起类似的恶心反应。这种"味觉厌恶"的效果会对癌症患者造成严重的伤害，他们会尽量化疗前不要吃不熟悉的食物，以免引起条件反射性恶心。一个积极的例子是早晨咖啡的香气能激活爱喝咖啡的人的活力（Domjan，2013）。咖啡是一种兴奋剂，它的味道和气味先于它的兴奋剂作用。两种刺激发生的时间连续性对于条件反射的发生很重要。换言之，为了建立条件反射，这两种刺激必须在同一时间内发生。

重要的是，在二级条件反射中，其他中性刺激可以通过与条件刺激一同出现而获得诱导条件反射的功能。这意味着个体并不需要仅仅通过一个非条件刺激与新的刺激一同出现来产生条件反射。二级条件反射有助于解释经典条件反射在临床中的作用，来访者对直接影响事件的其他非重要刺激也能做出反应。

尽管产生厌恶味觉的非条件刺激与条件刺激之间的时间间隔可以长达 1 天，但绝大多数的经典条件反射则需要与刺激的紧密配对出现（通常不到 1 秒）（Bureš et al.，1998）。虽然条件刺激和非条件刺激通常需要在时间上紧密地成对出现，但它们出现的时间可以不同。在前行条件反射中，即前面描述的范式，先出现条件刺激，紧接着出现非条件刺激。在后向条件反射中，条件刺激在非条件刺激出现后才出现。关于后向条件反射是否真的会发生已经争论了很久，部分原因是 Pavlov 对此持怀疑态度，但大量证据表明它确实存在（Spetch et al.，1981）。

痕迹条件反射包含出现非条件刺激，它停止之后，产生条件反射（有研究者提出条件反射的产生是因为非条件刺激在个体的神经系统或记忆中留下了"痕迹"）。同时，条件反射涉及两种刺激同时出现。

研究人员提出，应答条件反射是一种学习过程，是条件反射性恐惧和惊恐反应发展的基础。例如，行为主义的创始人 John B. Watson 进行了著名的"小阿尔伯特"试验。在这个试验中，工作人员向一个幼儿展示一只毛茸茸的白色小动物，同时伴随敲击钢棒的声音，这个声音引起了幼儿的惊吓反应。之后，与小动物物理性质相似的物体会引起类似的惊吓和情绪反应，这一过程被称为泛化。Ohman 和 Mineka（2001）认为，这种条件性恐惧反应的习得有助于进化。某些可能威胁到个体的生存灾难即将发生时，就会有一些典型的线索或警告性刺激向个体发出预警信号。作者解释说，具备这种条件性恐惧反应，能使个体逃避或避免可能有害的刺激。这些研究人员和前人一样，都把工作重点放在了与反射形成有关的神经回路上。例如，杏仁核在经典条件反射中的作用。

长期以来,行为治疗师一直呼吁用应答性条件反射作为焦虑障碍病因学解释(Wolpe et al.,1988)。近年来,有研究特别关注与恐惧条件反射有关的神经机制。然而,人类的大部分恐惧条件反射似乎是来源于象征和认知的泛化,而不仅仅是厌恶体验和类似的现实情境(Dymond et al.,2015)。我们将在本章的最后简单讨论这个问题,并在第七章中详述。

操作性条件反射

大多数非反射性的学习形式都属于条件反射的操作性范畴,这是以类似方式作用于环境并产生结果的一类反应。大家可以想一下人们通过门口的不同方式:可以通过走路、跳舞、跑步、翻滚、翻跟头,或者被另一个人拖着通过。这些都是以类似的方式作用于环境而产生结果:通过门口。对具有共同效应的反应模式的关注,有助于研究人员和治疗师理解不同的条件反射是如何随着时间的推移加强或减少行为的。

三期相倚(three-term contingency)(Skinner,1953;Sidman,2009)是大多数学者研究操作性条件反射的分析模式。这种条件反射,涉及所研究的目标行为,通常记作 A-B-C。A 代表"前因"或先兆,代表行为的场合;B 代表主体的"行为";C 代表行为的"后果"(这个三项公式中还可以加上其他的项,我们后面会提到)。这个三期相倚为治疗师提供了个体为什么表现出某种特定行为,以及在未来如何出现类似行为的信息。

在特定前提条件下,当行为发生后,随之而来的结果可能会改变未来发生类似行为的概率。如果某一类行为引起的后果增加了这些行为在未来发生的可能性,那么强化就发生了(Skinner,1969);如果随之而来的后果抑制了这种行为在未来再次发生的可能性,那么惩罚就发生了(Dinsmoor,1998)。

一个真实的例子可能有助于说明这些过程(参见第十一至第十四章)。假设一个孩子在发脾气。单独来看,情绪表现让我们无法了解发脾气的原因,也无法了解什么条件可能会增加或减少未来发脾气的可能性。然而,一旦我们了解了这种行为的前因后果,我们就可以获得必要的信息来帮助我们改变它。假设我们知道,只要孩子的父亲而不是母亲,提出合理的任务要求时(例如,"该收拾桌子了。记住,你必须做家务才能拿到零用钱。"),孩子就会发脾气。我们有推断行为发生可能性所需要的信息,但仍然缺乏关于为什么会发生的信息。假如我们在观察发脾气的后果时发现,当孩子发脾气时,父亲立即撤回任务并去客厅看电视,而母亲则继续任务并记录发脾气的情况,以便零用钱可以按时下发。前因和后果一起为我们提供了一个完整的解释,解释了为什么会出现发脾气,以及在什么情况下发脾气的可能性会增加。三期相倚就完成了。

前因和后果的基本概念很快就会呈指数级变得错综复杂。例如,它关系到后果是否被延迟(Madden et al.,2003);不是受试者的首选(DeLeon et al.,1996);在一段时间内保持不变(Podlesnik et al.,2009);或者要求过于费力、苛刻或复杂的行为(Heyman et al.,1987)。前因刺激控制中也存在类似的问题(参见第十二章)。

对一般强化过程最常探讨的矫正方法之一是循环周期。通常被称为"强化程序"(Skinner,1969),这种结果的传递可以对行为发生的概率产生重要影响。强化程序比比皆是,可能最常见的变量是使用比率程序和间隔程序。当一个比率程序适当时，只有一定数量的反应才会产生既定的结果。反应数量可以是固定的，例如，在每 5 个反应之后（一个固定的比率-5，或 FR-5 程序）才会有一个结果；或者反应数量是可变的，例如，在平均每 5 个响应之后就会有一个结果（一个可变比率-5，或 VR-5 程序）。间隔程序是经过了固定的时间间隔的第一个响应才会产生结果，而且与比率程序一样，它也可以包含固定（FI）或可变（VI）时间段。黄石公园的忠实泉爆发就是一个固定（FI）程序的例子：再多观察也不会加速或推迟它。看到一辆空驶出租车而打招呼是可变（VI）程序：正常的关注不会使出租车到来，但它可能在任何时候过来。逻辑推理和经验数据使我们能够总结出这些不同的程序是如何产生不同的行为模式的。如果更频繁地发出响应，比率程序将更快地产生结果，因此与间隔程序相比，它有更高的响应率。

研究人员进行了大量的分析和研究，并对这些强化程序进行了预测（Zuriff，1970），这项工作为应急流程的临床应用奠定了基础（参见第十一章）。在强化和惩罚程序领域的一个重要发现是，所有复杂物种都倾向于在相同的突发事件中表现出相似的反应模式，至少在言语行为出现之前是如此（Lowe et al.，1985）。

由积极结果控制的行为似乎不同于由厌恶结果控制的行为，后者在响应发出后消退（称为逃避条件反射），或响应后结果延迟出现或不出现（称为回避性条件反射；参见 Dinsmoor，1977）；这是临床心理学应用工作者关注的一个重要领域。在实际应用情境中，回避学习非常不利，因为它阻碍了个体与环境的进一步接触，这就导致回避行为在其诱因消失后很长时间内仍继续存在。

回避条件反射的一个临床例子是：回避通常与恐惧伴随的生理反应一同出现。经典条件反射可能在建立这些生理条件反射中起了一定作用，但偶然操作性事件可能导致主动逃避或回避，强化外显行为。这种"双因素"推理（Dinsmoor，1954）在认知行为治疗中有着悠久的历史。

负强化过程包括刺激的消退或阻止，而正强化过程包括刺激的出现。对"积极"和"消极"的含义应该更多考虑其对行为结果的增加或减少的意义，而不仅仅是好或坏的意义。关于这种基本性质的区别仍存在理论上的争议，但作为一个应用问题，它在实践和伦理上都非常重要。例如，故意利用厌恶刺激作为负性强化刺激可能会涉及伦理问题，特别是当使用更为积极的刺激程序可能产生类似的结果时（Bailey et al.，2013）。

无论采用何种强化程序或类型，当直接或利用偶然事件实现行为改变时，最重要的因素之一就是时间。从行为发生到结果出现之间的时间对未来行为发生的概率产生了根本性的影响（Ainslie et al.，1981）。为产生影响行为结果的最佳效果，时间延迟应保持最小。随着从行为发生到结果出现的时间的延长，影响未来行为的能力就会减弱（Mazur，2000）。如果孩子在下午 1 点停止发脾气，下午 3 点才得到了奖励的结果，那么在这两个小时的间隔时间里，可能发生了许多其他的行为。因此，延迟的奖励可能会在无意中强化下午 2 点 59 分发生的其他行为。许多文化习俗都是基于这样的观点，即与先前行为相关的延迟后果更具有可操控性。它们可能是通过口头规则而不是直接事件来控制。

在人们面临的许多具有临床意义的自我控制问题中，可以看出行为发生对延迟后果的影响逐渐减弱。例如，与肥胖有关的行为是很难处理的，因为饮食或适当运动与体重增加或减轻的实际后果之间有较长的时间延迟。

虽然延迟的后果对于控制行为来说本质上是微弱的，但是治疗师可以通过各种各样的应变操作技术来提高它们的有效性（参见第十四章）。首先，治疗师可以让后果立即出现，接下来随着时间的推移后果也逐渐延迟，最终引导行为持续存在（Logue et al., 1984）。其次，治疗师可以为来访者安排在延迟期间的活动，以产生强化效应，从而产生更持久的行为（Grosch et al., 1981）。在需要延迟后果的任务中，那些产生延迟后果并与其充分讨论的人比未行讨论的人表现更好（Binder et al., 2000）。当试图增加或减少某一行为时，延迟后果的出现是一个内在的挑战。当某些临床情况需要后果延迟时，治疗师应采取具体措施提高延迟后果的有效性。

当先前维持一种行为的后果不再出现时，消退原则就产生了。消退原则是指在 A-B-C 的偶发性事件中，先前所产生的结果被消退了，并且随着时间的推移，它在某种程度上对行为产生了可预测的影响。消退积极后果最终将抑制行为反应，直到它完全终止，而消退厌恶后果将恢复行为反应。许多其他的影响在消退中也很常见：以前的强化行为和之后的消退行为可能会重新出现（Shahan et al., 2011）；在一次"消退爆发"（extinction burst）中，特定行为的发生率可能会暂时增加（Lerman et al., 1995）；而且可能会发生攻击或其他潜在的问题行为，如自残（Lerman et al., 1999）。在某种程度上，为了减少这些负面的副作用，当试图用消退疗法消退一种不受欢迎的行为时，通常治疗师会同时强化一种不相容或更合适的替代行为（参见 Petscher et al., 2009）。有时，治疗师会将消退与基于时间的强化相结合，后者会产生非偶然性结果（无论替代行为如何），目的是试图消退不受欢迎的偶然性，同时又不会引发因减少强化而产生的情绪或攻击性结果（Lalli et al., 1997）。在过去的几十年里，这些手段的结合大大提高了应用心理学家在临床环境中利用消退来促进更适合社交行为的能力。

观察性学习

一些基本的社会学习形式是通过观察他人来实现的。观察性学习存在于整个动物世界：包括幼儿、非人类动物和发育完全的成年人类中（Zentall, 1996）。考虑一下动物认知研究中的这个例子：未经训练的目标对象经过观察后，就可以得到食物。在几次观察训练之后，当刺激物呈现给目标动物时，它会准确地表现出对应的行为。研究人员在各种各样的动物身上都观察到了这种学习方式（Fiorito et al., 1992；McKinley et al., 2003），这表明，许多复杂的生物体在来到这个世界时，已经准备好从其他生物体的行动、成功和失败中学习。

其他的学习过程则建立在基本的观察性学习基础上。例如，正常人类新生儿会模仿一些特定行为，如微笑或吐舌头（Meltzoff et al., 1977），之后他们将使用这些方式规范与他人的社交行为（Nagy et al., 2004），导致自我维持的学习过程以及模仿大多数行为（Poulson et al., 1991）。

人类的社会性使观察性学习在应用程序中显得尤为重要。它可以是一种有益的力量，也可以是一种有害的力量。例如，研究表明，在青少年成瘾领域的团体治疗由于群体内的社会学习而具有医源性影响（Dishion et al.，1999）。然而，如果处理得当，在社会环境中学习可以产生深远的，甚至终身的影响。"良好行为游戏"（good behavior game）就是这些效应的一个例子。即使是在小学里短暂接触这个游戏也会影响多年后的行为（Embry，2002）。

辨别学习、刺激与反应泛化

当实践者利用直接权变学习的原则来发展最佳反应时，他们应该强调提高行动被激发或唤起的精确度。例如，来访者可能无法反应，因为他们没有检测到增强可用性的先行条件。相反，即使不存在强化可能发生的刺激物，他们也可能做出反应，而且可预测但又难料随后的强化缺失可能会随着时间的推移削弱操作性反应。在经典条件反射过程中，当条件刺激在不同的刺激维度（音量、音调、颜色、温度）上显著性较弱或模糊时，也会出现类似的问题，这样条件反射就不会被激发出来。

辨别

人们不仅需要了解什么时候可以得到强化，什么样的反应模式会产生这种强化，还需要了解在什么样的情境下反应会得到强化（参见第十二章）。辨别性刺激或 Sd，是一种刺激事件，它预测了行为发生时强化的可能性；即使行为发生，预测强化也不太可能的事件，称为 S-delta，或 SΔ。临床上重要的是要确保反应只发生在某些情况下而不发生在其他情况下；当反应以这种方式被调节时，就被称为处于刺激控制之下。通常替代性的偶发性事件被用来训练这种辨别能力。多重进度表（MULT），包括当 Sd 存在时特定动作的强化密集程序，以及当 SΔ 存在时的强化减弱（甚至消退）程序。强化差异化是获得倾向结果的方式的差异，并且是发展刺激控制的基础。

通过简单地将需要的行为置于良好的刺激控制之下，人们有时可以使恰当的行为更有可能发生。例如，Fisher 等（2015）使用了一个多重进度表，该计划表交替使用强化计划表和消退计划表（EXT）来教导具有严重、挑战性行为的个体提出简单的请求。日程安排导致了对请求的快速刺激控制和挑战性行为的减少，因为环境本身对个体变得更可预测。

这种辨别训练可以用在其他方面：例如，它可以用来帮助现有的结果变得更有效。在一项研究中，MULT VI-VI 程序被更改为 MULT VI-EXT 时间表。因此，在程序中未改变的部分，响应大幅增加，这一现象被称为行为对比（Pierce et al.，2013）。

在日常行为中有许多辨别对待的学习，包括学习在正确的时间和正确的地点做正确的事情。例如，孩子们知道某些笑话可以在同伴面前讲但不能在大人面前讲，或者在学校的教室里应该安静，而在学校的操场上可以大声一些，这些行为可能会得到不同程度的强化。Osborne 等（1990）使用了创造性辨别教学的例子来提高大学棒球运动员击球的能力。以一种交替的方式，在一些时期棒球上没有标记，而在其他时期球的缝合处标有 1/4 英寸或 1/8

英寸的橙色条纹。结果，球员击中有视觉辨别刺激的球的比例更高。当教授个体功能性沟通技巧时，辨别学习也会涉及其中。例如，图片交换沟通系统是一种广泛使用的替代和增强沟通的系统，适用于由自闭症或其他发育障碍造成的语言障碍（Bondy et al.，2001）。当一个人在一组图片中选择了一张他喜欢的图片并与看护者交换时，看护者就被授予了访问他喜欢的图片的权利，这在不同程度上加强了图片与实物的区别。

发育障碍或精神障碍者的挑战性行为通常在特定刺激的情况下发生，而对刺激控制过程的了解有助于减少破坏性行为的发生。Touchette 等（1985）使用一种称为散点图的工具来帮助识别一天中某个时间点，在这个时间点上，一个严重的挑战行为从来没有发生过，或者几乎不会发生。这种工具适用于严重问题行为，对于严重问题行为可能只有两个实际重要的比例：零和不可接受。如果实践者发现，当某些工作任务或杂务呈现给个人时，或者当特定的工作人员在场时，挑战性行为发生得最频繁，那么这些刺激情况可以针对变化进行调整。

许多学术任务都涉及辨别学习。例如，教孩子识别字母：孩子对字母 b 的选择是由字母 b 的出现引起的。高级阅读也被认为是一种辨别学习形式，因为大声朗读受印刷刺激的辨别控制，并最终退到隐蔽水平（即不大声朗读）。许多患有自闭症谱系障碍和其他发育障碍的个体表现出刺激过度选择性现象，当刺激控制反应的重复特性出现时，就会发生这种现象（Ploog，2010）。在前面提到的字母标记任务中，当个体不能准确地将每个具有闭环的字母标识为字母 b 时，刺激过度选择性就会发生。Dube 及其同事（2010）认为，当对刺激的所有相关特征（即不但是闭环，而且是字母上的柄）发出观测响应的强化应急措施到位时，就可以纠正过度选择性。也就是说，如果对刺激的所有重要特征的关注都得到了加强，那么刺激的所有相关特性都可能出现正确的反应。

虽然辨别学习被认为是三期权变的一个例子，但第四项，条件刺激，可能会控制三期权变。例如，Catania（1998）指出，只有当另一个人指着苹果问"那是什么？"时，一个人在苹果面前才会说"苹果"。在这种情况下，问题（"那是什么？"）被视为一种条件刺激。苹果作为一种辨别刺激，这意味着只有在询问"那是什么？"的条件下，才会强化将苹果标记为"苹果"。

泛化

一些实践者认为刺激泛化是辨别的相反过程。当存在物理上与原条件或辨别刺激相似（如颜色、形状等）的刺激时，虽未直接强化，泛化反应也会发生。泛化梯度显示了反应发生的概率与在物理维度上刺激效价之间的关系。例如，如果一个孩子在特定波长的光面前学会说"它是蓝色的"，而当孩子看到越来越多不同波长的光时，这种反应的概率就会稳步下降。

实践者通常将刺激泛化视为应用环境中理想的干预结果。他们经常在非常有组织的、严格控制的环境下实施行为干预，结果却发现干预效果可能不能推广到新奇但重要的环境。Stokes 和 Baer（1977）提出了一种促进刺激泛化的技术，包括以下策略：用足够的示例教学，宽松地教学，在教学和泛化环境之间使用不可区分的刺激，对教学和泛化环境之间的常见刺激进行编程并依次修改教学环境，直到它更泛化为止。使用多个例子需要使用不同的刺激物，这样，当刺激物与教学中使用的刺激物不同时，个体就有可能做出正确的反应。例如，如果一个孩子被教导将不同类别、大小、品种和颜色的许多狗贴上"狗"的标签，那么他可能会正确地给所有的狗贴上"狗"的标签。

反应泛化是指强化效应向与强化无关的其他反应的扩散。例如，如果对同伴微笑的靶行为得到不同程度的强化，那么与同伴进行眼神交流和主动交谈的可能性也会开始增加，即使这些行为并没有得到直接强化。当发生这种情况时，这些行为被称为组成了一个反应类或功能类（Catania，1998）。

行为原则与语言和认知的相互作用

在实际环境中实施学习的基本原则需要通过它们与人类符号之间已知的相互作用来调节。下一章将探讨人类认知的基本行为和认知方法，但值得注意的是，当人类出现语言能力时，不再仅仅是通过直接的偶然事件和简单的观察学习形式来调节行为。例如，我们都被告知不要碰热炉子，但并不是所有人都有被炉子烫伤的经历。当炉子热的时候，我们避开炉子的能力似乎受到了与炉子本身不同的刺激的控制。长期以来，认知观点一直认为是这种情况，但是在本章（以及本书的主题）的语境下，似乎值得花一点时间来简要地指出传统行为认知疗法的行为方法已经花了几十年来研究这种现象并试图理解它。

30 多年前，行为心理学家得出结论：一个人或另一个人以指令、命令或规则的形式发出的言语刺激会以改变直接权变（direct contingencies）运作的方式来控制反应（Catania et al.，1982）。口头描述偶然（Catania et al.，1989）或激励行为（Schlinger et al.，1987）可以改变直接权变的运作方式。大量研究表明，当实验者提供的规则与程序化的偶然相冲突时，正常成年参与者的反应是倾向于保持指导性控制，而不是适应变化的偶然，即使这样做是有代价的（Catania et al.，1990）；当环境适应确实发生时，这种影响也可能是由于语言规则的存在，它可以改变对随后环境变化的敏感性（例如，Hayes et al.，1986）。

相对于直接权变学习过程，符号过程日益增长的优势有一个发展的轨迹。例如，在类似的强化程序中，未使用语言的幼儿表现出的反应模式反映了非人类的反应模式，但随着语言能力的发展，大一些的儿童和成人的强化程序的表现模式与教科书中常见的表现模式不同（Bentall et al.，1987）。特别是衍生关系反应方面的文献（Hayes et al.，2001）为行为心理学家提供了一种与认知心理治疗师和认知理论家建立共同基础的方法，它似乎有助于从业人员开发新的方法来促进认知的灵活性（Rehfeldt et al.，2009；Rehfeldt et al.，2005；Rosales et al.，2007）。

Dougher 等（2007）的一项研究为符号过程如何与操作性条件和经典条件相互作用提供了一个基本的例子。一组受试者知道三个任意事件（屏幕上的波形）是相对相关的，比如 $X<Y<Z$。另一组受试者则完全不知道 X、Y、Z 是如何相关的。然后，两组受试者在 Y 存在的情况下被反复电击，直到这种图形形式引起焦虑，这种焦虑是通过皮肤电反应来衡

量的。两组受试者都没有受到 X 刺激，而在没有接受过 X、Y、Z 关联训练的组中，受试者对 Z 的唤起很少。然而在接受过相关训练的组中，Z 引起的刺激要比 Y 引起的刺激多。由于刺激是任意的，因此该响应不能概括为泛化刺激。相反，"Z 比 Y 大"这一符号关系对从未与电击配对的刺激，比多次配对刺激产生了更多的唤起。

这些基本的发现同样适用于自我规则。例如，Taylor 等（1997）和 Faloon 等（2008）发现，发育障碍患者对显性自我规则的陈述促进了链式任务的获得，当被指示在隐性水平上陈述这种自我规则时，他们保持了原来的表现。当两项研究的患者均被要求倒背随机数，阻止自我规则的表达时，他们的表现就会下降，从而显示出显性和隐性自我规则的表达与任务执行之间的功能关系。

在这些情况下，自我语言化（self-verbalization）具有促进作用，但在许多临床情况下恰恰相反。例如，一个在一种情况下焦虑发作的人可能会在另一种情况下反应更强烈，仅仅因为它被认为是"更大的"，而不考虑情景的实际物理属性，如 Dougher 及其同事（2007）的研究。这是一个有经验的临床医生经常遇到的自己与受访者试图解决的问题。但是，这些影响并没有消退直接权变学习原则的相关性；相反，它们将该领域引入了一个更加注重过程的领域，即旧的和最近获得的过程相互作用从而产生行为。

结论

核心行为过程为从业人员提供了精确的原则，为有行为、情感或身体问题的个人提供了治疗选择。不管行为表现如何，治疗都需要根据影响它的过程进行个体化。选择一个不准确的行为原因通常会阻止来访者体验到积极的改变。直接权变学习原理是所有心理学中已确立的最好的原理之一，并且具有使从业者适应可以改变的情境事件的巨大好处。经验丰富的临床医生需要将行动放在最具有科学价值的核心过程上，因为患者们已经将生命交予我们手中。

（李忻蓉 李改智 译）

参 考 文 献

Ainslie, G., & Herrnstein, R. J. (1981). Preference reversal and delayed reinforcement. *Animal Learning and Behavior, 9*(4), 476–482.

Bailey, J. S., & Burch, M. R. (2013). *Ethics for behavior analysts* (2nd expanded ed.). Abingdon, UK: Taylor and Francis.

Bentall, R. P., & Lowe, C. F. (1987). The role of verbal behavior in human learning: III. Instructional effects in children. *Journal of the Experimental Analysis of Behavior, 47*(2), 177–190.

Binder, L. M., Dixon, M. R., & Ghezzi, P. M. (2000). A procedure to teach self-control to children with attention deficit hyperactivity disorder. *Journal of Applied Behavior Analysis, 33*(2), 233–237.

Boisseau, R. P., Vogel, D., & Dussutour, A. (2016). Habituation in non-neural organisms: Evidence from slime moulds. *Proceedings of the Royal Society B, 283*(1829), n.p.

Bondy, A. S., & Frost, L. A. (2001). The Picture Exchange Communication System. *Behavior Modification, 25*(5), 725–744.

Bradley, M. M., Lang, P. J., & Cuthbert, B. N. (1993). Emotion, novelty, and the startle reflex: Habituation in humans. *Behavioral Neuroscience, 107*(6), 970–980.

Bureš, J., Bermúdez-Rattoni, F., & Yamamoto, T. (1998). *Conditioned taste aversion: Memory of a special kind*. Oxford: Oxford University Press.

Catania, A. C. (1998). *Learning* (4th ed.). Upper Saddle River, NJ: Prentice Hall.

Catania, A. C., Lowe, C. F., & Horne, P. (1990). Nonverbal behavior correlated with the shaped verbal behavior of children. *Analysis of Verbal Behavior, 8*, 43–55.

Catania, A. C., Matthews, B. A., & Shimoff, E. (1982). Instructed versus shaped human verbal behavior: Interactions with nonverbal responding. *Journal of the Experimental Analysis of Behavior, 38*(3), 233–248.

Catania, A. C., Shimoff, E., & Matthews, B. A. (1989). An experimental analysis of rule-governed behavior. In S. C. Hayes (Ed.), *Rule-governed behavior: Cognition, contingencies, and instructional control* (pp. 119–150). New York: Springer.

DeLeon, I. G., & Iwata, B. A. (1996). Evaluation of a multiple-stimulus presentation format for assessing reinforcer preferences. *Journal of Applied Behavior Analysis, 29*(4), 519–533.

Dinsmoor, J. A. (1954). Punishment: I. The avoidance hypothesis. *Psychological Review, 61*(1), 34–46.

Dinsmoor, J. A. (1977). Escape, avoidance, punishment: Where do we stand? *Journal of the Experimental Analysis of Behavior, 28*(1), 83–95.

Dinsmoor, J. A. (1998). Punishment. In W. T. O'Donohue (Ed.), *Learning and behavior therapy* (pp. 188–204). Needham Heights, MA: Allyn and Bacon.

Dishion, T. J., McCord, J., & Poulin, F. (1999). When interventions harm: Peer groups and problem behavior. *American Psychologist, 54*(9), 755–764.

Domjan, M. (2013). Pavlovian conditioning. In A. L. C. Runehov & L. Oviedo (Eds.), *Encyclopedia of sciences and religions* (pp. 1608–1608). Netherlands: Springer.

Dougher, M. J., Hamilton, D. A., Fink, B. C., & Harrington, J. (2007). Transformation of the discriminative and eliciting functions of generalized relational stimuli. *Journal of the Experimental Analysis of Behavior, 88*(2), 179–197.

Dube, W. V., Dickson, C. A., Balsamo, L. M., O'Donnell, K. L., Tomanari, G. Y., Farren, K. M., et al. (2010). Observing behavior and atypically restricted stimulus control. *Journal of the Experimental Analysis of Behavior, 94*(3), 297–313.

Dymond, S., Dunsmoor, J. E., Vervliet, B., Roche, B., & Hermans, D. (2015). Fear generalization in humans: Systematic review and implications for anxiety disorder research. *Behavior Therapy, 46*(5), 561–582.

Embry, D. D. (2002). The good behavior game: A best practice candidate as a universal behavioral vaccine. *Clinical Child and Family Psychology Review, 5*(4), 273–297.

Faloon, B. J., & Rehfeldt, R. A. (2008). The role of overt and covert self-rules in establishing a daily living skill in adults with mild developmental disabilities. *Journal of Applied Behavior Analysis, 41*(3), 393–404.

Fiorito, G., & Scotto, P. (1992). Observational learning in *Octopus vulgaris*. *Science, 256*(5056), 545–547.

Fisher, W. W., Greer, B. D., Fuhrman, A. M., & Querim, A. C. (2015). Using multiple schedules during functional communication training to promote rapid transfer of treatment effects. *Journal of Applied Behavior Analysis, 48*(4), 713–733.

Ginsburg, S., & Jablonka, E. (2010). The evolution of associative learning: A factor in the Cambrian explosion. *Journal of Theoretical Biology, 266*(1), 11–20.

Grosch, J., & Neuringer, A. (1981). Self-control in pigeons under the Mischel paradigm. *Journal of the Experimental Analysis of Behavior, 35*(1), 3–21.

Hayes, S. C., Barnes-Holmes, D., & Roche, B. (Eds.). (2001). *Relational frame theory: A post-Skinnerian account of human language and cognition*. New York: Kluwer Academic/Plenum Publishers.

Hayes, S. C., Brownstein, A. J., Haas, J. R., & Greenway, D. E. (1986). Instructions, multiple schedules, and extinction: Distinguishing rule-governed from schedule-controlled behavior. *Journal of the Experimental Analysis of Behavior, 46*(2), 137–147.

Heyman, G. M., & Monaghan, M. M. (1987). Effects of changes in response requirement and deprivation on the parameters of the matching law equation: New data and review. *Journal of Experimental Psychology: Animal Behavior Processes, 13*(4), 384–394.

Lalli, J. S., Casey, S. D., & Kates, K. (1997). Noncontingent reinforcement as treatment for severe problem behavior: Some procedural variations. *Journal of Applied Behavior Analysis, 30*(1), 127–137.

Lerman, D. C., & Iwata, B. A. (1995). Prevalence of the extinction burst and its attenuation during treatment. *Journal of Applied Behavior Analysis, 28*(1), 93–94.

Lerman, D. C., Iwata, B. A., & Wallace, M. D. (1999). Side effects of extinction: Prevalence of bursting and aggression during the treatment of self-injurious behavior. *Journal of Applied Behavior Analysis, 32*(1), 1–8.

Logue, A. W., & Peña-Correal, T. E. (1984). Responding during reinforcement delay in a self-control paradigm. *Journal of the Experimental Analysis of Behavior, 41*(3), 267–277.

Lowe, C. F., & Horne, P. J. (1985). On the generality of behavioural principles: Human choice and the matching law. In C. F. Lowe (Ed.), *Behaviour analysis and contemporary psychology* (pp. 97–115). London: Lawrence Erlbaum.

Madden, G. J., Begotka, A. M., Raiff, B. R., & Kastern, L. L. (2003). Delay discounting of real and hypothetical rewards. *Experimental and Clinical Psychopharmacology, 11*(2), 139–145.

Mazur, J. E. (2000). Tradeoffs among delay, rate, and amount of reinforcement. *Behavioural Processes, 49*(1), 1–10.

McKinley, S., & Young, R. J. (2003). The efficacy of the model-rival method when compared with operant conditioning for training domestic dogs to perform a retrieval-selection task. *Applied Animal Behaviour Science, 81*(4), 357–365.

Meltzoff, A. N., & Moore, M. K. (1977). Imitation of facial and manual gestures by human neonates. *Science, 198*(4312), 75–78.

Nagy, E., & Molnar, P. (2004). Homo imitans or homo provocans? Human imprinting model of neonatal imitation. *Infant Behavior and Development, 27*(1), 54–63.

Öhman, A., & Mineka, S. (2001). Fears, phobias, and preparedness: Toward an evolved module of fear and fear learning. *Psychological Review, 108*(3), 483–522.

Osborne, K., Rudrud, E., & Zezoney, F. (1990). Improved curveball hitting through the enhancement of visual cues. *Journal of Applied Behavior Analysis, 23*(3), 371–377.

Penders, C. A., & Delwaide, P. J. (1971). Blink reflex studies in patients with Parkinsonism before and during therapy. *Journal of Neurology, Neurosurgery and Psychiatry, 34*(6), 674–678.

Petscher, E. S., Rey, C., & Bailey, J. S. (2009). A review of empirical support for differential reinforcement of alternative behavior. *Research in Developmental Disabilities, 30*(3), 409–425.

Pierce, W. D., & Cheney, C. D. (2013). *Behavior analysis and learning* (5th ed.). Oxon, UK: Psychology Press.

Ploog, B. O. (2010). Stimulus overselectivity four decades later: A review of the literature and its implications for current research in autism spectrum disorder. *Journal of Autism and Developmental Disorders, 40*(11), 1332–1349.

Podlesnik, C. A., & Shahan, T. A. (2009). Behavioral momentum and relapse of extinguished operant responding. *Learning and Behavior, 37*(4), 357–364.

Poulson, C. L., Kymissis, E., Reeve, K. F., Andreatos, M., & Reeve, L. (1991). Generalized vocal imitation in infants. *Journal of Experimental Child Psychology, 51*(2), 267–279.

Rehfeldt, R. A., & Barnes-Holmes, Y. (2009). *Derived relational responding: Applications for learners with autism and other developmental disabilities: A progressive guide to change*. Oakland, CA: New Harbinger Publications.

Rehfeldt, R. A., & Root, S. L. (2005). Establishing derived requesting skills in adults with severe developmental disabilities. *Journal of Applied Behavior Analysis, 38*(1), 101–105.

Rescorla, R. A., & Solomon, R. L. (1967). Two-process learning theory: Relationships between Pavlovian conditioning and instrumental learning. *Psychological Review, 74*(3), 151–182.

Rosales, R. R., & Rehfeldt, R. A. (2007). Contriving transitive conditioned establishing operations to establish derived manding skills in adults with severe developmental disabilities. *Journal of Applied Behavior Analysis, 40*(1), 105–121.

Schlinger, H., & Blakely, E. (1987). Function-altering effects of contingency-specifying stimuli. *Behavior Analyst, 10*(1), 41–45.

Shahan, T. A., & Sweeney, M. M. (2011). A model of resurgence based on behavioral momentum theory. *Journal of the Experimental Analysis of Behavior, 95*(1), 91–108.

Sidman, M. (2009). The measurement of behavioral development. In N. A. Krasnegor, D. B. Gray, & T. Thompson (Eds.), *Advances in behavioral pharmacology* (vol. 5, pp. 43–52). Abingdon, UK: Routledge.

Skinner, B. F. (1953). *Science and human behavior*. New York: Free Press.

Skinner, B. F. (1969). *Contingencies of reinforcement: A theoretical analysis*. Englewood Cliffs, NJ: Prentice Hall.

Spetch, M. L., Wilkie, D. M., & Pinel, J. P. J. (1981). Backward conditioning: A reevaluation of the empirical evidence. *Psychological Bulletin, 89*(1), 163–175.

Stokes, T. F., & Baer, D. M. (1977). An implicit technology of generalization. *Journal of Applied Behavior Analysis, 10*(2), 349–367.

Taylor, I., & O'Reilly, M. F. (1997). Toward a functional analysis of private verbal self-regulation. *Journal of Applied Behavior Analysis, 30*(1), 43–58.

Touchette, P. E., MacDonald, R. F., & Langer, S. N. (1985). A scatter plot for identifying stimulus control of problem behavior. *Journal of Applied Behavior Analysis, 18*(4), 343–351.

Wolpe, J., & Rowan, V. C. (1988). Panic disorder: A product of classical conditioning. *Behaviour Research and Therapy, 26*(6), 441–450.

Zentall, T. R. (1996). An analysis of imitative learning in animals. In C. M. Heyes & B. G. Galef Jr. (Eds.), *Social learning in animals: The roots of culture* (pp. 221–243). San Diego: Academic Press.

Zuriff, G. E. (1970). A comparison of variable-ratio and variable-interval schedules of reinforcement. *Journal of the Experimental Analysis of Behavior, 13*(3), 369–374.

第七章 认知是什么
——一种功能–认知的视角

Jan De Houwer，PhD Dermot Barnes-Holmes，DPhil
Yvonne Barnes-Holmes，PhD

可以说，"认知"（"cognition"）和"认知的"（"cognitive"）这两个概念在现代心理学中至关重要，而在实证临床心理学中同样如此。举例来说，2016 年 9 月 19 日，在 Web of Science 网上，以"cognition"或"cognitive"为检索词，得到了 468 850 条检索结果。作为比较（虽不太完美但也不是微不足道的），以"emotion OR emotional"为检索词产生的检索结果（209 087 条）还不足以上结果的一半。当这些检索仅限于临床心理学或心理治疗的文章时，也发现了类似的比例。

尽管"认知"扮演着关键的角色，但人们通常并不完全清楚其确切含义。在本章前两节中，我们对于认知的本质提出了两种不同的观点。在认知心理学中，认知通常是根据信息处理来定义的。在功能心理学中，认知是用行为来概念化的。这两种观点并不相互排斥。更具体地说，它们可以与心理学研究的功能–认知框架保持一致，这一框架承认两个相互依存的心理学解释水平：功能水平，旨在根据环境因素解释行为；认知水平，旨在根据影响行为的环境因素理解心理机制。在本章的最后，我们强调了功能性认知的视角对循证心理治疗的一些启示。

认知即信息加工

尽管"认知"一词的历史可以追溯到古希腊时期（Chaney，2013），但在大约 50 年前，Neisser 在其开创性的认知心理学教科书中提供了一个目前最有影响力的定义：

> 这里所说的"认知"是指感觉输入的转换、还原、加工、储存、恢复和使用的所有过程。即使在没有相关刺激的情况下，如图像和幻觉，认知也与这些过程有关。从这个广泛的定义来看，认知涉及人类可能做的任何事情，每一种心理现象都是一种认知现象。（1967）

Neisser 继续将认知与计算机中的信息处理进行了比较：

> 心理学家试图理解人类认知，类似于一个人试图发现计算机的编程方式。特别是，如果程序要存储和重复使用信息，他想知道这是通过什么"程序"或"过程"来完成

的。（1967）

尽管当代很少有认知心理学家仍然坚持串行计算机作为心智模型的观点，Neisser 的定义在三个方面仍然具有影响力。首先，Neisser 将认知视为信息处理过程。这是一种心理视角，因为思维被认为是信息化的。正如 Gardner（1987）所指出的，将认知和心理与信息联系起来，开辟了认知心理学家可以运用的一种新的解释水平。为了充分理解这一观点的重要性，我们必须意识到信息在本质上可以被理解为非物质的。信息论的奠基人之一 Wiener 曾说过：“信息就是信息，而不是物质或能量”（1961）。信息是非物质的这一假设与以下观点相吻合，即原则上，同样的信息（即相同的内容）可以在完全不同的物理载体上实体化（如计算机、磁带、大脑等；Bechtel，2008，深入探讨信息内容与载体之间的区别）。

树木的年轮携带着树木生长年代的气候信息，但同样的信息也可以通过冰川冰层或气象记录捕捉到。此外，树只是这种内容的载体，它不是内容本身。从以下事实中可以明显看出这一点：年轮仅向可以读取信息的实体展示其关于气候的内容（例如，通过结合对年轮的观察和气候对树木生长的影响的知识，气候学家可以从年轮大小中获取有关气候的信息）。重要的是，由于信息的非物质性，对信息内容的研究绝不能简单地归结为对信息载体的研究。因此，认知心理学作为研究人类信息的内容，永远不能简化为对物理大脑的研究，也不能简化为对整个机体的研究（Bechtel，2008，在一个非常详细的分析水平上，内容和载体之间可能会有独特的重叠，因此可能通过了解载体来理解内容）。综上所述，Neisser 将认知定义为信息处理过程，这使得认知心理学成为心理学中一门独立的科学（Brysbaert et al.，2013）。

Neisser 定义中第二个有趣的特点是它非常关注认知作为一个动态过程。这个动态过程可以描述为一种心理机制，即一系列的信息处理步骤（Bechtel，2008）。因此，认知类似于一种由各部分和操作组成的物理机制，一部分操作另一部分（例如，一个齿轮带动另一个齿轮，以此类推）。主要的区别是，心理机制中的各部分和操作在本质上是信息性质的而不是物理性质的。由于它们的信息性质，这些心理机制被假定为允许有机体为物质世界增加意义。就像物理机制一样，认知涉及连续的因果关系，即相互作用的心理状态。简单地说，一个机制中的一个步骤（如一种心理状态）启动了下一个步骤（如另一种心理状态）。

连续因果关系的基本假设在认知心理学家处理潜意识学习现象时显而易见——时间点 1 经历的影响（例如，一只老鼠在没有食物的迷宫里探索；正在经历创伤事件的人）会在之后时间点 2 上表现出行为（例如，老鼠在同一个迷宫中找到食物的速度；创伤事件后几天、几周或几年后的惊恐发作；Tolman et al.，1930；Chiesa，1992；De Houwer et al.，2013，关于潜意识学习的相关讨论）。假设每个想法和行为都需要一个连续的原因——也就是说，此时此地发生的某件事引起了当时的想法和行为——认知心理学家推断，时间点 2 的行为变化一定是由时间点 2 的信息所致。这个连续的原因不能是时间点 1 的迷宫体验，因为在观察到时间点 2 的行为时，事件 1 已经在时间点 2 之前发生过了。如果人们接受心理机制必然推动行为的基本假设，那么潜意识学习的唯一可能的解释是：①最初的经验在时间点 1 时产生某种心理表征；②这种表征保留在记忆中，直到时间点 2；③它是时间点 2 时思想和行为的连续原因。因此，从认知的角度来看（即基于心理机制驱动所有行为的假设），潜意识学习证明了记忆中心理表征的存在。

　　Neisser 定义中的第三个重要特点是它与意识无关。因此，心理机制不仅可以有意识地起作用，也可以无意识地起作用。从某种意义上说，如果认知心理学家想要维持"认知与人类可能从事的一切活动有关"这一假设，他们就必须接受无意识认知的作用（Neisser，1967）。通常，人们似乎完全不知道是什么驱动着他们的行为。认知心理学家可以把这种行为归因于无意识认知——也就是说，归因于意识内省无法达到的信息处理。事实上，有些人已经认为在日常生活的大多数情况下，是无意识而非有意识的认知驱动着人类的行为，这一观点经常以冰山大部分位于水下的图片来说明（Bargh，2014）。

　　当然，Neisser 的定义并不是认知心理学文献中对认知的唯一定义，也不是没有争议的（Moors，2007，对文献中提出的各种定义进行了分析）。一些研究者指定一些标准，挑出一些信息处理的实例作为认知的"真实"实例（例如，关于信息处理过程或输出过程表征形式的标准）。其他认知心理学家使用"认知"一词来指代心理状态的一个子集。例如，当认知和情感对比时，认知研究者有时表示认知状态是非情感的，因为它们涉及"冷"的信念而不是"热"的情绪体验。还有一些人甚至把所有现象学的、有意识的经验排除在认知状态的范围之外。

　　最后，虽然 Neisser 早期把认知作为计算机程序的操作意味着无实体的串行信息处理，但也有人提出，人们使用子符号表征，以并行方式处理信息（McClelland et al.，1985）或以与人体生物学性质密切相关的方式并行处理信息（即"具身"；Barsalou，2008）。尽管意见上存在重要的分歧，大多数（如果不是所有）认知心理学家都保留两个假设，即人类（和非人类动物）能够处理信息且其目的是试图揭示人类如何处理信息。因此，从认知心理学的角度，我们可以有把握地得出这样的结论：信息加工是认知的核心。心理治疗中的认知工作通常不以认知科学的特定理论为正式基础，但是当检查特定类型的图式、核心信念、非理性认知等时，这些观点中的大多数仍保留了信息处理的重点。

人类语言和认知的功能分析方法

　　在过去的 50 年中，认知心理学在心理学领域占据了主导地位，以至于以不涉及信息处理的方式来思考认知会让许多心理学家感到惊讶。这对本书尤其重要，因为一些接纳和正念的心理治疗是基于功能分析方法的，该方法对语言和思维采用了非信息性的观点。这种方法描述了环境和行为之间的关系，以预测和影响行为（Chiesa，1994；Hayes et al.，1986）。我们并不是说功能分析方法在本质上比传统方法或"主流"方法更好，而是说心理学家和临床心理学家不应该对他们采用的方法做出非此即彼的选择。

功能分析方法

　　认知的功能分析方法始于行为的功能-语境导向（Zettle et al.，2016）。在功能-语境方法中，功能关系可以在事件之间跨时空"展开"。前文关于潜意识学习的例子，对于功能心理学家而言，只要说时间点 2 的行为变化是时间点 1 经验的功能就足够了。虽然 Skinner

（1974）所称的"未来生理学家"可能有一天会提供关于这一差距的更多信息，但功能关系的概念本身绝不是不完整的，因为它是跨时空展开的。对于功能语境主义者来说，这类描述被认为是足够的，因为它们产生了科学的语言分析，使基础和应用的研究人员及从业人员能够预测和影响个人及群体的行为。

通过快速实现以精度、广度和深度为科学目标的分析，功能性方法已远远超出了野蛮的经验主义形式，而没有陷入行为改变技术的堆砌（Hayes et al., 2001）。精度要求行为分析识别或产生一套有限的或极简的行为变化的原则和理论。广度要求这些原则和理论应适用于广泛的行为或心理事件。深度要求这样的科学分析不得与成熟的科学证据和其他科学领域的分析相矛盾或不一致（例如，行为"事实"应该与神经科学或人类学建立的事实大体一致）。

功能分析概念的一个经典例子是定义操作行为的三期权变（在前面的章节描述过）（如果加上动机因素，则为四期偶然）。在操作的概念中，任何内容都不需要即时连续——重点是事件类别之间的功能关系。

刺激等价与关系框架理论：人类语言与认知的功能分析方法

操作的概念为关系框架理论（PET）的发展提供了科学的核心分析单元（Hayes et al., 2001；Hughes et al., 2016a, 2016b），它是对人类语言和认知的解释。这一理论最初出现于一个致力于研究刺激等价现象的研究项目（Sidman, 1994）。基本效应定义为基于一组训练过的反应出现了未经强化或未经训练的匹配反应。例如，当训练一个人把两个抽象刺激与第三个刺激相匹配时（例如，当 Zid 出现时选择 Paf，当 Zid 出现时选择 Vek），未经训练的匹配反应组常会在没有额外学习的情况下出现（例如，当 Paf 出现时选择 Vek，当 Vek 出现时选择 Paf）。当这种未强化的反应模式发生时，我们称刺激形成了一个等价级别或关系。重要的是，根据 Sidman 的观点，这种行为效应似乎为符号意义或参考提供了一种功能分析方法。

最初，刺激等价效应似乎挑战了偶然的功能解释，因为在缺乏程序化强化的情况下出现了一整套匹配反应（例如，未经过强化，在 Vek 出现的情况下选择 Paf）。事实上，这种未经训练的反应的出现提供了刺激等价效应本身的关键定义属性。然而，RFT 认为刺激等价只是任意适用的关系反应（arbitrarily applicable relational responding，AARR）的一个总体的或泛化的操作类。根据这一观点，扩展相关强化范例有助于建立总体的或泛化的关系反应的特定模式，它们被定义为关系框架（D. Barnes-Holmes et al., 2000）。

例如，如果在听到"狗"这个词或特定狗的名字（如 Rover）后，小孩指向家里的狗或发出其他适当的命名回应，比如在观察家庭宠物时说"Rover"或"狗"，或在被问到"狗的名字是什么？"时说"Rover"，语言社群可能会让一个小孩得到直接的权变强化。在许多这样的例子中，包括其他刺激和语境，最终协调刺激的操作类将以这种方式被抽象出来，这样当孩子遇到新的刺激时，就不再需要对命名的所有个体成分进行直接强化。例如，想象一下给孩子看土豚（非洲食蚁兽）的图片和文字，并告诉他动物的名字。随后，当孩子看到相关的图片或词语时，他们可能会说"那是一只土豚"，而没有任何提示或直接的强化。

通过这种方式，就建立了协调图像、语音刺激和书面词语的泛化的关系反应，并通过直接强化相关行为的一个子集而"自发地"生成完整的集合。更通俗地说，由人们的反应经验来看，在某些方面刺激似乎是等效的。因此，孩子们获得了即使无奖励也能对其他等效刺激做出反应的能力。因此，泛化的关系反应是指对新刺激集的反应类别。

关键是，一旦建立了这种关系反应模式，它就会以特定语境线索敏感的方式发生。因此，语境线索可以看作是对特定关系反应模式的一种区别性刺激。这些线索则通过以上描述的类型获得其功能。例如，"that is a"在"that is a dog"中将作为完整的关系反应模式的语境线索（例如，将单词"dog"与实际的狗联系起来）。一旦这种语境线索的关系功能在幼儿的行为系统中建立起来，进入这种关系反应类的刺激物的数量就会变得几乎无穷无尽（Hayes et al.，1989；Hayes et al.，2001）。

RFT提出的关系框架的核心分析概念为AARR提供了较为精确的技术定义。具体来说，关系框架的定义具有三个属性：①相互推衍（如果A与B相关，则B也与A相关）；②联合推衍（如果A与B相关，B与C相关，则A与C有关，C与A有关）；③功能转换（相关刺激的功能根据这些刺激所进入的关系类型而改变）。想象一下，你被告知"Guff"是一种非常美味的新品牌啤酒，你会喜欢它，但你同时又被告知另一个新品牌"Geedy"在口味上与"Guff"是完全相反的。很可能两瓶啤酒之间，你会选择前者而不是后者，部分原因是这两个语言刺激——"Guff"和"Geedy"，已经进入了一个相反的关系框架，基于与"Guff"的关系，"Geedy"的功能已经改变（更通俗地来说，你似乎希望"Geedy"不好喝）。

RFT的许多早期研究都是为了验证它的基本假设和核心思想。其中一些工作表明，关系框架作为一个过程可以几种不同的模式出现。大量的实验研究（Hughes et al.，2016a）证明了这些反应模式，也称为关系框架（如一致、对立、区别、比较、空间框架、时间框架、直证的关系和层级关系），并且一些研究也报道了功能转换性质的可靠证据（Dymond et al.，1995）。此外，只要存在关键的功能元素，就可以使用多种方法观察到关系框架（Leader et al.，1996），这表明这种现象与特定的实验准备或指导模式无关。研究还表明，在早期的语言发展过程中，需要接触多个范例来建立特定的关系框架（Y. Barnes-Holmes et al.，2004；Lipkens et al.，1993；Luciano et al.，2007），这支持了关系框架是一种泛化操作的观点（D. Barnes-Holmes et al.，2000；Barnes-Holmes et al.，2000）。

关系框架为人类语言和认知中的许多特定领域提供了一种功能分析的解释（Hayes et al.，2001；Hughes et al.，2016b）。为了便于说明，我们将简要地讨论其中的三点，以说明如何在不参考信息处理的内心世界的情况下，用功能分析术语来解释认知现象。

规则即关系网络。根据RFT，理解和遵守语言规则或指示是框架和时间关系协调的结果，其中包含语境线索和转换特定的行为功能。考虑这条简单的指令："如果绿灯亮了，然后就走。"它涉及"灯""绿""走"等词与它们所指的实际事件之间的协调框架。此外，"如果"和"然后"作为语境线索，建立了实际的光和实际的行动之间的时间性或连续性的关系（即首先是"亮了"，然后是"走"）。关系网络作为一个整体包括"亮了"自身功能的转换，这样，遵守规则的人会通过观察"灯被打开的情况"来控制"走"的动作。虽然前面的示例相对简单，但可以对基本概念进行详细说明，以提供对日益复杂的规则和指令的功能分析进行处理（O'Hora et al.，2004；O'hora et al.，2014）。

类比推理作为相关关系框架。另一个例子是类比推理（Stewart et al.，2001），它被看作是有相关关系的行为。假设参与者进行训练并测试四种独立的协调框架的形成（实际的刺激可能是歪歪曲曲的图形或任何其他东西，但使用字母数字标记有助于保持示例清晰：A1-B1-C1；A2-B2-C2；A3-B3-C3；A4-B4-C4）。关键的测试包括确定参与者是否会将刺激对和另外的刺激对以关系一致的方式与其他刺激对进行匹配。例如，如果给参与者呈现一个刺激对 B1-C1，同时还有两个选择：B3-C3 和 B3-C4，正确的选择是 B3-C3，因为这两个刺激对（B1-C1 和 B3-C3）都处于协调的框架中，而 B3-C4 则不是（Barnes et al.，1997）。类比推理的基本 RFT 模型形成了一个针对成人和儿童的完整研究项目（Stewart et al.，2004；摘要），揭示了关于类比与隐喻发展和使用的重要事实。

内隐认知和简短而直接的关系反应。RFT 研究人员已经开发出一些方法来区分简短而直接的关系反应（brief and immediate relational response，BIRR）与扩展而详尽的关系反应（extended and elaborated relational response，EERR）。BIRR 即在某些相关刺激出现后，短时间内相对较快地产生的反应。EERR 则是在相关刺激出现后的较长一段时间产生的反应（D. Barnes-Holmes et al.，2010；Hughes et al.，2012）。关系的精细与一致性（REC）模型为内隐认知提供了一种初始的 RFT 方法（D. Barnes-Holmes et al.，2010；Hughes et al.，2012），正式确定了 BIRR 和 EERR 之间的区别，并开发了内隐关系评估程序（implicit relational assessment procedure，IRAP）来评估该领域（D. Barnes-Holmes et al.，2010）。IRAP 已被证明是一种有用的临床工具。例如，用于预测可卡因治疗方案中的个体失败（Carpenter et al.，2012）。

小结

应该清楚的一点是，在人类语言和认知的广泛领域中，无论是使用机械的心智模型还是功能模型来进行研究都是可行的。对心理学模型和理论感兴趣的研究人员可能会不满意功能分析的解释，反之亦然，因为表征心理学的每种方法的哲学假设和科学目标各不相同。尽管如此，在下一节中，我们将简要地论证不必将这两种广泛应用的方法视为对立或互斥的。

功能–认知框架

De Houwer（2011；Hughes et al.，2016）认为心理学中的功能分析方法和认知的方法可以从两个不同的层面来解释。功能心理学侧重于从行为与环境的动态交互作用来解释行为，而认知心理学旨在从心理机制上来解释环境与行为的关系。以一位患有电梯恐惧症的来访者为例（De Houwer et al.，2016）。在功能层面，人们可以认为这种恐惧源自在电梯或与电梯有关的情境中发生了任意适用的关系反应。因此，对电梯的恐惧反应可以解释为特定环境事件的后果。在认知层面，认知心理学家想知道这样的事件是如何导致对电梯的恐惧的。他们可能认为该事件导致人的记忆（例如，"电梯"和"恐慌"）与对电梯的印象（例如，"我在电梯中会窒息"）之间形成了关联，然后这种关联会导致他在某些情况下担心乘坐电梯。

　　重要的是，因为功能心理学和认知心理学的解释从根本上是不同的，这两种方法之间没有内在的冲突。功能心理学家和认知心理学家的解释针对的是不同类型的问题，只要每种方法都坚持各自的解释层面，功能心理学家和认知心理学家就可以相互协作，实现互利。

　　认知心理学家可以从功能心理学家的概念、理论和经验知识中受益，这些知识涉及环境对行为的影响方式（包括与框架事件相关的行为）：我们对环境-行为的关系了解得越多，就越能够限制认知理论中环境影响行为的心理机制。同样，认知研究得到的知识可以帮助功能研究者识别环境-行为关系。

　　没有某一种方法一定优于另一种。从这两种解释中选择一种显示出了心理学家解释特定类型的一种偏好。功能心理学家关注功能（即环境-行为）解释，因为这使他们能够预测和影响行为。然而，认知研究人员想要知道驱动行为的心理机制，因此不会满足于只限于环境-行为关系的"解释"。争论哪种解释更好是没有意义的，因为答案取决于基本的哲学假设和目标。与其花精力在这些无法解决的辩论上，不如来看看其他更有价值的事情：不同的研究人员在相互学习的同时，也在探索着不同类型的解释（Hughes et al.，2016）。

　　功能-认知框架允许认知和功能观点在认知上的调和——这并不是一种与另一种的冲突，而是由于它们关注不同的问题。从功能分析的角度看，认知就是行为。通常，认知现象（如推理、内隐认知）被认为是历史和情境事件结果的反应模式。从认知心理学的角度来看，认知是调节这种现象的信息加工形式。例如，从认知的角度来看，推理能力的产生是因为大量的学习事件导致了心理表征和信息处理技能，与一些刺激对一个人的行为影响是等效的。同样，环境也可以形成心理表征和信息处理技能，使人能够建立关系（类比推理）和形成 BIRR（内隐认知）。

　　功能视角和认知视角之间的协同作用只需要认知心理学家将认知现象理解为（复杂）信息处理所介导的（复杂）环境-行为关系（Liefooghe et al.，2016）。一旦认知现象从功能分析的层面进行解释，并与调节它们的心理机制明确分离，我们就可以在认知的功能方法与认知方法之间展开富有成效的合作。一方面，功能研究人员开始从认知心理学中不断产生的与认知现象有关的大量经验发现和理论思想中受益。另一方面，认知心理学家可以利用功能心理学中积累的关于认知现象的概念、理论和发现。在本章的最后一部分，我们讨论了这个功能-认知框架对临床心理学的一些启示。

对临床心理学的启示

　　虽然临床心理学将心理事件置于其核心地位，但认知的概念仍有一定的争议。如前所述，这可能是由于对这一广泛的总括术语缺乏清晰而一致的操作性定义。行为治疗、认知治疗/认知行为治疗的个人或团体有时会因缺乏这种清晰和共识而产生反感。几十年来，临床心理学体现了这种两极分化，并且在大多数情况下，似乎无法以其中任何一种方式来解释（De Houwer et al.，2016）。

　　功能-认知框架似乎为心理学家提供了明确的依据，即他们在哪种分析水平上以及通过哪种治疗手段进行操作。该框架并没有提示其中一种治疗手段超越于另一种，也没有试图整合两种治疗手段。功能–认知框架只是要求临床医生确定哪些概念和哪些治疗手段最适合其概念分析和治疗目标，并且似乎比以前更清楚了。以下提供了几个扩展示例，以便读者更好地理解我们所建议的方法。

Wells 和 Matthews（1994）对典型的焦虑症来访者进行了理论解释，他们认为来访者过分关注特定的刺激，如社交线索，包括他人的面部表情。严格来说，他们认为"注意"（或更准确地说，在这种情况下是指注意偏差）的概念涉及该术语的传统认知心理学意义上的信息处理。因此，在治疗中，治疗师指导和鼓励来访者将他的注意力（精神）集中在他的活动上，并使其意识到当关注太多相关刺激时是过度的。

如果同一位来访者正在接受一种功能导向的治疗，治疗师可能会询问他在处理特定社会线索方面的成本和（或）效益，以期在这方面建立一个更广泛和灵活的行为方式。然而，在这个概念化过程中，作为一种涉及信息处理的心理活动是不能够引人注意的。"参与"一词只是用于引导来访者了解言语规则和评价可能会导致扩大或缩小刺激控制的模式。换言之，治疗师鼓励来访者参与改变因他人面部刺激产生的相关控制行为（例如，"当其他人看着我时，我倾向于认为他们在评价我，这让我感到不舒服，因此我会退缩，这使我感到孤立，与我的价值观不一致"）。

在功能–认知框架的背景下，Wells（2000）采用的元认知治疗方法和功能分析方法在一些重要方面有重合（例如，聚焦来访者自身对特定社会线索的关注）。然而，在前一种情况中，理论分析主要是由注意力的信息处理驱动，而在后一种情况中，注意力被定义为涉及推衍关系反应的特定功能分析类。在我们看来，这两种理解和改变来访者的行为的方法并不一定是直接对立的，而是代表了在讨论大致相同的心理事件时所运用的不同哲学方式。

让我们考虑第二个经典的例子，出自 Padesky（1994）的研究，涉及 Beck 的抑郁症认知理论。认知心理治疗师非常重视注意的图式，特别是那些与情感状态和行为模式有关的图式，并将其作为在痛苦心理中起重要作用的核心信念。根据信息处理方法，Beck 提出"图式是一种用于筛选、编码和评估……刺激的结构"（Harvey et al., 1961）。认知疗法侧重于同时识别和改变适应不良的核心图式（信念），并建立可替代的适应图式（Beck et al., 1990）。假如一个女性来访者，她识别出"世界是危险的和暴力的"图式，治疗师认为这种图式是适应不良，因为有恐惧和抑郁伴随。在观察激活该图式的事件时，来访者和治疗师阐明，"善意在痛苦和暴力面前毫无意义"的图式伴随着更大的影响。使用"善良可以和暴力与痛苦一样有力量"的替代的适应性图式，可以帮助来访者应对她所面对的暴力和痛苦的现实，并保持希望和努力。

现在再来考虑同一来访者进行的功能导向心理治疗。治疗师和来访者将探索关于世界作为一个暴力的地方以及关于善意的徒劳的想法和规则，控制和回避作为功能相关的反应，会导致进一步的痛苦。治疗师将这些模式的出现置于来访者的历史背景中（例如，她努力取悦她的父母，但从未给他们留下深刻的印象）。这解释了过去是如何起作用的，为什么那些既往的心理事件对当前的行为有如此强的控制而不是价值观控制行为。针对辩证关系（观点采择）进行工作，例如，想象一下，如果她可以像个孩子一样和自己对话，她会说些什么。这会帮助她作为一个主人来面对过去和心理事件，这样当这些事件在某些情况下出现时，她可以选择如何做。

同样，在我们看来，这两种理解和改变来访者行为的方法并不是相互对立的，它们只是在哲学上以不同的方式讨论相似的事件。一旦充分认识到这一点，这两种传统的实践者（和研究者）就可以针对人类认知以及如何改变认知开始进行有意义的互利的对话。这本书在某种程度上就是这种对话的一个例子。

结论

在这一章中，我们认为认知可以从功能分析的角度来理解，包括复杂的环境-行为关系，以及作为这些环境-行为中介的信息处理。此外，我们认为这两种观点并不相互排斥。相反，在功能-认知框架下，功能研究和认知研究之间的密切互动，原则上可以促进更好地理解临床心理学中的认知，无论人们是以功能分析术语还是信息处理术语进行定义。因此，这个功能-认知框架为临床心理学和更广泛的心理学中功能和认知方法之间长期存在的分歧提供了一个新的视角，并为双方的研究人员和实践者之间的未来互动开辟了道路。

（王彦芳　李改智 译）

参 考 文 献

Bargh, J. A. (2014). Our unconscious mind. *Scientific American, 30*, 30–37.

Barnes, D., Hegarty, N., & Smeets, P. (1997). Relating equivalence relations to equivalence relations: A relational framing model of complex human functioning. *Analysis of Verbal Behavior, 14*, 57–83.

Barnes-Holmes, D., & Barnes-Holmes, Y. (2000). Explaining complex behavior: Two perspectives on the concept of generalized operant classes. *Psychological Record, 50*(2), 251–265.

Barnes-Holmes, D., Barnes-Holmes, Y., Stewart, I., & Boles, S. (2010). A sketch of the implicit relational assessment procedure (IRAP) and the relational elaboration and coherence (REC) model. *Psychological Record, 60*(3), 527–542.

Barnes-Holmes, Y., Barnes-Holmes, D., Smeets, P. M., Strand, P., & Friman, P. (2004). Establishing relational responding in accordance with more-than and less-than as generalized operant behavior in young children. *International Journal of Psychology and Psychological Therapy, 4*(3), 531–558.

Barsalou, L. W. (2008). Grounded cognition. *Annual Review of Psychology, 59*, 617–645.

Bechtel, W. (2008). *Mental mechanisms: Philosophical perspectives on cognitive neuroscience*. New York: Routledge.

Beck, A.T., Freeman, A., Pretzer J., Davis, D. D., Fleming, B., Ottavani, R., et al. (1990). *Cognitive therapy of personality disorders*. New York: Guilford Press.

Brysbaert, M., & Rastle, K. (2013). *Historical and conceptual issues in psychology* (2nd ed.). Harlow, UK: Pearson Education.

Carpenter, K. M., Martinez, D., Vadhan, N. P., Barnes-Holmes, D., & Nunes, E. V. (2012). Measures of attentional bias and relational responding are associated with behavioral treatment outcome for cocaine dependence. *American Journal of Drug and Alcohol Abuse, 38*(2), 146–154.

Chaney, D. W. (2013). An overview of the first use of the terms cognition and behavior. *Behavioral Sciences (Basel), 3*(1), 143–153.

Chiesa, M. (1992). Radical behaviorism and scientific frameworks: From mechanistic to relational accounts. *American Psychologist, 47*(11), 1287–1299.

Chiesa, M. (1994). *Radical behaviorism: The philosophy and the science.* Boston: Authors Cooperative.

De Houwer, J. (2011). Why the cognitive approach in psychology would profit from a functional approach and vice versa. *Perspectives on Psychological Science, 6*(2), 202–209.

De Houwer, J., Barnes-Holmes, Y., & Barnes-Holmes, D. (2016). Riding the waves: A functional-cognitive perspective on the relations among behaviour therapy, cognitive behaviour therapy, and acceptance and commitment therapy. *International Journal of Psychology, 51*(1), 40–44.

De Houwer, J., Barnes-Holmes, D., & Moors, A. (2013). What is learning? On the nature and merits of a functional definition of learning. *Psychonomic Bulletin and Review, 20*(4), 631–642.

Dymond, S., & Barnes, D. (1995). A transformation of self-discrimination response functions in accordance with the arbitrarily applicable relations of sameness, more than, and less than. *Journal of the Experimental Analysis of Behavior, 64*(2), 163–184.

Gardner, H. (1987). *The mind's new science: A history of the cognitive revolution.* New York: Basic Books.

Harvey, O. J., Hunt, D. E., & Schroeder, H. M. (1961). *Conceptual systems and personality organization.* New York: Wiley.

Hayes, S. C., Barnes-Holmes, D., & Roche, B. (Eds.). (2001). *Relational frame theory: A post-Skinnerian account of human language and cognition.* New York: Kluwer Academic/Plenum Publishers.

Hayes, S. C., & Brownstein, A. J. (1986). Mentalism, behavior-behavior relations, and a behavior-analytic view of the purposes of science. *Behavior Analyst, 9*(2), 175–190.

Hayes, S. C., & Hayes, L. J. (1989). The verbal action of the listener as a basis for rule-governance. In S. C. Hayes (Ed.), *Rule-governed behavior: Cognition, contingencies, and instructional control* (pp. 153–190). New York: Plenum Press.

Healy, O., Barnes-Holmes, D., & Smeets, P. M. (2000). Derived relational responding as generalized operant behavior. *Journal of the Experimental Analysis of Behavior, 74*(2), 207–227.

Hughes, S., & Barnes-Holmes, D. (2016a). Relational frame theory: The basic account. In R. D. Zettle, S. C. Hayes, D. Barnes-Holmes, & A. Biglan (Eds.), *The Wiley handbook of contextual behavioral science* (pp. 129–178). West Sussex, UK: Wiley-Blackwell.

Hughes, S., & Barnes-Holmes, D. (2016b). Relational frame theory: Implications for the study of human language and cognition. In R. D. Zettle, S. C. Hayes, D. Barnes-Holmes, & A. Biglan (Eds.), *The Wiley handbook of contextual behavioral science* (pp. 179–226). West Sussex, UK: Wiley-Blackwell.

Hughes, S., Barnes-Holmes, D., & Vahey, N. (2012). Holding on to our functional roots when exploring new intellectual islands: A voyage through implicit cognition research. *Journal of Contextual Behavioral Science, 1*(1–2), 17–38.

Hughes, S., De Houwer, J., & Perugini, M. (2016). The functional-cognitive framework for psychological research: Controversies and resolutions. *International Journal of Psychology, 51*(1), 4–14.

Leader, G., Barnes, D., & Smeets, P. M. (1996). Establishing equivalence relations using a respondent-type training procedure. *Psychological Record, 46*(4), 685–706.

Liefooghe, B., & De Houwer, J. (2016). A functional approach for research on cognitive control: Analyzing cognitive control tasks and their effects in terms of operant conditioning. *International Journal of Psychology, 51*(1), 28–32.

Lipkens, R., Hayes, S. C., & Hayes, L. J. (1993). Longitudinal study of the development of derived relations in an infant. *Journal of Experimental Child Psychology, 56*(2), 201–239.

Luciano, C., Gómez-Becerra, I., & Rodríguez-Valverde, M. (2007). The role of multiple-exemplar training and naming in establishing derived equivalence in an infant. *Journal of Experimental Analysis of Behavior, 87*(3), 349–365.

McClelland, J. L., & Rumelhart, D. E. (1985). Distributed memory and the representation of general and specific information. *Journal of Experimental Psychology: General, 114*(2), 159–197.

Moors, A. (2007). Can cognitive methods be used to study the unique aspect of emotion: An appraisal theorist's answer. *Cognition and Emotion, 21*(6), 1238–1269.

Neisser, U. (1967). *Cognitive psychology.* New York: Appleton-Century-Crofts.

O'Hora, D., Barnes-Holmes, D., Roche, B., & Smeets, P. (2004). Derived relational networks and control by novel instructions: A possible model of generative verbal responding. *Psychological Record, 54*(3), 437–460.

O'Hora, D., Barnes-Holmes, D., & Stewart, I. (2014). Antecedent and consequential control of derived instruction-following. *Journal of the Experimental Analysis of Behavior, 102*(1), 66–85.

Overskeid, G. (2008). They should have thought about the consequences: The crisis of cognitivism and a second chance for behavior analysis. *Psychological Record, 58*(1), 131–151.

Padesky, C. A. (1994). Schema change processes in cognitive therapy. *Clinical Psychology and Psychotherapy, 1*(5), 267–278.

Sidman M. (1994). *Equivalence relations and behavior: A research story.* Boston: Authors Cooperative.

Skinner, B. F. (1974). *About behaviorism.* New York: Vintage Books.

Stewart, I., & Barnes-Holmes, D. (2004). Relational frame theory and analogical reasoning: Empirical investigations. *International Journal of Psychology and Psychological Therapy, 4*(2), 241–262.

Stewart, I., Barnes-Holmes, D., Hayes, S. C., & Lipkens, R. (2001). Relations among relations: Analogies, metaphors, and stories. In S. C. Hayes, D., Barnes-Holmes, & B. Roche (Eds.), *Relational frame theory: A post-Skinnerian account of human language and cognition* (pp. 73–86). New York: Kluwer Academic/Plenum Publishers.

Tolman, E. C., & Honzik, C. H. (1930). "Insight" in rats. *University of California Publications in Psychology, 4*, 215–232.

Wells, A. (2000). *Emotional disorders and metacognition: Innovative cognitive therapy.* London: Wiley.

Wells, A., & Matthews G. (1994). *Attention and emotion: A clinical perspective.* Hove, UK: Lawrence Erlbaum.

Wiener, N. (1961). *Cybernetics, or control and communication in animal and the machine* (2nd ed.). Cambridge, MA: MIT Press.

Zettle, R. D., Hayes, S. C., Barnes-Holmes, D., & Biglan, A. (2016). *The Wiley handbook of contextual behavioral science.* West Sussex, UK: Wiley-Blackwell.

第八章　情绪和情绪调节

Anthony Papa，PhD　Emerson M. Epstein，MA

情绪反应和失调是导致或加剧大多数问题的基础，而这些问题是临床干预的焦点。在这一章中，我们定义了什么是情绪，它是如何产生的，它是如何失调的，以及当前这些理解对临床实践的影响。

情绪的定义各不相同。对于一些人来说，情绪是一种心理构建，一种由文化定义的意义，归因于前因刺激，强加在基于神经生理的情感反应上。从这个角度来看，简单的效价维度和唤起维度表征了这些情感反应，当它们与社会驱动的归因过程相结合时，会产生对不同情绪的感知（Barrett，2012）。另外一些人则认为，情绪是一种代表哺乳动物自然选择适应性的离散的行为倾向。这些行为倾向为特定物种在历史上反复出现的前因提供了一个快速反应的基本框架，以促进个体成功进化（Keltner et al.，1999；Tooby et al.，1990）。还有一些人在各种观点之间寻求平衡，它们像基本的进化观一样，将情绪视为不同的状态，但特定物种-典型情况引发的评估过程影响着情绪的出现（Hofmann，2016；Scherer，2009）。

情绪的本质

关于先行条件，从不同的角度来看，人们都有一个普遍的认识，认为情绪是对自我相关刺激的反应（Frijda，1986；Hofmann，2016；Scherer，1984）。在任何特定情境中，刺激如何被认为是自我相关的，似乎是由两个不同但并非不兼容的过程驱动的：自上而下的过程和自下而上的过程（Mohanty et al.，2013；Pessoa et al.，2013）。虽然这两个过程都被认为是情绪反应的一部分，但不同的情绪理论观点对于情绪体验和调节的首要地位有所争论。

自下而上的过程不需要更高层次的认知加工或归因。一个纯粹进化的、自下而上的观点认为，在我们的进化历史中，情绪是对与健康相关的普遍刺激的本能反应（Tooby et al，1990）。这一观点的支持者将"情绪"定义为一种输出，它是由一种基于生物学的核心情感系统和控制系统相互作用产生的，这些系统调节核心情感反应，以匹配特定语境中的相关突发事件，从而最大限度地提高反应的适应性（Campos et al.，2004；Cole et al.，2004；Levenson，1999）。从这个角度看，情绪是递归的、同步的反应，可以吸收大量的资源。构成情感反应的要素包括感知觉和注意系统的参与；联想记忆和归因集的激活；生理、激素和神经的激活，以及外显行为和内隐行为反应，包括显性表达和与目标相关的反应。对任何特定的情绪反应，这些组成要素的补充程度都取决于与前因刺激的性质相关的多个因素。这包括自我关联的程度，即在任何特定情况下对接近或回避目标的促进或阻抗，以及回应的社会表现规则等（Izard，2010）。

　　情感的进化观点认为，先行条件在很大程度上是刻板的，它反映了在进化中反复出现的情况/刺激，如威胁到身体完整性，或是丢失了资源丰富的物体或地位等，都会降低个体的适应性（Ekman et al.，1982；Tooby et al.，1990）。在这一观点中，特定的情绪进化是为了适应由神经激活、生理唤起和行为表现的特定的分布式所定义的广义前因（Panksepp et al.，2012）。这些反应倾向的激活，虽然在很大程度上是由生物学决定的，但通过学习和调节，仍然可以发生显著的改变（Levenson，1999）。当刺激被感知时，相关神经元的激活无论是由生物驱动，还是由条件作用形成，都会产生与特定类别刺激的情绪反应相关的模式反应。因此，基于进化的理论认为，情感激发过程的一个重要部分是，某些刺激和某些反应之间存在一一对应的关系，无论这种对应是固有的还是通过条件作用改变的。

　　虽然根据进化论，在前因刺激和情绪反应方面可能存在普遍的相似性，但是要记住，不同文化中存在多样性（Elfenbein et al.，2002；Mesquita et al.，1992）。实验证据表明，即使在美国内部，情绪情境和反应的文化差异也很明显。一系列研究发现，与那些没有荣誉文化的人相比，美国南部荣誉文化的人在受到侮辱时更容易表现出愤怒的面部表情，并体验到雄激素的增加（Cohen et al.，1996）。为了理解这种差异性，我们可以将"文化"定义为在给定环境中如何思考、感受和行动的一系列期望。换言之，它是一套由文化定义的规则，根据一个人在文化中所扮演的角色，它定义了社会环境中许多情况和刺激的自身相关性。这些期望最初是针对不同群体在其历史中所面临的不同社会生态需求和赋予它们的意义而产生的，强调了高阶处理在部分刻板情绪反应的激发和后续激发中的作用。

　　自上而下的情感产生过程是由图式驱动的，在这个过程中，习得的评价和联想改变了人们感知的方式和对刺激条件做出反应的方式。它们一部分是在文化适应过程中习得的，一部分是个人独特学习经历的产物。在Scherer（2009）的情感成分过程模型中，人们通过一系列无意识或有意识的评估步骤来评估刺激，包括：①相关性，如事件的新颖性、与目标的相关性和内在愉悦感；②暗示性，如结果概率、预期差异、对目标的导向性和反应的紧迫性；③应对潜力；④规范性意义，如与内部和外部标准的兼容性。其他评价家也讨论过类似的观点（Ortony et al.，1990；Smith et al.，1993）。

　　有些情绪，特别是那些被描述为"自我意识"或"道德"的情绪，如骄傲、羞耻和内疚，需要一些社会评价过程来产生（Haidt，2001；Tracy et al.，2004）。这些社会评价过程包括对社会地位和等级、个人行为的道德正义性的考虑，以及对他人心理状态的归因等过程。例如，自豪感可以是一个人做了提高社会地位的事情，被社会重视，引起他人羡慕的归因。羞耻感可能涉及到一个人降低了社会地位，在社会上不受欢迎，并引起他人反感的归因。

　　从进化的角度来看，这些过度认知化的情感是情感基本进化衍生的子集的补充或修正（Levy，1982）。然而，另一种立场指出，考虑到所有情绪都可以与某些特定的归因集联系在一起，可以得出结论，每种情绪都是一个基本的核心情感系统的过度认知结构，它以效价（积极/消极或接近/回避）和唤起强度或水平做出反应。在这一建构主义观点中，区分情绪的是不同的归因集和表达行为的经验以及行动准备的相关差异。情绪反应所含元素的经验是由与前提条件相关的文化脚本定义的，并由个体的学习历史来修正（Mesquita et al.，2014）。

　　支持这一观点的主要证据有两个：情绪粒度研究和试图识别情绪反应的生物学基础的研究。对情绪粒度的研究表明，虽然情绪类别是情感如何存在的常见概念化，但许多人在日复一日的情感体验中并不会报告他们情感之间的差异，而是报告与核心情绪结构相关的"非粒度"术语（Barrett，2012）。总体而言，普遍缺乏一致的发现来描述针对每种情绪状态特有的情绪唤起的生理测量中的模式反应，而且缺乏一致的发现可以识别每一种情绪状态特有的神经生理学或情绪激活（Cameron，Lindquist et al.，2015；Panksepp et al.，2012）。

情绪反应的要素

将情绪从其前因后果中区分出来的一种方法是将其视为有机体的状态，它创造了一种能够增加后续行动可能性的语境。大多数情绪理论家，无论理论取向如何，都会赞同情绪涉及多维的、半耦合的反应渠道，包括生理、表达、认知和动机变化（Levenson，2014）。然而，许多人对于是否有必要界定这些反应渠道的一致性和特异性的必要性存在争论（Gross et al.，2011；Lench et al.，2011）。

生理变化。 情绪研究者已经将自主神经系统（ANS）和中枢神经系统（CNS）的激活和失活作为情绪特异性的标志。如果神经回路根据自然选择进行调整，以解决不同的适应性问题，这种思路则是有意义的（Tooby et al.，1990）。在一项荟萃分析中，Cacioppo 等（2000）发现，许多关于 ANS 在不同情绪之中存在差异的主张是成立的。例如，相比于厌恶，愤怒、恐惧和悲伤与更快的心率有关；相比于恐惧，愤怒与更高的舒张压有关；相比于快乐，厌恶与更高的皮肤电导水平有关。最近一项关于情绪处理神经关联的荟萃分析发现了一些支持分化的声音（Vytal et al.，2010）。然而，这项荟萃分析也发现许多神经结构与不同的情绪重叠。

对神经结构和神经通路的研究发现，存在许多独特的系统专门用于处理特定类型的情绪信息。例如，研究表明，行为激活系统与犒赏的监测相关（Coan et al.，2003），而 Panksepp 的 PANIC 系统（Panksepp's PANIC）与丧失的监测相关，这被认为是在神经解剖学上与 PLAY 所涉及的基质不同（Panksepp et al.，2012）。研究人员还评价了其他的情感系统（Panksepp，2007；Barrett，2012）及辅助系统，如与一般应激反应相关的神经内分泌系统（Buijs et al.，2000）。然而，所有这些研究都需要注意的一点是，情绪随着时间的推移而展开，因此，ANS 的活动成分可能随时间而变化（Lang et al.，2010）。这表明，要真正区分不同情绪的 ANS 模式，研究必须着眼于不同时间的成分变化。

表达的变化。 达尔文在他 1872 年出版的 *The Expression of the Emotions in Man and Animals* 一书中，强调了哺乳动物的情绪表达的共性。如今，情绪功能理论假设情绪的表达是对社会环境的适应。虽然表达最初是为了促进个体生存而进化的（例如，厌恶和恐惧影响鼻腔吸入量和视野的大小），但它们也促进了群体中其他成员的生存，因为识别他人的表达对交流有益，从而提高了群体的整体适应性。从功能的角度来看，面部表情在行为学上被定义为社会信号，是一种因其对他人的行为或状态产生影响而面临选择压力的行为，而他人的行为或状态又受制于选择压力（Mehu et al.，2012）。换言之，面部表情识别是一种促进群体适应的进化适应，从而将表情、识别能力和反应置于自然选择的领域。之所以选择面部表情，是因为它们促进了物种内部和物种之间的沟通与协调。情绪的面部表情通过唤起相应的情绪反应来影响他人的反应，从而加强或抑制他人的行为表达（Keltner et al.，1999）。

然而，在某些社会条件下，面部表情显然不一定与感受到的情绪相符合（Hall et al.，2005）。此外，当有其他人在场时，这种符合率会上升，这就引出了一个假设：面部表情是习得的，是交流社会意图的文化定义行为（Barrett，2012）。关于面部表情是否跨文化通用的研究结果尚未明朗，但总的来说，世界各地不同文化背景下的人能够表现和识别相似的面部表情（Ekman et al.，1987；Russell，1995）。这项研究清楚地表明，文化差异和原型表达的细微差别是存在的（Marsh et al.，2003），不同的面部表情或多或少地包含了进化适应信号和习得的文化背景（Barrett，2012；Mehu et al.，2012；Scherer et al.，2013）。

有趣的是，对面部反馈的研究表明，即使与特定面部表情相关的肌肉收缩是无意的（Soussignan，2002），与特定情绪相关的面部表情也可以引发、调节情绪和 ANS 唤起（McIntosh，1996）。对具体化的研究表明了一个类似的反馈过程。具体化是这样一种观点，即情感概念是有意义的，因为它们植根于能够代表情感信息内容和知识内容的感觉运动与内感受活动（Niedenthal，2007）。例如，Strack 等（1988）发现，在看卡通片时被要求微笑的参与者更有可能认为卡通片很有趣。研究还表明，抑制和增强面部表情分别会阻碍和促进情绪信息的处理（Neal et al.，2011）。

注意力、记忆和评价的变化。情绪已经被证明会影响注意力的所有阶段，包括对刺激的定向、参与、转移和保持远离刺激（Vuilleumier et al.，2009）。根据情绪情境中的情绪——也就是自我关联的情境——个体可以缩小对情境中心方面的关注，也可以以全局的方式扩大关注。研究表明，在消极偏见的情况下，与威胁相关的信息比其他信息更容易被关注（Koster et al.，2004）。当一个人正处于积极情绪时，注意力也会发生变化。Fredrickson 和Branigan（2005）使用整体-局部视觉处理范式发现，当参与者感受到积极情绪时，他们倾向于关注整体特征，而当参与者感受到消极情绪时，他们倾向于关注局部特征。

情绪也可以通过引导注意力和影响记忆来影响认知的内容。Bower（1981）的情感网络理论认为，分布式的、联想的信息处理从感知信息的处理开始，促进了情感相似信息的回忆，这解释了依赖情绪状态的回忆现象（例如，当你伤心的时候，你只能回忆起曾经伤心的时候）和与情绪一致的学习（当学习者的情绪状态和材料所呈现的类型之间存在情感一致性时，记忆效果会最大化）。这些因素会导致思维一致性（想法和联想与情绪状态一致），这种一致性会随着情绪唤起强度的增大而增强，而情绪唤起强度的增加会导致联想网络的更大激活，从而影响信息的处理方式。例如，Forgas 和 George（2001）的情感注入模型（AIM）是一个双过程模型，用来解释情感状态如何影响认知，比如判断和决策。在该模型中，情境需求根据信息搜索过程所需的努力程度和开放程度，可以产生四种信息加工处理方法。这些处理包括自上而下的反思性加工，如①直接进入式加工（低努力、低开放）和②激发式加工（高努力、低开放）；自下而上的联想加工，如③启发式加工（低努力、高开放）和④实质性加工（高努力、高开放）。在所有情况下，当一个人使用开放的、更有建设性的信息搜索过程时，情绪更有可能影响认知过程。当努力程度较低且信息来源开放并具有建设性时，个体使用"情感即信息"启发方式，即他们的情绪状态是关于某个情境的信息来源，而不管该情境是否引发了情绪（Clore et al.，2006）。这是结果性的，因为一旦情绪相关的联想被激活，人们就会倾向于对随后的、暂时相关的和（或）情感相关的事件进行类似的评价，而不管评价的功能如何（Lerner et al., 2001；Small et al., 2006）。当一种来源的焦虑导致跨情境的高风险和不可控的归因，而不受特定情境中固有风险的影响时，这可能会产生问题。研究者发现，在需要复杂的、费力的、建设性的思考（实质性处理）的情况下，认知会产生情感启动效应，因为建设性的过程更有可能整合由联想记忆唤起的信息。

情绪有作用吗？

以进化为基础的情绪观的一个基本假设是，情绪是一种从进化和具有文化意义的条件中衍生出来的状态，并随着时间的推移而持续存在，因此它们具有重要的功能。情绪潜在的内在功能和人际功能跨越不同的分析层次：二元、群体、文化和个人（Hofmann，2014；Keltner et al., 1999）。在二元水平上，情绪告知他人自己的内在状态、动机倾向和意图；唤起他人的情绪，并通过诱导或阻止他人的行为来促进社会协调。在群体层面上，认为情绪的作用是定义群体内成员的关系、角色和地位，从而促进群体冲突的解决。在文化层面上，认为情绪有助于促进文化适应、道德引导和社会身份的形成。在个体层面上，情绪可以促进情境信息处理和动机改变（Scherer，2005）。可以在生理层面上看到，神经内分泌系统和中枢神经系统活动的生理变化创造了支持某些外显反应的生物学语境。例如，Levenson 等（1990）早期研究表明，当愤怒被激发时，血液会流向四肢。当与情绪相关的认知发生变化时，个体会重新将注意力转移到情境的显著特征上，这时也会出现信息处理和动机变化。这些行为倾向作为模态行为模式，其中物种典型行为反应模式的可能性增加。例如，当一个人感到恐惧时，战斗、逃跑或僵住的可能性会增加。这个概念类似于建立操作性条件反射行为的概念。然而，考虑到情绪是进化而来的反应，一个人的强化历史可以被塑造，如果认为情绪仅仅是建立操作性条件反射，而没有说明任何生物性负荷，那将是误导。

然而，除了对刺激做出的所有行为反应中所激活元素的总和之外，情绪是否还具有其他紧急属性这一问题也有待讨论（Gross et al., 2011）。如果情绪体验是对核心情感的生理反应施加意义这种概念行为的表观现象，那么关于情绪功能的问题主要是：一个被社会群体认为是情绪的行为在群体中具有象征性功能吗（Barrett，2011）？因此，"功能主义"对情绪的描述包含了一系列松散的观点，这些观点均不同地强调了自然选择的适应符号功能的至关重要性。在任何情况下，功能主义对情绪的描述都与上述本体论观点相反。

情绪调节的定义

所有的理论学家都赞同，对于适应性反应来说，当前的环境条件比人类祖先的环境条件更重要。Levenson 的情绪控制理论（1999）考虑到了这一点。Levenson 假设有两个情绪系统：①一个核心系统，它是一个处理原型输入和输出刻板情绪的固定的情感反应系统；②一个控制系统，通过受到学习和社会环境影响的反馈回路来调节和控制这些刻板反应，以最大限度地提高情感反应的适应性。在 Levenson 的定义中，情绪产生和情绪调节（ER）之间的区别是模糊的——控制系统的调节反馈过程是情绪产生的关键组成部分，它将情绪反应与环境语境联系起来，并使反应的功能适应性最大化。此外，调节人与环境的互动行为表现的核心过程和调节过程之间持续的相互作用，在本质上是交互性的，既影响着持续的情感体验和情绪表达，也影响着情境本身的性质。

认知重评通过改变构建情境和经历的认知来影响反应的强度和持续时间。Scherer（2009）的成分过程模型和其他情绪认知理论概括了可能改变的归因方面。类似地，反应调节通过影响情绪反应的任何元素（感知和注意过程、归因、记忆、生理、激素、神经激活和行为反应）被激活的程度来影响情绪的强度和持续时间。Gross（1998）提出，这种反应调节可能包括试图抑制与情绪有关的想法和表情、试图放松、进行锻炼或使用物质。其他人已经提出了其他形式的反应调节，包括参与接纳或正念练习（Hayes et al.，2004）、有意的注意力转移/重新部署（Huffziger et al.，2009）和积极的回忆（Quoidbach et al.，2010）等。ER 作为评价或认知过程的一种形式，与建构主义的观点一致，即情绪是个人的，但具有社会意义，这反映了情绪体验的本质（Gross et al.，2011）。

从各个角度来看，情绪刺激的认知过程可能是有意识的，也可能是无意识的。自动联想处理导致的无意识的反应调节，可以：①产生无意识的情感模仿和具身化，影响情绪状态；②受面孔自动感知和社会判断的影响；③主要的监管目标与制定各种以反应为中心和以前因为中心的 ER 策略有关；④激活内隐态度、偏好和目标，从而影响环境刺激的相关效价和强化特性。所有这些结果都对注意、知觉和工作记忆资源分配在不同特定语境的情绪刺激下如何区分有影响（Bargh et al.，2012）。在极端情况下，自动加工可导致选择性注意，从而引发抑郁和焦虑相关图式的刺激；加上归因偏差、一致性记忆被过度激活及情绪失调是导致精神病理改变的维持和发展因素（Hofmann et al.，2012；Teachman et al.，2012）。

情绪调节可以超越控制系统的过程。个体可以主动地改变他们是否以及如何与前因刺激互动。Gross（1998）概述了以下以前因刺激为中心的 ER 策略（参见第十六章）：①情境选择（接近或避免某种情感唤起刺激）；②情境改变（改变环境先发制人的措施）；③注意力分配（故意关注某个情境的某些或不同方面）；④认知变化（预防性地探索赋予刺激/情境的新意义）。然而，应该注意的是，如果能够识别引发一种情绪的先行刺激，人们将发现情绪反应几乎总是紧密相连的、预先编程的或自然地遵循前因的文化脚本。当调节反馈在先行刺激发生的语境中没有充分地"调整"反应的强度，或是情绪在给定的语境中对无关的前因做出反应，从而消退了预适应快速追踪反应的潜力时，情绪在功能上是不适应的。这表明，为了促进个体反应的功能适应，治疗师应该鼓励他们：区分同时发生的前因刺激；和（或）增强控制过程的有效性或它们所采用的控制过程的范围，或更好地将控制过程与反应或情况匹配（Bonanno and Burton，2013）。事实上，越来越多的研究支持这一观点，即幸福感在很大程度上受到个体灵活的、对语境敏感的情绪反应和调节程度的影响（Kashdan et al.，2010）。

临床应用及结论

前因的区别和（或）控制过程有效性的衰弱，触发或加剧了大多数心理健康问题，它们是大多数心理治疗的主要干预目标。在某种程度上，这些衰弱可能归因于情绪唤起对刺激物的选择性注意、预先注意处理、注意力控制不良，以及对模糊刺激物的解释偏差的影响，从而导致脱离语境的情绪反应。

然而，脱离语境的情绪唤起和调节可能会在许多不同的问题中产生，而不仅仅是那些情绪不佳的时刻、自动控制过程中的先行辨识与反馈故障。在抑郁症中，早期不良生活事件中的认知易感性和早期负性生活事件中潜在的抑郁图式损害了信息获取、记忆检索和信息处理，形成了一种交互关系，在这种关系中，对消极刺激和随后的消极情绪体验的偏差会再次确认消极图式（Disner et al.，2011）。在二分思维、消极过滤和绝望的归因模式中产生的图式偏见也与消极自我参照信息（不一定是威胁）的注意偏差和对环境中的积极信息的注意偏差有关（Peckham et al.，2010）。难以远离负性信息以及情绪化负性信息的神经处理过程加快均会影响注意偏差；两者也会影响消极记忆的编码和提取，进一步增强了抑郁情绪和自下而上的抑郁图式的激活（Beevers，2005；Disner et al.，2011；Joormann et al.，2010）。Forgas 和 George（2001）的 AIM 模型所描述的开源、联想启发或自反加工反映了这种自下而上的加工过程。这种自下而上的过程出现了问题，因为个体没有接触到违背抑郁预期的信息来源或刺激源，也没有接触到为了纠正偏差而进行的刺激反思、动机加工的处理，从而维持抑郁症状的正反馈循环（Beevers，2005）。这一过程的封闭性表现为对情绪语境的普遍不敏感，个体对积极或消极刺激的情绪反应随着时间的推移而减弱（Bylsma et al.，2008；Van de Leemput et al.，2014），导致出现以回避、压抑和思维反刍为特征的非语境的僵化的情绪处理和调节（Aldao et al.，2010）。

从脱离语境情绪反应的角度对精神障碍进行概念化，并关注可能导致功能障碍的情绪和控制过程的要素，有可能提高我们对精神病理学以及如何治疗它的理解。然而，主流的、分类的精神障碍理解方法往往关注潜在分类单元的独特指标，而较少关注驱动这些情绪混乱的常见过程，阻碍了这一概念在临床实践中的应用。目前，有一种方法用来检查情绪和 ER 的因素，它们是情绪系统中常见过程的产物，导致了被称为"精神疾病"的精神失调（Barlow et al.，2004；Hayes et al.，2004；Kring et al.，2010；Watkins，2008）。本章还简要介绍了大量有关情绪的基础研究文献和最新的翻译资料。

（王彦芳　李忻蓉 译）

参 考 文 献

Aldao, A., Nolen-Hoeksema, S., & Schweizer, S. (2010). Emotion-regulation strategies across psychopathology: A meta-analytic review. *Clinical Psychology Review, 30*(2), 217–237.

Bargh, J. A., Schwader, K. L., Hailey, S. E., Dyer, R. L., & Boothby, E. J. (2012). Automaticity in social-cognitive processes. *Trends in Cognitive Sciences, 16*(12), 593–605.

Barlow, D. H., Allen, L. B., & Choate, M. L. (2004). Toward a unified treatment for emotional disorders. *Behavior Therapy, 35*(2), 205–230.

Barrett, L. F. (2011). Was Darwin wrong about emotional expressions? *Current Directions in Psychological Science, 20*(6), 400–406.

Barrett, L. F. (2012). Emotions are real. *Emotion, 12*(3), 413–429.

Beevers, C. G. (2005). Cognitive vulnerability to depression: A dual process model. *Clinical Psychology Review, 25*(7), 975–1002.

Bonanno, G. A., & Burton, C. L. (2013). Regulatory flexibility: An individual differences perspective on coping and emotion regulation. *Perspectives on Psychological Science, 8*(6), 591–612.

Bower, G. H. (1981). Mood and memory. *American Psychologist, 36*(2), 129–148.

Buijs, R. M., & van Eden, C. G. (2000). The integration of stress by the hypothalamus, amygdala and prefrontal cortex: Balance between the autonomic nervous system and the neuroendocrine system. *Progress in Brain Research, 126,* 117–132.

Bylsma, L. M., Morris, B. H., & Rottenberg, J. (2008). A meta-analysis of emotional reactivity in major depressive disorder. *Clinical Psychology Review, 28*(4), 676–691.

Cacioppo, J. T., Berntson, G. G., Larsen, J. T., Poehlmann, K. M., & Ito, T. A. (2000). The psychophysiology of emotion. In M. Lewis & J. M. Haviland-Jones (Eds.), *Handbook of emotions* (2nd ed., pp. 173–191). New York: Guilford Press.

Cameron, C. D., Lindquist, K. A., & Gray, K. (2015). A constructionist review of morality and emotions: No evidence for specific links between moral content and discrete emotions. *Personality and Social Psychology Review, 19*(4), 371–394.

Campos, J. J., Frankel, C. B., & Camras, L. (2004). On the nature of emotion regulation. *Child Development, 75*(2), 377–394.

Clore, G. L., & Storbeck, J. (2006). Affect as information about liking, efficacy, and importance. In J. P. Forgas (Ed.), *Affect in social thinking and behavior* (pp. 123–142). New York: Psychology Press.

Coan, J. A., & Allen, J. J. (2003). Frontal EEG asymmetry and the behavioral activation and inhibition systems. *Psychophysiology, 40*(1), 106–114.

Cohen, D., Nisbett, R. E., Bowdle, B. F., & Schwarz, N. (1996). Insult, aggression, and the Southern culture of honor: An "experimental ethnography." *Journal of Personality and Social Psychology, 70*(5), 945–959.

Cole, P. M., Martin, S. E., & Dennis, T. A. (2004). Emotion regulation as a scientific construct: Methodological challenges and directions for child development research. *Child Development, 75*(2), 317–333.

Darwin, C. (1872). *The expression of the emotions in man and animals.* London: John Murray.

Disner, S. G., Beevers, C. G., Haigh, E. A., & Beck, A. T. (2011). Neural mechanisms of the cognitive model of depression. *Nature Reviews Neuroscience, 12*(8), 467–477.

Ekman, P., & Friesen, W. V. (1982). Felt, false, and miserable smiles. *Journal of Nonverbal Behavior, 6*(4), 238–252.

Ekman, P., Friesen, W. V., O'Sullivan, M., Chan, A., Diacoyanni-Tarlatzis, I., Heider, K., et al. (1987). Universals and cultural differences in the judgments of facial expressions of emotion. *Journal of Personality and Social Psychology, 53*(4), 712–717.

Elfenbein, H. A., & Ambady, N. (2002). On the universality and cultural specificity of emotion recognition: A meta-analysis. *Psychological Bulletin, 128*(2), 203–235.

Forgas, J. P., & George, J. M. (2001). Affective influences on judgments and behavior in organizations: An information processing perspective. *Organizational Behavior and Human Decision Processes, 86*(1), 3–34.

Fredrickson, B. L., & Branigan, C. (2005). Positive emotions broaden the scope of attention and thought-action repertoires. *Cognition and Emotion, 19*(3), 313–332.

Frijda, N. H. (1986). *The emotions.* Cambridge, UK: Cambridge University Press.

Gross, J. J. (1998). Antecedent-and response-focused emotion regulation: Divergent consequences for experience, expression, and physiology. *Journal of Personality and Social Psychology, 74*(1), 224–237.

Gross, J. J., & Barrett, L. F. (2011). Emotion generation and emotion regulation: One or two depends on your point of view. *Emotion Review, 3*(1), 8–16.

Haidt, J. (2001). The emotional dog and its rational tail: A social intuitionist approach to moral judgment. *Psychological Review, 108*(4), 814–834.

Hall, J. A., Coats, E. J., & LeBeau, L. S. (2005). Nonverbal behavior and the vertical dimension of social relations: A meta-analysis. *Psychological Bulletin, 131*(6), 898–924.

Hayes, S. C., Strosahl, K. D., Wilson, K. G., Bissett, R. T., Pistorello, J., Toarmino, D., et al. (2004). Measuring experiential avoidance: A preliminary test of a working model. *Psychological Record, 54*(4), 553–578.

Hofmann, S. G. (2014). Interpersonal emotion regulation model of mood and anxiety disorders. *Cognitive Therapy and Research, 38*(5), 483–492.

Hofmann, S. G. (2016). *Emotion in therapy: From science to practice.* New York: Guilford Press.

Hofmann, S. G., Sawyer, A. T., Fang, A., & Asnaani, A. (2012). Emotion dysregulation model of mood and anxiety disorders. *Depression and Anxiety, 29*(5), 409–416.

Huffziger, S., & Kuehner, C. (2009). Rumination, distraction, and mindful self-focus in depressed patients. *Behaviour Research and Therapy, 47*(3), 224–230.

Izard, C. E. (2010). More meanings and more questions for the term "emotion." *Emotion Review, 2*(4), 383–385.

Joormann, J., & Gotlib, I. H. (2010). Emotion regulation in depression: Relation to cognitive inhibition. *Cognition and Emotion, 24*(2), 281–298.

Kashdan, T. B., & Rottenberg, J. (2010). Psychological flexibility as a fundamental aspect of health. *Clinical Psychology Review, 30*(7), 865–878.

Keltner, D., & Haidt, J. (1999). Social functions of emotions at four levels of analysis. *Cognition and Emotion, 13*(5), 505–521.

Koster, E. H., Crombez, G., Verschuere, B., & De Houwer, J. (2004). Selective attention to threat in the dot probe paradigm: Differentiating vigilance and difficulty to disengage. *Behaviour Research and Therapy, 42*(10), 1183–1192.

Kring, A. M., & Sloan, D. M. (2010). *Emotion regulation and psychopathology: A transdiagnostic approach to etiology and treatment.* New York: Guilford Press.

Lang, P. J., & Bradley, M. M. (2010). Emotion and the motivational brain. *Biological Psychology, 84*(3), 437–450.

Lench, H. C., Flores, S. A., & Bench, S. W. (2011). Discrete emotions predict changes in cognition, judgment, experience, behavior, and physiology: A meta-analysis of experimental emotion elicitations. *Psychological Bulletin, 137*(5), 834–855.

Lerner, J. S., & Keltner, D. (2001). Fear, anger, and risk. *Journal of Personality and Social Psychology, 81*(1), 146–159.

Levenson, R. W. (1999). The intrapersonal functions of emotion. *Cognition and Emotion, 13*(5), 481–504.

Levenson, R. W. (2014). The autonomic nervous system and emotion. *Emotion Review, 6*(2), 100–112.

Levenson, R. W., Ekman, P., & Friesen, W. V. (1990). Voluntary facial action generates emotion-specific autonomic nervous system activity. *Psychophysiology, 27*(4), 363–384.

Levy, R. I. (1982). On the nature and functions of the emotions: An anthropological perspective. *Social Science Information, 21*(4–5), 511–528.

Marsh, A. A., Elfenbein, H. A., & Ambady, N. (2003). Nonverbal "accents": Cultural differences in facial expressions of emotion. *Psychological Science, 14*(4), 373–376.

McIntosh, D. N. (1996). Facial feedback hypotheses: Evidence, implications, and directions. *Motivation and Emotion, 20*(2), 121–147.

Mehu, M., & Scherer, K. R. (2012). A psycho-ethological approach to social signal processing. *Cognitive Processing, 13*(2), 397–414.

Mesquita, B., & Boiger, M. (2014). Emotions in context: A sociodynamic model of emotions. *Emotion Review, 6*(4), 298–302.

Mesquita, B., & Frijda, N. H. (1992). Cultural variations in emotions: A review. *Psychological Bulletin, 112*(2), 179–204.

Mohanty, A., & Sussman, T. J. (2013). Top-down modulation of attention by emotion. *Frontiers in Human Neuroscience, 7*, 102.

Neal, D. T., & Chartrand, T. L. (2011). Embodied emotion perception amplifying and dampening facial feedback modulates emotion perception accuracy. *Social Psychological and Personality Science, 2*(6), 673–678.

Niedenthal, P. M. (2007). Embodying emotion. *Science, 316*(5827), 1002–1005.

Ortony, A., & Turner, T. J. (1990). What's basic about basic emotions? *Psychological Review, 97*(3), 315–331.

Panksepp, J. (2007). Criteria for basic emotions: Is DISGUST a primary "emotion"? *Cognition and Emotion, 21*(8), 1819–1828.

Panksepp, J., & Biven, L. (2012). *The archaeology of mind: Neuroevolutionary origins of human emotions*. New York: W. W. Norton.

Peckham, A. D., McHugh, R. K., & Otto, M. W. (2010). A meta-analysis of the magnitude of biased attention in depression. *Depression and Anxiety, 27*(12), 1135–1142.

Pessoa, L., Oliveira, L., & Pereira, M. (2013). Top-down attention and the processing of emotional stimuli. In J. Armony & P. Vuilleumier (Eds.), *The Cambridge Handbook of Human Affective Neuroscience* (pp. 357–374). Cambridge, UK: Cambridge University Press.

Quoidbach, J., Berry, E. V., Hansenne, M., & Mikolajczak, M. (2010). Positive emotion regulation and well-being: Comparing the impact of eight savoring and dampening strategies. *Personality and Individual Differences, 49*(5), 368–373.

Russell, J. A. (1995). Facial expressions of emotion: What lies beyond minimal universality? *Psychological Bulletin, 118*(3), 379–391.

Scherer, K. R. (1984). Emotion as a multicomponent process: A model and some cross-cultural data. *Review of Personality and Social Psychology, 5*, 37–63.

Scherer, K. R. (2005). What are emotions? And how can they be measured? *Social Science Information, 44*(4), 695–729.

Scherer, K. R. (2009). The dynamic architecture of emotion: Evidence for the component process model. *Cognition and Emotion, 23*(7), 1307–1351.

Scherer, K. R., Mortillaro, M., & Mehu, M. (2013). Understanding the mechanisms underlying the production of facial expression of emotion: A componential perspective. *Emotion Review, 5*(1), 47–53.

Small, D. A., Lerner, J. S., & Fischhoff, B. (2006). Emotion priming and attributions for terrorism: Americans' reactions in a national field experiment. *Political Psychology, 27*(2), 289–298.

Smith, C. A., & Lazarus, R. S. (1993). Appraisal components, core relational themes, and the emotions. *Cognition and Emotion, 7*(3–4), 233–269.

Soussignan, R. (2002). Duchenne smile, emotional experience, and autonomic reactivity: A test of the facial feedback hypothesis. *Emotion, 2*(1), 52–74.

Strack, F., Martin, L. L., & Stepper, S. (1988). Inhibiting and facilitating conditions of the human smile: A nonobtrusive test of the facial feedback hypothesis. *Journal of Personality and Social Psychology, 54*(5), 768–777.

Susskind, J. M., Lee, D. H., Cusi, A., Feiman, R., Grabski, W., & Anderson, A. K. (2008). Expressing fear enhances sensory acquisition. *Nature Neuroscience, 11*(7), 843–850.

Teachman, B. A., Joormann, J., Steinman, S. A., & Gotlib, I. H. (2012). Automaticity in anxiety disorders and major depressive disorder. *Clinical Psychology Review, 32*(6), 575–603.

Tooby, J., & Cosmides, L. (1990). The past explains the present: Emotional adaptations and the structure of ancestral environments. *Ethology and Sociobiology, 11*(4–5), 375–424.

Tracy, J. L., & Robins, R. W. (2004). Putting the self into self-conscious emotions: A theoretical model. *Psychological Inquiry, 15*(2), 103–125.

Van de Leemput, I. A., Wichers, M., Cramer, A. O., Borsboom, D., Tuerlinckx, F., Kuppens, P., et al. (2014). Critical slowing down as early warning for the onset and termination of depression. *Proceedings of the National Academy of Sciences, 111*(1), 87–92.

Vuilleumier, P., & Huang, Y.-M. (2009). Emotional attention: Uncovering the mechanisms of affective biases in perception. *Current Directions in Psychological Science, 18*(3), 148–152.

Vytal, K., & Hamann, S. (2010). Neuroimaging support for discrete neural correlates of basic emotions: A voxel-based meta-analysis. *Journal of Cognitive Neuroscience, 22*(12), 2864–2885.

Watkins, E. R. (2008). Constructive and unconstructive repetitive thought. *Psychological Bulletin, 134*(2), 163–206.

第九章　与心理治疗核心过程相关的神经科学

Greg J. Siegle，PhD　　James Coan，PhD

本章的目标是，为从描述心理治疗核心过程的通用词汇到神经机制提供转换的桥梁，而神经机制越来越成为其他医学科学的通用语。这一努力的成功将使心理科学的临床医生能够更有效地与其他医学领域的专家交流并利用他们的见解。在短期内，这或许可以实现临床医生把神经科学作为来访者解释变化机制的依据。从长远来看，这种思维方式可能导致在预测心理治疗反应以及设计治疗方案时采用神经科学方法。

在这一章，我们特别关注大脑网络与关键概念之间的定性联系。鉴于最近在理解变化过程中对大脑网络的重视，我们选择了这种粒度，因为它可能具有直接的临床适用性（Chein et al.，2005；Lane et al.，2014；Tryon，2014）。更多的定量联系，例如，什么神经反应最能预测对什么治疗的反应（Hofmann，2013；Siegle et al.，2012），还涉及解决普遍性的技术障碍和社会问题，如保险公司目前不能报销费用。如果临床医生了解神经变化的基本单位和原理，以及这些单位与临床概念经验性的关联，这些知识可能会改变他们向来访者解释干预措施的方式，并增加他们在当前干预措施中可以利用的技能，最终可能会导致采用更多神经信息方法（预测算法和治疗）。我们识别临床相关网络的方法采用全脑荟萃分析（因此，定量）程序，因此我们所描述的直觉至少是可辩护的和外部衍生的。

大脑网络

认知神经科学领域越来越远离对特定离散功能相关的特定大脑区域的关注，而是转向某些连接大脑区域的网络，它们会通过相互作用来实现各种行为或心理功能（Sporns，2010）。例如，与注意相关的神经回路可能调节与情绪相关的神经回路的活动，使人们对注意情绪刺激的反应不同于对非注意情绪刺激的反应。这样，临床医生和治疗师不仅可以将一种障碍理解为离散神经区域或神经回路的活动与不活动，还可以理解为大脑神经区域或神经回路之间的通信异常（Cai et al.，2015）。

大脑网络的变化

在本章中，我们采用了心理治疗中的变化过程与神经变化有关的观点，在神经科学文献中，神经变化通常被描述为"可塑性"或"学习"。神经变化过程遵循的一些原则，在这里有必要强调一下。赫布型学习（*Hebbian learning*；Choe，2014）的理念是当多种大脑机制同时活跃时，它们之间的联系就变得更加紧密。例如，当事件的记忆神经表征与情绪的神经表征共同作用时，事件与情绪的关联就会发生。因此，与显著性、情绪及记忆相关的大脑系统的活动可以被认为是情绪联想学习的催化剂。从理论上讲，当这些联系中的任何一个被削弱时，心理治疗的改变都可能通过系统性地激活记忆而不伴情绪基调（消失）。可塑性的概念似乎在学习中显得多余，但这两个术语在概念上并不相同。例如，传统认为记忆不会改变的理念在很大程度上已经被这样一种理解所取代，即每当记忆被访问时，记忆本身的神经表征就会变成可塑的，并且可以通过重新巩固而改变（Axmacher et al.，2017）。学习的概念强调建立新的知识，它可能是对记忆再巩固的不精确描述。这一新的认识的实际结果是，神经信息疗法越来越多地致力于有意优化记忆重建过程，以最大限度地发挥心理治疗的潜力（Treanor et al.，2017），包括整合药理学和治疗机制的潜力（Lonergan et al.，2013）。在本章的剩余部分中，我们将集中讨论心理治疗技术对少数潜在的有趣的脑网络的潜在影响，特别是改变网络互动方式的可能性。

特别有趣的大脑网络

在本章中，我们将重点介绍一些已经在许多研究中发现的经典大脑网络（Bressler et al.，2010；K. L. Ray et al.，2013；Smith et al.，2009）。尽管有许多这样的网络，我们将只强调那些在治疗变化相关过程中反复出现的网络。图 9-1 所示三个网络是使用本节中描述的方法推导出来的，并且与使用更传统的分析（如 Bressler et al.，2010）发现的方法相一致，它们在多种成像模式中具有特别好的特征。凸显网络与监测外部刺激和内部刺激的显著性相关，它包括岛叶，与内感受过程尤为相关（Craig，2009）；背侧前扣带皮质，与情绪和认知信息处理相关（Bush et al.，2000）；传统上被认为是处理情感信息的区域，如杏仁核（Armony，2013）。中央执行网络与执行控制、任务计划和执行相关联，它由背外侧前额叶皮质和后顶叶皮质组成。默认网络（又称默认模式）与大脑的静息状态有关（Raichle et al.，2001）。功能性神经成像研究表明，当没有明确的任务时，它会被激活或变得更同步，而在有明确的任务时则不被激活。其组成部分通常与社会信息加工（Amodio et al.，2006）以及自我参照加工相关（Davey et al.，2016；Kim，2012）。它由后扣带皮质和前扣带皮质吻侧或更多眶额皮质的前内侧结构锚定，还包括海马体，它似乎特别参与了学习和记忆的子网络（Kim，2012；Van Strien et al.，2009）。

另外两个网络似乎是改变心理干预的关键。基于默认网络中的结构，研究人员观察到，扩展的社会信息处理网络（Burnett et al.，2011）不仅包含吻侧扣带结构，还包含诸如颞顶联合区和颞上沟等结构，表明它们参与了对他人情绪和心理理论的感知。在文献中经常讨论的是奖赏网络，它实际上是一组网络，主要反映了大脑对奖励或正性刺激的反应。它们集中于产生多巴胺的腹侧被盖区和奖赏监控的腹侧纹状体或伏隔核（Camara et al.，2009）。

通过这些假定的网络功能，我们很容易推测大脑功能如何与特定的治疗干预相关。致力于增加奖赏反应的干预可能会激活奖赏网络。致力于减少自我关注加工的干预可能会减少默认网络中的活动。致力于增加社会交流的干预可能会激活社会信息处理网络。也就是说，这些联系没有经过严格的检验，并且大脑的反应通常是不直观的。因此，接下来的部分包括一些实证研究，是关于这些大脑网络如何对本书中讨论的干预类型做出反应的。

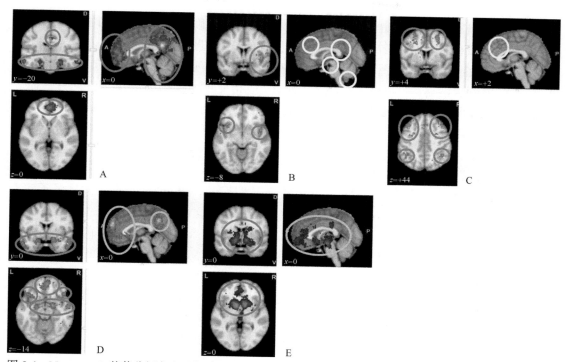

图 9-1　Neurosynth 荟萃分析突出了与搜索词"默认模式"（A：默认网络；516 项研究）、"凸显网络"（B：60 项研究）和"执行"（C：执行网络；588 项研究）相关的网络，以及使用术语"社交"（D：社会信息处理网络；1000 项研究）和"奖赏"有关（E：奖赏网络；671 项研究）的网络

大脑网络如何参与心理治疗的改变过程

方法。为了描述本书中讨论的概念所涉及的大脑网络，我们使用 Neurosynth 引擎（http://neurosynth.org；Yarkoni et al., 2011）来创建关联的荟萃分析图像概念，并提供了与上述大脑网络相关的衍生图像的基本解释。当其他功能性磁共振成像（fMRI）对类似概念的荟萃分析可用时，我们也加以引用并讨论其相似性。我们搜索了与本书每一章相关的术语。当有足够的研究为特定的治疗或干预技术创建一个可解释的图谱时，我们就将该图谱包括在内。也就是说，通常关于治疗技术的神经影像学研究很少，而且还处于起步阶段。因此，我们主要报道相关现象的研究。例如，我们没有报道关于唤起减少的研究，而是包括了"唤起"的神经成像荟萃分析图，并解释了相关网络可能对降低唤起的建议。

对于感兴趣的方法学家来说，在所有情况下，都会显示反向推理的图谱（如果该区域存在激活，则使用该术语的可能性），这比典型的正向推理磁共振成像策略（如果使用该术语，则观察到该区域的可能性）更为保守。我们选择了这种策略，因为许多心理学术语都倾向于产生类似的广义激活模式——逆向推理允许与心理构念相关的网络活动具有更多的特异性。我们使用错误发现率（FDR）为 0.01 作为图像的阈值。

感兴趣的读者可以直接访问本章在线报道的神经影像学荟萃分析。当主要的 Neurosynth 术语可用时，我们就可以使用它们。另外，我们根据 Neurosynth 的"研究"分析进行了"定制"分析，可以通过附录中列出的网址访问。因此，读者可以重新生成我们所描述的任何图像。我们通常只显示一个代表性的横断面、冠状面和矢状面图像；通过直接重新生成分析，读者可以看到完整的大脑图像，还可以与之交互，并检查每项相关的研究及其对荟萃分析的具体贡献。在报告的荟萃分析中，可以通过重新生成相关的搜索来访问各研究的参考文献。

权变管理和评估。 在神经影像学文献中，偶然主要用于理解行为偶然，即某些行动或行为可能产生的后果。Neurosynth 关于"偶然"的提名研究（图 9-2；附录中自定义的搜索 URL）与奖赏网络（整个纹状体）和默认网络的激活增加相关，包括腹内侧和后扣带回。事实上，人们越来越认识到，精神病患者对奖赏偶然的估计与健康人不同（例如，在与奖赏感知相关的大脑网络中，对暂时遥远奖赏的反应性降低；Vanyukov et al.，2016）或系统地估计奖励的概率较低（Olino et al.，2014）。我们发现，这种用联系可以产生心理变化的想法得到了初步的支持；在缺乏其他重复性训练的情况下，评估高奖励概率的能力不仅与负面信息的神经反应性降低有关，还与抑郁症状的降低有关（Collier et al.，2015）。所描述的图像可能表明，不仅可以明确地管理奖励或有关事项，还可以与来访者合作，将奖励或有关事项与人们认为的默认网络有关的计算类型相关联——也就是那些涉及自我相关加工的网络和自我对他人印象的网络（Olino et al.，2016）。例如，这个网络可以帮助一个人理解到赞美不仅是一个积极的结果，也是一个更深层次的、持续的与个人（和人际）相关联的陈述。

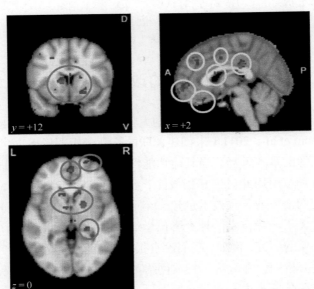

图 9-2 对"偶然"的 Neurosynth 荟萃分析（8 项研究）

刺激控制和塑造。 一般来说，心理治疗过程中的刺激控制和塑造技术是在操纵联想以促进特定的联想学习或消退习得联想的语境下发生的。因此，我们研究了由"联想"一词揭示的联想学习的神经特征。"联想"与"学习"的 Neurosynth 荟萃分析（图 9-3）主要显示了双侧海马体和旁海马体的激活，这与海马体在索引联想记忆中经常被描述的作用是一致的。在某种程度上，刺激控制与控制海马体的过程相关，我们可以通过帮助个体书写新的联想记忆来代替功能失调的联想，以及通过促进临床意义上的再巩固过程来观察刺激控制（Da Silva et al., 2007；Inaba et al., 2016；Schmidt et al., 2017）。

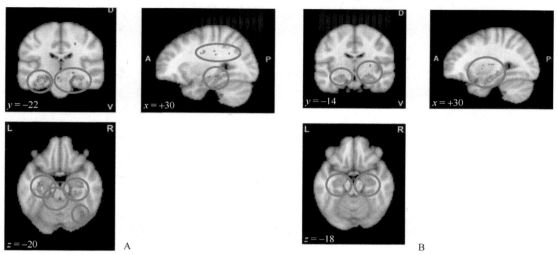

图 9-3　"联想"（A：220 项研究）与"学习"（B：876 项研究）的 Neurosynth 荟萃分析

自我管理。自我管理包括一个广泛的技术集合，通过个人对自己的行为和健康负责的想法（例如，通过设定目标和管理优先级）统一起来。从这种意义上说，自我管理可以被看作本章其他部分所描述的技能的组合，如权变管理、问题解决和情绪调节，以及这些策略针对自我管理的约束。因此，我们认为大脑功能与自我处理尤为相关。对"自我"的 Neurosynth 荟萃分析（图 9-4）揭示了默认网络的活动，它与社会信息处理网络的颞上沟区域密切相关，不受控制地关注自我和自己与他人的关系。所谓"不受控制"，是指以执行网络中的活动来衡量，默认网络加工在很大程度上不受执行控制。实际上，默认网络加工与向外定向的注意力和执行控制呈负相关（Uddin et al., 2009）。总之，这些考虑表明了自我（默

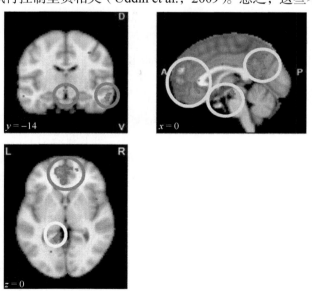

图 9-4　"自我"的 Neurosynth 荟萃分析（903 项研究）

认网络）和管理（主要是执行网络）活动之间的基本张力关系。因此，这可能就是为什么默认网络所介导的自我思考，尤其是关于令人烦恼的话题，可能是"棘手的"——也就是说，很难摆脱和管理。越来越多的证据表明，在精神病理学中，默认网络加工与执行网络加工尤其具有竞争性（Delaveau et al.，2017；Di et al.，2014；Hamilton et al.，2011；Maresh et al.，2014）。

唤醒降低。一项关于"唤醒"的 Neurosynth 荟萃分析（图 9-5）显示，整个凸显网络（如杏仁核、岛叶和亚属扣带）的激活增加。事实上，心理障碍的特征通常是对负面信息的神经反应增强且持续（Siegle et al.，2015），尤其是在这些区域。文献表明，唤醒降低可能涉及到降低情绪刺激的显著性，这种效应应该反映在凸显网络处理的减弱或抑制上。大量文献表明，执行网络和凸显网络之间存在相互抑制，这也说明了利用执行控制的参与来降低唤起策略的潜力（例如，有目的的注意力重定向，正如在重构中所做的那样；参见后文"价值选择和澄清"）。

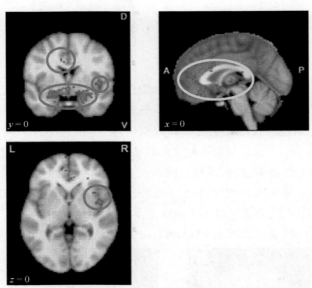

图 9-5　"唤醒"的 Neurosynth 荟萃分析（227 项研究）

应对和情绪调节。一项关于"情绪调节"的 Neurosynth 荟萃分析（图 9-6）发现，凸显网络（尤其是杏仁核，但也包括后岛叶）和执行网络（包括双侧背外侧前额叶和顶叶区域，但不包括内侧前额叶区域）都有激活。的确，这两个网络中的活动与情绪调节疗法的反应密切相关（Fresco et al.，2017）。与这些网络的联系可能表明情绪调节包括努力控制和积极的情绪处理。这种提法可能更适合于假定的"自愿"或费力的认知情绪调节形式（Gross et al.，2007），而不是更多的"自动"表现（例如，由于暴露治疗等干预措施），这些表现可能是通过更多的内侧前额叶活动介导的（R. D. Ray et al.，2012）。执行控制对显著性或威胁信号的干扰可以帮助个体克服那些会引发失控情绪反应的强势反应。

已知有四项 Neurosynth 提名的关于"应对"的研究，但我们没有加以报道，因为它们与治疗过程并非密切相关（例如，有两项研究是关于压抑性应对方式的）。

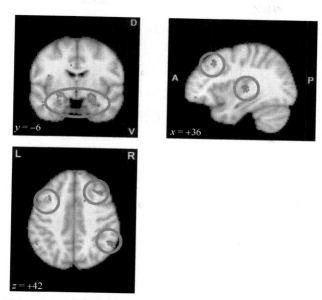

图 9-6　"情绪调节"的 Neurosynth 荟萃分析（161 项研究）

问题解决。"问题解决"的 Neurosynth 荟萃分析（图 9-7）揭示了默认网络（后扣带回）和前额皮质（额上回）各个方面的激活——一个与关系整合和推理紧密相关的区域（Christoff et al.，2001；Davis et al.，2017；Wendelken et al.，2008），以及尾状核（默认网络的一部分）。尾状核与其他区域相结合，也与关系推理相关（Melrose et al.，2007）。综上所述，这些图像表明问题解决可能是广泛分布的需要整合多个大脑网络的活动，与问题解决需要不同的认知操作的观点一致，从概念编码到偶然事件和行动的规划（Anderson et al.，2014）。这个更广泛的网络的某些方面与问题解决的失败有关，比如在抑郁症中观察到的思维反刍

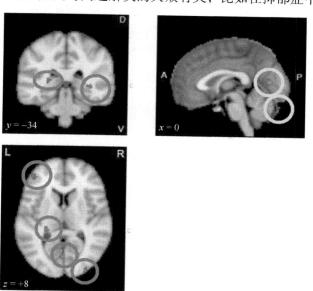

图 9-7　"问题解决"的 Neurosynth 荟萃分析（15 项研究）

（Jones et al.，2017）。因此，强调问题解决的治疗干预可能需要动员一个领域与另一个领域相关的系统，同时保持对这类活动的动机。

暴露策略。暴露疗法通常依赖于让人们面对他们害怕的情况或刺激。虽然很少有关于暴露本身的神经影像学研究（Neurosynth 引擎有许多与"暴露"无关的参考文献；例如，毒品线索暴露），凸显网络在"恐惧"的 Neurosynth 荟萃分析中得到了很好的体现（图 9-8），包括杏仁核和前背侧扣带回。有一种假设认为：凸显网络的形成是让大脑为应对潜在威胁做好准备（Seeley et al.，2007）；暴露疗法表明应对威胁的行动需求减少，可能会减少该网络的活动。当代用于加强暴露疗法的药理学制剂的研究，如 d-环丝氨酸（Hofmann et al.，2015），表明这些药物会影响凸显网络的活性（Wu et al.，2008），特别是在消退期间（Portero-Tresserra et al.，2013；Wisłowska-Stanek et al.，2010）。一项关于"消退"的 Neurosynth 荟萃分析（图 9-8）显示了腹内侧前额叶皮质（vmPFC）的活动。这一发现与之前的研究一致，即 vmPFC 中抑制凸显网络活动的回路介导了暴露疗法的效果（通过消退学习；Phelps et al.，2004）。

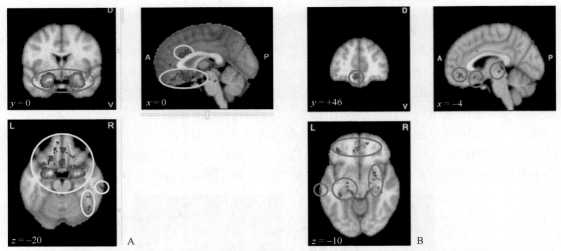

图 9-8 "恐惧"（A：298 项研究）和"暴露"（B：59 项研究）的 Neurosynth 荟萃分析

行为激活。行为激活包括使用目标导向的活动和奖励来增加食欲行为和愉悦反应。这些干预措施成功的关键是增加奖赏预期。一项关于"奖赏预期"的 Neurosynth 荟萃分析（图 9-9）揭示了整个奖赏网络的活动，特别是纹状体内的活动，以及海马体内的活动，潜在地反映了记忆中的奖赏关联。事实上，像抑郁症这样的心理障碍的特征就是奖赏网络的中断（Smoski et al.，2011）及其与其他网络的连接（Sharma et al.，2017）。长期以来奖赏网络一直被认为与行为激活有关（Kalivas et al.，1999）。因此，行为激活疗法有可能恢复奖赏网络与更紧密联系有意行为的网络之间的连接。

人际技巧。获得高质量的社会关系是许多心理障碍的主要挑战。事实上，难以阅读和解释社会线索，以及对这些线索做出适当的反应，被认为是许多人格障碍的定义特征。社会认知是一个广义的概念，囊括了从区分自我与他人，到识别行为意图，到发现和分配代理，再到移情的所有事情。一项对"社会认知"的 Neurosynth 荟萃分析（图 9-10）揭示了中枢执行网络（PFC 的背外侧和前部）和默认网络（背侧后扣带回）以及社会信息处理网络（梭状回和颞顶交界处）的激活，表明了这种使用执行处理来调节社会知觉和互动的更自动化的可能性。

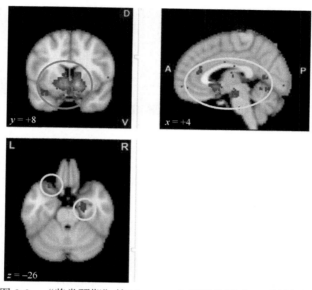

图 9-9　"奖赏预期"的 Neurosynth 荟萃分析（64 项研究）

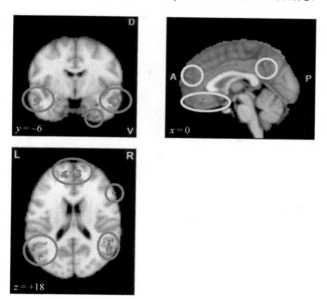

图 9-10　"社会认知"的 Neurosynth 荟萃分析（166 项研究）

认知重评、挑战或重组。神经影像学研究主要是研究认知重评和使用重新评价设计的认知挑战，在这些设计中，参与者被要求以不同的方式思考消极信念、图像或其他刺激。一项对"重新评价"的 Neurosynth 荟萃分析（图 9-11）显示，执行网络（如背外侧前额叶）和凸显网络（如杏仁核、纹状体）的激活增加。这些结果在很大程度上与最近发表的一项荟萃分析相吻合（Buhle et al., 2014），也发现了失活的凸显网络（岛叶、背侧扣带回）。因此，这些分析可能表明，认知重评/重新评价是一个努力但又情绪化的过程，它诉诸自愿的认知，而不是基于身体或更多自动化的情绪调节能力。

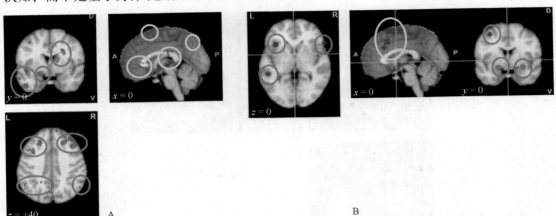

图 9-11 "重新评价"的 Neurosynth 荟萃分析（A：64 项研究）和 Buhle 及其同事在 2014 年做的荟萃分析（B）

矫正核心信念。从上述重新评价的讨论中，我们可以得出，矫正核心信念包含了自愿思维修正的要素。改变核心信念的额外因素可能涉及其他大脑机制。对"信念"的 Neurosynth 荟萃分析（图 9-12）显示，与自我参照处理相关的默认网络（BA10，后扣带回）和执行网络的顶叶部分被激活。因此，改变信念不同于更为普遍的思想挑战，因为它涉及自我表现的神经机制的激活和修改。

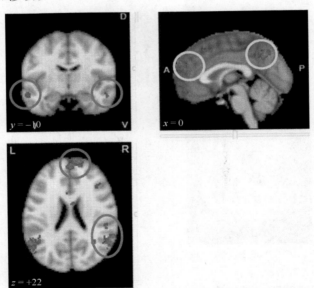

图 9-12 "信念"的 Neurosynth 荟萃分析（66 项研究）

解离/抽离。到目前为止，我们仅知道有一项研究将抽离作为一种情绪调节策略进行了调查（Koenigsberg et al., 2009, 2010；图 9-13 中重建的 Neurosynth）；还没有人做过名义上的抽离。这项研究认为抽离是重新评价的一个特例，事实上，在抽离和重新评价研究中，大脑的相同网络被激活了。

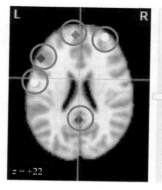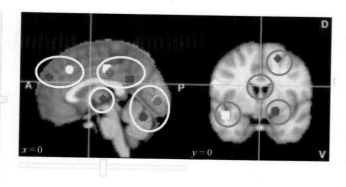

图 9-13　与"抽离"相关的 Neurosynth 重建（Koenigsberg et al.，2010）

　　心理接纳。关于心理接纳的神经影像学文献很少，截至 2015 年，在 Neurosynth 数据库中仅有 2 项研究（Servaas et al.，2015；Smoski et al，2015）。它们的整合（图 9-14）显示了贯穿于执行网络和凸显网络的各种激活。在 Neurosynth 数据库完成后发表的另一项研究（Ellard et al.，2017）证实了执行网络的内侧和腹外侧额叶部分的激活。如果这些发现是可复制的，那么可能表明接纳是一种影响广泛的皮质和皮质下功能的执行策略，就像其他执行调节策略（如重评）一样。Ellard 及其同事（2017）的研究明确对比了接纳与其他策略，包括抑制和担忧，主要发现其他策略需要补充更多的前额叶，表明接纳可以实现与其他监管策略相同的目标，但执行力度较小。

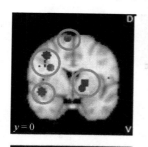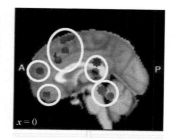
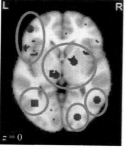

图 9-14　"接纳"的 Neurosynth 荟萃分析（2 项研究）

价值选择和澄清。我们认为价值选择和澄清涉及指定一个人的价值相关的迭代过程，然后重新评估那些规范。已有284项关于"价值"的Neurosynth提名研究，主要关注的是不相关的概念（如"激活价值"）或奖赏价值评估，这可能涉及（也可能不涉及）价值选择和价值澄清。在这些研究中，对其中的17项进行Neurosynth荟萃分析——作者（Greg Siegle）认为这些研究与"主观价值"的关系更为明显（图9-15）——显示激活主要在与自我参照处理相关的默认网络区域，如眶额皮质、吻侧前扣带回和海马体。因此，我们得出结论，干预一个人的价值可能有助于个人评估与自我相关的（如果是抽象的）信息。

价值澄清涉及信念修正的迭代过程，这可能被认为反映了大量在预测错误时信念调整的神经科学文献（即意识到你认为的是不正确的，因此改变思维）。对"预测错误"的Neurosynth荟萃分析（图9-15）显示，反应几乎只存在于基底神经节，而基底神经节是奖赏网络的关键因素。因此，我们建议，价值澄清可能涉及迭代细化什么是奖励或惩罚，以及关于自我如何奖励或惩罚。

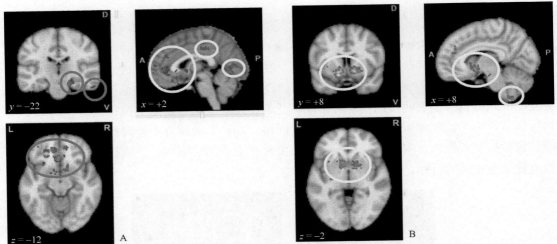

图9-15 "价值"（A：17项研究）和"预测错误"（B：66项研究）的Neurosynth荟萃分析

正念。"正念"的Neurosynth荟萃分析（图9-16）显示激活的凸显网络（前岛叶）和额叶结构的激活，往往与注意力相关（扣带皮质吻侧）。这些结果在很大程度上与最近的一项荟萃分析（Tomasino et al.，2014）相吻合，该分析也涉及了与注意力相关的额叶结构网络。因此，正念干预似乎动员了与通常描述的注意力控制增加一致的大脑网络，并将注意力集中在内部身体感觉上。

动机策略。"动机"和"动机的"的Neurosynth荟萃分析（图9-17）显示了几乎相同的图像。这些数据表明，就像前面讨论的行为激活策略一样，动机的特征与奖赏网络的激活有关，特别是基底神经节（尤其是纹状体）、前扣带回膝部和杏仁核下部，这一切与情绪/基于奖励的行动准备有关，以及评估可能出现的结果在多大程度上是有益的。因此，神经数据可能表明动机策略利用大脑的能力，将克服困难的行为想象为是有回报的行为。

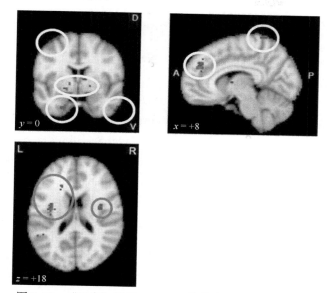

图 9-16 "正念"的 Neurosynth 荟萃分析（15 项研究）

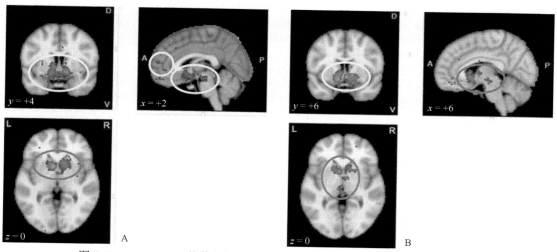

图 9-17 Neurosynth 荟萃分析"动机"（135 项研究）和激励（149 项研究）

结论

我们强调了大脑网络，这些网络与治疗改变中涉及的概念广泛相关，特别是本书的内容。本章各节中图像和已识别网络的相似性表明，不同的治疗技术可能共享关键元素，尽管存在名义上的差异，但可能具有关键的相似性。特别是，证据强调了执行控制的增强、奖赏的增加以及躯体加工的使用是情绪变化的可能途径。利用执行控制与凸显信息自动处理之间固有的紧密关系，以及执行控制提高奖赏价值的潜在用途，是干预技术中的常见机制。牢记这些共同原则可能有助于临床医生统一认知并促进对他们在治疗室中所做工作的理解。

附录：自定义 Neurosynth 荟萃分析

这些自定义的 Neurosynth 荟萃分析并不在 Neurosynth 存储的经典荟萃分析之中。它们代表了本章所使用的一些搜索词。

接纳：http：//neurosynth.org/analyses/custom/69f0107f-ea71–437c

述情障碍：http：//neurosynth.org/analyses/custom/d6d48d7d-00ac-43a6

偶然：http：//neurosynth.org/analyses/custom/e7a9cb5c-e0f3–4fae

解离：http：//neurosynth.org/analyses/custom/ffaa34e4-d75e-4355

正念：http：//neurosynth.org/analyses/custom/62bf31de-285b-4239

问题解决：http：//neurosynth.org/analyses/custom/9fbbed1a-9078-45e3

主观价值：http：//neurosynth.org/analyses/custom/ab283af2–32f0-49b6

（王彦芳　李忻蓉 译）

参 考 文 献

Amodio, D. M., & Frith, C. D. (2006). Meeting of minds: The medial frontal cortex and social cognition. *Nature Reviews Neuroscience, 7*(4), 268–277.

Anderson, J. R., & Fincham, J. M. (2014). Extending problem-solving procedures through reflection. *Cognitive Psychology, 74*, 1–34.

Armony, J. L. (2013). Current emotion research in behavioral neuroscience: The role(s) of the amygdala. *Emotion Review: Journal of the International Society for Research on Emotion, 5*(1), 104–115.

Axmacher, N., & Rasch, B. (2017). *Cognitive neuroscience of memory consolidation*. Charm, Switzerland: Springer.

Bressler, S. L., & Menon, V. (2010). Large-scale brain networks in cognition: Emerging methods and principles. *Trends in Cognitive Sciences, 14*(6), 277–290.

Buhle, J. T., Silvers, J. A., Wager, T. D., Lopez, R., Onyemekwu, C., Kober, H., et al. (2014). Cognitive reappraisal of emotion: A meta-analysis of human neuroimaging studies. *Cerebral Cortex, 24*(11), 2981–2990.

Burnett, S., Sebastian, C., Cohen Kadosh, K., & Blakemore, S.-J. (2011). The social brain in adolescence: Evidence from functional magnetic resonance imaging and behavioural studies. *Neuroscience and Biobehavioral Reviews, 35*(8), 1654–1664.

Bush, G., Luu, P., & Posner, M. I. (2000). Cognitive and emotional influences in anterior cingulate cortex. *Trends in Cognitive Sciences, 4*(6), 215–222.

Cai, W., Chen, T., Szegletes, L., Supekar, K., & Menon, V. (2015). Aberrant cross-brain network interaction in children with attention-deficit/hyperactivity disorder and its relation to attention deficits: A multisite and cross-site replication study. *Biological Psychiatry*. Retrieved from http://dx.doi.org/10.1016/j.biopsych.2015.10.017.

Camara, E., Rodriguez-Fornells, A., Ye, Z., & Münte, T. F. (2009). Reward networks in the brain as captured by connectivity measures. *Frontiers in Neuroscience, 3*(3), 350–362.

Chein, J. M., & Schneider, W. (2005). Neuroimaging studies of practice-related change: fMRI and meta-analytic evidence of a domain-general control network for learning. *Cognitive Brain Research, 25*(3), 607–623.

Choe, Y. (2014). Hebbian learning. In D. Jaeger & R. Jung (Eds.), *Encyclopedia of computational neuroscience* (pp. 1–5). New York: Springer Verlag.

Christoff, K., Prabhakaran, V., Dorfman, J., Zhao, Z., Kroger, J. K., Holyoak, K. J., et al. (2001). Rostrolateral prefrontal cortex involvement in relational integration during reasoning. *NeuroImage, 14*(5), 1136–1149.

Collier, A., & Siegle, G. J. (2015). Individual differences in response to prediction bias training. *Clinical Psychological Science, 3*(1), 79–90.

Craig, A. D. (2009). How do you feel—now? The anterior insula and human awareness. *Nature Reviews Neuroscience, 10*(1): 59–70.

Da Silva, W. C., Bonini, J. S., Bevilaqua, L. R. M., Medina, J. H., Izquierdo, I., & Cammarota, M. (2007). Inhibition of mRNA synthesis in the hippocampus impairs consolidation and reconsolidation of spatial memory. *Hippocampus, 18*(1), 29–39.

Davey, C. G., Pujol, J., & Harrison, B. J. (2016). Mapping the self in the brain's default mode network. *NeuroImage, 132*, 390–397.

Davis, T., Goldwater, M., & Giron, J. (2017). From concrete examples to abstract relations: The rostrolateral prefrontal cortex integrates novel examples into relational categories. *Cerebral Cortex, 27*(4), 2652–2670.

Delaveau, P., Arruda Sanchez, T., Steffen, R., Deschet, K., Jabourian, M., Perlbarg, V., et al. (2017). Default mode and task-positive networks connectivity during the N-Back task in remitted depressed patients with or without emotional residual symptoms. *Human Brain Mapping, 38*(7), 3491–3501. Retrieved from http://dx.doi.org/10.1002/hbm.23603.

Di, X., & Biswal, B. B. (2014). Modulatory interactions between the default mode network and task positive networks in resting-state. *PeerJ, 2*, e367.

Ellard, K. K., Barlow, D. H., Whitfield-Gabrieli, S., Gabrieli, J. D. E., & Deckersbach, T. (2017). Neural correlates of emotion acceptance versus worry or suppression in generalized anxiety disorder. *Social Cognitive and Affective Neuroscience, 12*(6), 1009–1021. Retrieved from http://dx.doi.org/10.1093/scan/nsx025.

Fresco, D. M., Roy, A. K., Adelsberg, S., Seeley, S., García-Lesy, E., Liston, C., et al. (2017). Distinct functional connectivities predict clinical response with emotion regulation therapy. *Frontiers in Human Neuroscience, 11*, 86.

Gross, J. J., & Thompson, R. A. (2007). Emotion regulation: Conceptual foundations. In J. J. Gross (Ed.), *Handbook of emotion regulation* (pp. 3–24). New York: Guilford Press.

Hamilton, J. P., Furman, D. J., Chang, C., Thomason, M. E., Dennis, E., & Gotlib, I. H. (2011). Default-mode and task-positive network activity in major depressive disorder: Implications for adaptive and maladaptive rumination. *Biological Psychiatry, 70*(4), 327–333.

Hofmann, S. G. (2013). Can fMRI be used to predict the course of treatment for social anxiety disorder? *Expert Review of Neurotherapeutics, 13*(2), 123–125.

Hofmann, S. G., Mundy, E. A., & Curtiss, J. (2015). Neuroenhancement of exposure therapy in anxiety disorders. *AIMS Neuroscience, 2*(3), 123–138.

Inaba, H., Kai, D., & Kida, S. (2016). N-glycosylation in the hippocampus is required for the consolidation and reconsolidation of contextual fear memory. *Neurobiology of Learning and Memory, 135*, 57–65.

Jones, N. P., Fournier, J. C., & Stone, L. B. (2017). Neural correlates of autobiographical problem-solving deficits associated with rumination in depression. *Journal of Affective Disorders, 218*, 210–216.

Kalivas, P. W., & Nakamura, M. (1999). Neural systems for behavioral activation and reward. *Current Opinion in Neurobiology, 9*(2), 223–227.

Kim, H. (2012). A dual-subsystem model of the brain's default network: Self-referential processing, memory retrieval processes, and autobiographical memory retrieval. *NeuroImage, 61*(4), 966–977.

Koenigsberg, H. W., Fan, J., Ochsner, K. N., Liu, X., Guise, K. G., Pizzarello, S., et al. (2009). Neural correlates of the use of psychological distancing to regulate responses to negative social cues: A study of patients with borderline personality disorder. *Biological Psychiatry,*

66(9), 854–863.

Koenigsberg, H. W., Fan, J., Ochsner, K. N., Liu, X., Guise, K., Pizzarello, S., et al. (2010). Neural correlates of using distancing to regulate emotional responses to social situations. *Neuropsychologia*, 48(6), 1813–1822.

Lane, R. D., Ryan, L., Nadel, L., & Greenberg, L. (2014). Memory reconsolidation, emotional arousal, and the process of change in psychotherapy: New insights from brain science. *Behavioral and Brain Sciences*, 38, e1. Retrieved from http://dx.doi.org/10.1017/s0140525x14000041.

Lonergan, M. H., Brunet, A., Olivera-Figueroa, L. A., & Pitman, R. K. (2013). Disrupting consolidation and reconsolidation of human emotional memory with propranolol: A meta-analysis11. In C. M. Alberni (Ed.), *Memory Reconsolidation* (pp. 249–272). Amsterdam: Elsevier.

Maresh, E. L., Allen, J. P., & Coan, J. A. (2014). Increased default mode network activity in socially anxious individuals during reward processing. *Biology of Mood and Anxiety Disorders*, 4, 7.

Melrose, R. J., Poulin, R. M., & Stern, C. E. (2007). An fMRI investigation of the role of the basal ganglia in reasoning. *Brain Research*, 1142, 146–158.

Olino, T. M., McMakin, D. L., & Forbes, E. E. (2016). Toward an empirical multidimensional structure of anhedonia, reward sensitivity, and positive emotionality: An exploratory factor analytic study. *Assessment*. Retrieved from http://dx.doi.org/10.1177/1073191116680291.

Olino, T. M., McMakin, D. L., Morgan, J. K., Silk, J. S., Birmaher, B., Axelson, D. A., et al. (2014). Reduced reward anticipation in youth at high-risk for unipolar depression: A preliminary study. *Developmental Cognitive Neuroscience*, 8, 55–64.

Phelps, E. A., Delgado, M. R., Nearing, K. I., & LeDoux, J. E. (2004). Extinction learning in humans: Role of the amygdala and vmPFC. *Neuron*, 43(6), 897–905.

Portero-Tresserra, M., Martí-Nicolovius, M., Guillazo-Blanch, G., Boadas-Vaello, P., & Vale-Martínez, A. (2013). D-cycloserine in the basolateral amygdala prevents extinction and enhances reconsolidation of odor-reward associative learning in rats. *Neurobiology of Learning and Memory*, 100, 1–11.

Raichle, M. E., MacLeod, A. M., Snyder, A. Z., Powers, W. J., Gusnard, D. A., & Shulman, G. L. (2001). A default mode of brain function. *Proceedings of the National Academy of Sciences of the United States of America*, 98(2), 676–682.

Ray, K. L., McKay, D. R., Fox, P. M., Riedel, M. C., Uecker, A. M., Beckmann, C. F., et al. (2013). ICA model order selection of task co-activation networks. *Frontiers in Neuroscience*, 7, 237.

Ray, R. D., & Zald, D. H. (2012). Anatomical insights into the interaction of emotion and cognition in the prefrontal cortex. *Neuroscience and Biobehavioral Reviews*, 36(1), 479–501.

Schmidt, S. D., Furini, C. R. G., Zinn, C. G., Cavalcante, L. E., Ferreira, F. F., Behling, J. A. K., et al. (2017). Modulation of the consolidation and reconsolidation of fear memory by three different serotonin receptors in hippocampus. *Neurobiology of Learning and Memory*, 142(Part A), 48–54.

Seeley, W. W., Menon, V., Schatzberg, A. F., Keller, J., Glover, G. H., Kenna, H., et al. (2007). Dissociable intrinsic connectivity networks for salience processing and executive control. *Journal of Neuroscience*, 27(9), 2349–2356.

Servaas, M. N., Aleman, A., Marsman, J.-B. C., Renken, R. J., Riese, H., & Ormel, J. (2015). Lower dorsal striatum activation in association with neuroticism during the acceptance of unfair offers. *Cognitive, Affective and Behavioral Neuroscience*, 15(3), 537–552.

Sharma, A., Wolf, D. H., Ciric, R., Kable, J. W., Moore, T. M., Vandekar, S. N., et al. (2017). Common dimensional reward deficits across mood and psychotic disorders: A connectome-wide association study. *American Journal of Psychiatry*, 174(7), 657–666.

Siegle, G. J., D'Andrea, W., Jones, N., Hallquist, M. N., Stepp, S. D., Fortunato, A., et al. (2015). Prolonged physiological reactivity and loss: Association of pupillary reactivity with negative thinking and feelings. *International Journal of Psychophysiology*, 98(2, Part 2), 310–320.

Siegle, G. J., Thompson, W. K., Collier, A., Berman, S. R., Feldmiller, J., Thase, M. E., et al. (2012). Toward clinically useful neuroimaging in depression treatment: Prognostic utility of subgenual cingulate activity for determining depression outcome in cognitive therapy across studies, scanners, and patient characteristics. *Archives of General Psychiatry, 69*(9), 913–924.

Smith, S. M., Laird, A. R., Glahn, D., Fox, P. M., Mackay, C. E., Filippini, N., et al. (2009). FMRI resting state networks match BrainMap activation networks. *NeuroImage, 47,* S147.

Smoski, M. J., Keng, S.-L., Ji, J. L., Moore, T., Minkel, J., & Dichter, G. S. (2015). Neural indicators of emotion regulation via acceptance vs. reappraisal in remitted major depressive disorder. *Social Cognitive and Affective Neuroscience, 10*(9), 1187–1194.

Smoski, M. J., Rittenberg, A., & Dichter, G. S. (2011). Major depressive disorder is characterized by greater reward network activation to monetary than pleasant image rewards. *Psychiatry Research: Neuroimaging, 194*(3), 263–270.

Sporns, O. (2010). *Networks of the brain.* Cambridge, MA: MIT Press.

Tomasino, B., Chiesa, A., & Fabbro, F. (2014). Disentangling the neural mechanisms involved in Hinduism- and Buddhism-related meditations. *Brain and Cognition, 90,* 32–40.

Treanor, M., Brown, L. A., Rissman, J., & Craske, M. G. (2017). Can memories of traumatic experiences or addiction be erased or modified? A critical review of research on the disruption of memory reconsolidation and its applications. *Perspectives on Psychological Science, 12*(2), 290–305.

Tryon, W. (2014). *Cognitive neuroscience and psychotherapy: Network principles for a unified theory.* Amsterdam: Elsevier.

Uddin, L. Q., Kelly, A. M., Biswal, B. B., Castellanos, F. X., & Milham, M. P. (2009). Functional connectivity of default mode network components: Correlation, anticorrelation, and causality. *Human Brain Mapping, 30*(2), 625–637.

Van Strien, N. M., Cappaert, N. L. M., & Witter, M. P. (2009). The anatomy of memory: An interactive overview of the parahippocampal–hippocampal network. *Nature Reviews Neuroscience, 10*(4), 272–282.

Vanyukov, P. M., Szanto, K., Hallquist, M. N., Siegle, G. J., Reynolds, C. F., III, Forman, S. D., et al. (2016). Paralimbic and lateral prefrontal encoding of reward value during intertemporal choice in attempted suicide. *Psychological Medicine, 46*(2), 381–391.

Wendelken, C., Nakhabenko, D., Donohue, S. E., Carter, C. S., & Bunge, S. A. (2008). "Brain is to thought as stomach is to ??": Investigating the role of rostrolateral prefrontal cortex in relational reasoning. *Journal of Cognitive Neuroscience, 20*(4), 682–693.

Wisłowska-Stanek, A., Lehner, M., Turzynska, D., Sobolewska, A., & Płaznik, A. (2010). The influence of D-cycloserine and midazolam on the release of glutamate and GABA in the basolateral amygdala of low and high anxiety rats during extinction of a conditioned fear. *Pharmacological Reports, 62,* 68–69.

Wu, S. L., Hsu, L. S., Tu, W. T., Wang, W. F., Huang, Y. T., Pawlak, C. R., et al. (2008). Effects of d-cycloserine on the behavior and ERK activity in the amygdala: Role of individual anxiety levels. *Behavioural Brain Research, 187*(2), 246–253.

Yarkoni, T., Poldrack, R. A., Nichols, T. E., van Essen, D. C., & Wager, T. D. (2011). Large-scale automated synthesis of human functional neuroimaging data. *Nature Methods, 8*(8), 665–670.

第十章　应用心理学的进化原理

Steven C. Hayes，PhD　Jean-Louis Monestès，PhD　David Sloan Wilson，PhD

循证治疗（EBT）有四种不同的循证方式：首先，它借鉴并促进了行为改变的基本原则；其次，它将这些原则与应用模型和理论联系起来；再次，它对精细控制研究中的技术扩展和方法进行评估；最后，研究是否可以从基本原则和应用模型或理论的角度理解干预结果。

对于经验需求，或者说至少其中一部分，认知和行为治疗的疗效是明确的。40 多年前，循证方式中的第一种和第三种是早期行为治疗的定义特征，表现为"操作性定义的学习理论和符合既定的实验范式"（Franks et al.，1974）。本章主要围绕这四个循证方式展开。第六章至第九章则侧重于应用关联的基本原则，包括那些侧重于行为、认知、情感和情绪调节以及神经科学的基本原则。

在某些方面来看这很奇怪。毕竟，如果神经科学家被问到"为什么大脑是这样组织的？"这样的问题时，除非有进化论的解释，否则他们很快就会找不到科学、有趣的东西来解释了。在行为科学、认知科学或情绪科学领域，情况也是如此。

本章将通过阐述进化论为循证心理干预的研究和实践提供有用的指导，以缩略形式概述当代进化论，重点关注一小部分过程，EBT 的学生可以使用这些过程来更好地理解精神病理学，或开发和实施更有效的治疗方法，而不考虑具体的治疗模式。

进化科学现在能够更好地履行这一职责的一个原因是，它本身也发生了变化，而且变化得很快。进化科学正从一段与行为科学隔绝的时期中崛起，而最近，现代进化论是以基因为中心的。流行的进化论作者，如 Richard Dawkins（1976），提出了这样的观点：物质生命形式是以基因为单位复制的生命周期的一部分。进化通常被直接定义为"由选择性生存导致的物种基因频率的改变"（Bridgeman，2003）。这一观点在应用心理学中的主要应用是基因可以导致行为的观点。人们曾希望，一旦人类基因组被完全绘制出来，我们将看到大量的精神病理和人类功能是由基因决定的，即使遗传原因无法改变，我们至少可以针对高危人群给予干预。

这种关于基因在行为中发挥作用的观点已经发生了根本性的变化，尤其是在 2003 年最终完成人类基因组测序之后。这一科学成果最终表明，在精神病理学或其他任何领域，基因并不编码特定的表型属性（Jablonka et al.，2014）。大量的研究已经出现，例如，通过对成千上万名患有或未患有精神健康问题的参与者进行全基因组图谱绘制（例如，Cross-Disorder Group of the Psychiatric Genomics Consortium，2013），表明遗传危险因素与精神病理学的关联仅限于广泛的、系统的和非常复杂的方面。最近一项研究中对 25 万名参与者的基因组分析（Wood et al.，2014）仅能解释人类身高差异的 1/5，即使是这样，也是 400 多个点位 700 种基因变异的结果。作者得出结论，身高可能与成千上万个遗传位点和基因变异有关。

表观遗传学知识的兴起也产生了类似的深远影响。该术语泛指调控基因活性、表达、转录和功能的 DNA 核苷酸序列以外的生物学过程。人们对其最大的兴趣在于可遗传的表观遗传过程。例如，当甲基以化学方式附着在核苷酸胞嘧啶上时，DNA 的某些区域就将难以启动转录，因此不太可能产生蛋白质。这种甲基化在一定程度上是可遗传的（Jablonka et al.，2014），与其他表观遗传过程一致，自身也受到环境和行为的调节。例如，尽管之前没有嗅觉刺激的经历，但暴露在令人厌恶的经典条件反射下的老鼠幼仔对气味表现出惊吓反应，这显然是由于某些嗅觉基因的甲基化（Dias et al.，2014）。

这种影响被认为与心理干预有关。例如，8 周的正念冥想确实可以打开或关闭人体大约 6% 的基因（Dusek et al.，2008）。表观遗传过程影响大脑组织（Mitchell et al.，2013），在心理健康领域具有保护作用的经历则被认为具有表观遗传效应（Uddin et al.，2013）。

这些数据从根本上改变了人们对环境和行为进化的看法。进化并不仅仅意味着基因影响行为。相反，物理生物体本身是将环境和行为转化为生物学系统（Slavich et al.，2013）的观点越来越合理。学习越来越被认为是进化的主要阶梯之一（Bateson，2013），我们将在以下进行讲述。一个更系统和多维的进化理论认为以一种更包容的方式看待适应性，同时考虑遗传和非遗传因素（Danchin et al.，2011），现在可以用于组织行为干预本身（D.S. Wilson et al.，2014）。

进化原理：六个关键的概念

进化科学是一个广阔的研究领域，包含了同样广泛的研究文献，但在应用中，它的核心可以归结为六个关键的概念。下文将描述这些概念，并举例来说明其与精神病理学或心理干预的关系。

变异

喜剧演员 Moms Mabley 说得对："如果你总是做你一直做的事情，你将永远得到你一直拥有的东西。"变异是进化的必要条件。

进化起源于盲目变异，行为科学中的一些进化理论一直强调这一观点（Campbell，1960），但就其本身而言，它可能有点误导，因为进化本身很快就会对环境条件产生有针对性的变化。例如，我们现在知道，当面对紧张的环境时，从细菌到人类的所有有机体都有一种进化的能力，既能增加变异的概率，又能降低 DNA 修复的准确度（Galhardo et al.，2007）。这样的观察促使一些进化论者提出了这样的问题："我们今天所拥有的物种，是否不仅是适者生存的产物，也可能是最具进化物种生存的产物？"（Wagner et al.，2010）。进化的可进化性是支持扩展进化综合理论的主要论点之一（Pigliucci，2007；Laland et al.，2015），它试图超越以基因为中心的方法来考虑更多的以生物和生态为中心的方法，包括多层次的选择发展和表观遗传学，相关内容将在本章中提到。

进化能力的进化也表现在行为层面，例如，在物种灭绝过程中反应变异的增加。对于人类来说，随着通过语言和更高的认知实现功能的转变，变异可能已经达到了顶峰，这种能力允许目的性行为在非目的性过程中涌现（Monestes，2016；D. S. Wilson，2016）。

在精神病理学和心理干预中，变异性进化的必要条件是一方面对导致不健康的认知、情感或行为僵化的研究，另一方面是促进这些领域的健康变异考虑诊断框架外这些重要的过程，如思维反刍、忧虑、述情障碍、经验回避、缺乏自我控制、社会快感缺乏或缺乏稳定关系；所有这些过程都很容易被狭隘或僵化定义在认知、情感、行为或社会领域范围内。精神病理学的特定形式也倾向于包括破坏健康的变异或对环境变化敏感的症状或特征。例如，在抑郁症中出现的社交退缩减少了学习新的社会行为的机会；吸毒和酗酒降低了改变的动力；等等。值得注意的是，与此类过程纠缠在一起的来访者通常将自己描述为"陷入困境"、"墨守成规"或"无法改变"。

随着时间的推移，精神病理学的发展可以在一定程度上理解为根植于产生狭隘而僵化适应形势的经历经验。例如，在来访者的经历中，往往可以发现高度的和长期的不可避免的令人厌恶的控制，无论是以创伤、虐待和忽视、缺乏营养和社会支持的形式，还是以无处不在的环境压力，如贫困等形式。这种令人厌恶的控制导致了限制健康行为变异的回避模式（Biglan，2015）。

行为变异的另一个病理限制源自人类根据刺激所代表的事物，而不是"简单地"根据刺激是什么而对其做出反应的能力——也就是说，在没有直接训练的情况下，对其独立的物理特性刺激做出反应的能力（如第七章所述）。基于这种能力的语言规则可以显著改善行为变化（例如，人们可以用鲜花装饰房子，表达爱，或纪念死去的人），但这种建立关系的能力也会严重限制行为上的变化，比如有人不吃烤肉，因为烤肉会让人联想到死去的动物，从而联想到最近失去的父亲。

然而，不能仅仅从拓扑结构的角度来考虑行为的变化。促进紊乱、冲动或混乱的行为并不是心理治疗的目标，表面上的行为变异可以很容易地被投入到维持现有的不适应功能的服务中，就像一个与药物滥用作斗争的人，当他所喜欢的滥用药物的供应紧张的时候，他会从一种药物转移到另一种药物。相反，当现有的生活方式无法实现健康的生活方式时，心理干预的目的应该是以功能上更具适应性的生活方式为目标。简而言之，为了使行为变异在心理问题上具有适应性，它必须在功能上有所不同。新的行为必须产生不同类别的后果或不同的强化形式。例如，如果一个人学会对停止使用毒品所涉及的情绪和感觉敞开心扉，以便做一个更好的父亲，那么重要的将不仅仅是改变药物滥用。其他积极的适应可能包括从负强化向正强化的转变；从欲望驱动到与"基于价值"的符号强化形式连接；或者更多地受到长期而非短期强化的指导。真正的"新"，在功能上也是"新"的。

新的、健康的思维方式、感受方式和行动方式通常也需要一个新的、更具支持性的环境。这正是心理治疗的目的所在，它通过削弱导致心胸狭隘的心理过程，促进心理社会过程（信任、接纳、尊重、探索、好奇等），从而引起成功的变异。临床上，心理治疗可以被认为是在遭遇心理死胡同时产生健康和功能性的情感、认知和行为的灵活性以促进成长的尝试（Hayes et al.，2015）。心理治疗为来访者提供了一个安全的场所，让他们可以尝试不同的功能行为，而心理治疗师则可以通过促进其选择来激发行为的变异。

选择

第二个主要的进化过程是选择。在基因进化中，选择会带来不同的成功的人生，包括生存、获得配偶的机会和竞争能力。在行为领域，在一个人的一生当中，选择可以很容易地应用于操作性学习：行为是根据它们产生的结果来选择的。Skinner（1981）特别有力地指出了这种相似性。

操作性学习通过保持与环境的接触，并通过行为及其副作用构建这些环境，极大地改变了选择压力。例如，如果一只鸟在河泥中挖洞时获得了可食用的甲壳类动物，那么它可能会在几代的时间里暴露在这种进食环境中，在这种环境中，喙结构的适应性可以在遗传水平上被选择。因此，新的表型形式可以相当迅速地进化。火烈鸟的喙就是这一过程的具体例子，是通过吃河里发现的甲壳类动物时高度强化的，火烈鸟花了大量的时间在泥里挖洞。这导致了它那非常奇怪的勺状喙的进化，当它头朝下吃东西的时候，它会先过滤掉食物，然后再排出水，但这种身体进化过程的开始是偶然性的学习，它改变了喙的选择压力（Schneider，2012）。一些进化论者认为这种效应（表型形式的快速进化响应是基于学习的细分选择和构建）是原因之一，在所谓的寒武纪大爆发期间，学习本身的进化可能推动了生命形式的爆发（Ginsburg et al.，2010）。类似的情况是，培养积极的社会关系以及享受与他人相处的乐趣的影响（Biglan，2015），这反过来为在自我放大的发展循环中发展更强的共情能力和更多的社交技能创造了条件。

在应用领域，选择可以帮助我们理解精神病理学及其治疗。许多形式的精神病理学被认为是进化的"适应性高峰"（Hayes et al.，2015）。适应性高峰是指表型适应推动了"向山上"的进展，但"山"已经耗尽，没有进一步进展的可能。例如，掠食者可能会通过进化的身体特征（如能挖掘的爪子）或行为特征（如团队狩猎）越来越有效地锁定某些猎物。这种成功可能会导致捕食者数量的增加，但也可能会导致对特定猎物更多的依赖，以及最终可能不会用于其他任何事情。如果捕食变得如此成功，以至于猎物数量减少，那么捕食者甚至可能会灭绝。

在精神病理学中观察到的某些过程也包含了这些行为模式，这些行为模式在进化意义上最初是"适应性的"。问题是，环境的某些特征（如短期偶发事件、令人厌恶的控制）可能会发生适应性变化，从而阻碍在限制性较弱的环境中的积极发展。"换句话说，精神病理学是一个进化过程，它以一种特定的方式出错：它通过正常的进化过程阻止进一步的积极发展"（Hayes et al.，2015）。例如，在混乱的、缺乏关爱的环境中长大的孩子会倾向于表现出更多受短期后果控制的行为（Biglan，2015），因为这种行为是适应性的：混乱的、缺乏关爱的环境在更长的时间框架内是难以预测的，而且它只会增加即时收益。作为一个成人，环境控制可能是一个长期的过程，但是，与儿童相比，"冲动"的行为仍然存在——而且这种行为使接触成人环境的变化变得更难（他们可以采取行动避免混乱或以健康的方式寻求关爱）。

生命周期内的行为进化会引发特殊问题，因为差异选择被用于选择行为。由于时间和行为的数量是有限的，每种行为都是根据其后果与其他行为的后果进行比较而选择的

（Herrnstein，1961）。此外，行为不存在永久消亡，因为忘却学习是不可能的。消退是一种抑制，是由强化的减少而导致的行为发生频率的降低，而不是"遗忘"本身。以前的强化行为可能会淹没在与其他反应形式的竞争中，但它们不会完全消失。因此，在行为选择的情况下，就需要在与其他行为选择的竞争中分析准则。这表明，治疗师需要组织新的、强有力的强化来源来强化健康行为，使之与以前的行为相竞争：要针对给定的问题行为进行选择，必须有一个更好的备选方案。因此，心理治疗总是一个构建的过程，而不是消退的过程。打个比方，如果你的汤里盐太多，你就拿不出来了。你唯一的解决办法就是多加点水。当处理不想要的行为和过度的行为时要心胸宽阔，心胸大了，事就小了。

通过检查和选择治疗中的价值，可以通过象征性的过程来改变后果的有效性——增强现有行为后果的强化效果，或者为消退的行为创造新的后果来检查和选择治疗中的价值。一般来说，文化习俗似乎以同样的方式起作用：为行动制定新的或更多的选择标准。正如我们都有基因型一样，一旦人类的语言进化了，我们也就有了符号类型（symbotype），认知关系网络自己也在进化，并影响着其他行为过程（Wilson et al.，2014）。

保留

为了使所选择的变异对生物体或物种有用，必须以某种方式保留它们。在物种层面，基因从父母传给后代；即它们在 DNA 中的组织；而且，在一定程度上，它们通过表观遗传过程的表达确保了所选性状的保留。这就是为什么繁殖成功是进化研究的一个中心主题：后代越多，传给下一代的基因就越多，在不同代间可以更好地保留一个有利的特征。在许多物种中观察到的后代的大小和数量之间的权衡也证明了传播成功对跨代的影响（Rollinson et al.，2013）。只考虑亲代适合度，为了最大限度地复制有利的特征，更好的策略是尽可能多地繁殖后代。然而，如果在几代人中保留选定的性状很重要，那么后代的存活同样重要。许多物种产生的后代较少，并把精力集中在后代的生存上。

在行为层面上，保留既包括个体内部的成分，对应于通过重复和偶然的后果改善有机体的特质，也包括个体之间的成分，对应于社会学习和文化传播。如果没有保留，作为一种行为过程的学习将毫无意义，模仿或文化作为一种社会过程也将毫无意义。例如，强化改变了即将发生的行为的概率，这一事实本身就是一种保留。然而，我们需要确保不要把保留和遗传度看作是"储存"的必然问题。基因是由有形物质组成的，它确实是通过配子的染色体储存和传递，但行为保留更像是折叠一张纸。如果你把一张纸卷起来，它会很容易地恢复它最初的状态。在同一折痕上折叠几次后，纸就会在这种折痕状态下保持原样。卷或折叠的动作并不是字面意义上的"储存"：纸张只是发生了变化。因此，就一生的行为而言，保留是比传播更重要的实践。

对于心理治疗师来说，在与来访者见面的一小段时间内，持续地改变行为习惯是一项令人着迷的挑战。本书第三部分的许多章节可以理解为通过提供便携式线索或提示来帮助来访者保留行为，这些提示或线索为治疗之外的行为提供了机会（参见第十二章刺激控制），开发支持和强化行为模式的环境（参见第十四章自我管理），增强动机以帮助来访者获得现有的结果（参见第二十七章关于动机性访谈的部分，或第二十五章关于价值选择的部分）。与此稍有不同的是，进化倾向于保留与情绪相关的外显行为（参见第八章），这可能解释了为什么在会话中更大的情绪开放有助于临床资料的保留（参见第二十四章）。

变异和选择性保留是进化论的核心，但特别是当进化原则被有意使用时，还需要三个概念：对语境的关注和多层次、多维度的方法。

语境

进化天生对语境敏感。所有生物在其一生中都会经历许多不同的语境，每一种语境都可能需要适应性反应。语境决定选择哪些变量。所有能够进行权变学习的物种都可以通过它们的行为来选择语境（我们在前面的例子中描述过火烈鸟鸟喙的生态位构建）。许多物种也能够通过它们的行动创造特定的物理和社会环境，这些行动改变了影响生产和繁殖问题的选择压力——所谓的生态位构建。学习可以帮助形成更大的功能模式，然后通过文化和基因适应变得更有效。这就是学习被认为是进化的阶梯的部分原因（Bateson，2013）。

如果应用心理学家在本质上参与了一个应用进化的过程，那么促进行为变化就没有什么好处，而这些变化在发生的语境中是不受支持的。当有目的地进化时，要么需要选择一个能够保持所需行为创新的语境，要么需要修改当前语境，使其保持所需的行为创新。要理解行为创新的自然地位，就需要对当前的内部和外部语境保持警觉和开放的关注。关于正念（第二十六章）和接纳（第二十四章）的章节可以从这个角度来看。

在某种程度上，对心理行为语境的理解本身就可以改变选择心理行为的条件。例如，基于价值的工作（第二十五章）可能会将看似不重要的日常行为与生存的行为和品质联系起来。早上刮胡子可能看起来很无聊和琐碎，但对他人表示尊重可能既是很重要的，也与这种行为有关。

多层次选择

选择可以在不同层次中同时进行：不仅是基因，还有基因系统；不仅是行为，还有全部行为品质；不仅是思维，还有认知主题和模式。不同层次的选择可以是相同的，也可以是不同的。可能存在层级间的合作或冲突（Okasha，2006）。

把身体看作一个多细胞系统。正常成人的身体由30万亿至37万亿个细胞组成（Bianconi et al.，2013）。每秒钟有数百万细胞死亡，但在单个细胞层面上看起来是大屠杀的东西，却在被称为"你"的层面上维持着旺盛的生命力。"多细胞生物的重要进化与任何特定层次的合作发生的方式是一样的：当选择是基于群组间的竞争时，在群组层面上的更大成功会被限制低层次组织自私的适应性所增强。"例如，平均而言，当细胞合作成为"你"时，比它们单独行动时表现得更好、寿命更长——即使每分钟有数百万细胞死亡。多细胞间的竞争就是这样产生的。如果你的一些细胞开始复制，而不管对你是否有用，这就是癌症。如果任其发展，它将很快导致你的死亡，与此同时，也会导致你的所有个体细胞的死亡。为了防止这种情况的发生，你体内的进化系统会修复DNA，监测异常和癌前细胞，甚至杀死那些确定已经癌变的细胞。

这个例子包含了多层选择理论的一些核心思想（Wilson，2015），在过去的几年里，这一理论经历了一次重大的复兴（Nowak et al.，2010）。在选择的层次之间有一个持续的平衡。在更高层次的组织中，由于小团体竞争而产生的连续选择和在更低层次上对自私的压制，有时会使平衡向合作倾斜，并成为重大进化转变的引擎，如多细胞生物的发展，真核细胞（另一种生命形式——"线粒体"的古老的合作伙伴），还有群居的物种，如白蚁、蜜蜂，还有人类，它们已经进化出了社会合作的形式，在进化方面非常成功。

多层选择理论表明，与其他灵长类动物相比，人类是非常擅长合作的，因为我们是在小群体和群体之间的竞争中进化的，并且进化出了各种各样的适应（可能部分是文化和象征的）来限制自私（如道德上禁止偷窃）。然而，癌症的例子表明，在更古老的多细胞生物系统中，个体的私利永远不会完全消失。

作为一个应用性问题，多层选择的概念提醒应用心理学家要不断地考虑群体层面的有益合作与底层自私的限制之间的平衡。例如，治疗个人心理问题的治疗师仍然需要关注培养社会关系、依恋和亲密关系，不要让这些人类需求被心理自私所破坏。社会支持和养育方式是已知的对心理健康影响最大的因素，而社会孤立和脱节是已知的对精神障碍影响最大的因素，这并非偶然（Biglan，2015）。人类是社会性灵长类动物，群体间的竞争将我们设计成小群体，原因很简单：合作的群体比冲突的群体能更好地发挥作用。

群体和个人之间的平衡适用于应用心理学的每个主题，因为无论焦点多么细微，选择的层次都是存在的。我们从一个单一人体的例子开始，部分原因是身体是"个体"的定义，但它实际上是一个由数万亿个细胞组成的庞大的协作群体。同样，心理上的"个体"包含着多重自我、行为、情感、思想等。因此，一个关键的应用问题是如何使它们变得合作。

考虑一下本书中出现的精神病理学中的一些常见话题。比如思维反刍、担忧、无益的核心信念（参见第二十二章）或回避性的情绪调节过程（参见第十六章），部分问题在于这些特定的心理问题可能会占用来访者更多的时间和资源，超出了它们应有的时间和资源。这并不是说焦虑或担忧在健康生活中没有任何作用——相反，它的具体作用可能会失去平衡，这与被称为"你的来访者"的心理（而不仅仅是细胞）群体的利益有关。心理治疗试图纠正这种平衡，促进人格整合。例如，在治疗中强调正念和接纳，从某种程度来讲可以认为是试图通过促进心理层面的成功（例如，通过价值工作）来对抗需要消耗更多时间和注意力却无益的特定思想、感觉和行动的自私自利，从而在心理层面建立和平局面。

多维度选择

在任何层次的分析中，研究人员和实践者通常会对相关领域进行研究。例如，在 EBT 中，心理层面的重点通常放在行为、情感和认知等领域。一些人会提醒循证治疗师社会层面及其各个领域（家庭、关系、依恋、社会学习、文化等）的中心地位，而另一些人则强调的是生物层面及其领域（大脑、神经系统、基因、边缘系统等）。

从进化的角度来看，通过将这些领域与那些在个体或物种生命周期内被认为是继承过程的领域联系起来，为这些领域之间的真正共识提供了机会（E.O.Wilson，1998）。这些进化的维度是一个更有限的集合。遗传水平显然是这样的一个维度，但表观遗传学、行为和符号沟通也是如此（Jablonka et al.，2014）。

例如，在本章中，我们已经提到了符号过程在健康和不健康的行为变化方面的机会和成本。符号过程显然也是一个独特的继承过程。例如，现在读的文章，在作者死后很长一段时间内都很容易影响读者的行为。

符号过程似乎与精神病理学的遗传学相去甚远，但从经验上来说并非如此。例如控制血清素转运蛋白的基因（*SERT* 或 *5HTT*）。一项初步的、具有高度影响力的研究发现，*SERT* 基因的两个短等位基因在与生活压力相结合时与较高程度的抑郁相关（Caspi et al.，2003）。在后来对不同文化群体和个人的研究中，这种影响减弱或消失了（Risch et al.，2009）。然而最近有证据表明，这种不一致的影响，在某种程度上，可能是遗传特性与经验性回避交互作用的结果（Gloster et al.，2015），而这一过程将在很大程度上由符号性思维驱动（Hayes et al.，1996），因团体和个人而异。换言之，要理解这个系统，遗传多态性的影响可能需要心理层面的知识。维持共同问题功能的多维度系统往往比单一进化维度中的问题更能抵抗变化。

反之亦然。在临床上，针对跨进化维度运作的关键功能是有帮助的，比如那些破坏僵化和促进环境敏感的选择性保留的功能。正念训练就是一个很好的例子（Dusek et al.，2008）。正念训练不仅能提高心理灵活性，还能下调应激促进基因（stress-promoting gene）的表观遗传水平。作为一种积极的健康促进实践，心理治疗是一个帮助人们学会适应环境条件的过程，从而促进与选择标准相关的跨维度和跨水平的行动。

在心理治疗中使用进化原则

我们可以把本章所涵盖的六个维度变成一种在元层次（metalevel）上进行循证干预的处方。治疗师培养健康的有功能的变异，并消退不必要的僵化，以保留符合期望的选择标准（价值、目标、需求等）的变异，并能在当前的语境中，在适当的水平和维度上得以维持。这些进化思想的广泛范围和适用性意味着，即使 EBT 系统没有明确地与进化概念联系在一起，这些系统也倾向于包含一些侧重于检测和改变不健康的僵化的概念，或促进更大的语境敏感性，从而允许促进有意义的变化与所选择的标准相联系。这些系统都倾向于通过实践和创造持续的语境特征来促进保留率。

这种对关键特征的描述并不是要贬低任何治疗传统，而是要指出，经验上成功的方法在知情或不知情的情况下，大体上符合行为改变的基本原则。我们已经习惯了这种对行为原理领域的见解，但我们完全有理由将其应用于其他领域的原则上，包括情绪科学、认知科学、神经科学，还有或许最重要的是，进化科学。事实上，进化科学最重要的意义之一是，它允许使用与进化原理一致的不同理论和模型的原则。

PBT 是 CBT 和 EBT 中一个古老的概念。正如本书第二部分的章节所显示的，指导临床实践的原则是多种多样的。这些原则最终都站在同一个立场上，而进化科学的涵盖面是最广泛的。行为原则是进化而来的——当它们被用作进化思维的一个例子时，确实是最强大的。这同样适用于功能认知原则和符号型，或情感和神经生物学的发展。现代多维度多层次的进化科学提供了一种扩展的进化综合理论，越来越多地允许循证的精神病理学家和心理治疗师将自己视为应用进化科学家。

（王彦芳　程俊香 译）

参 考 文 献

Bateson, P. (2013). Evolution, epigenetics and cooperation. *Journal of Biosciences, 38*, 1–10.

Bianconi, E., Piovesan, A., Facchin, F., Beraudi, A., Casadei, R., Frabetti, F., et al. (2013). An estimation of the number of cells in the human body. *Annals of Human Biology, 40*(6), 463–471.

Biglan, A. (2015). *The nurture effect: How the science of human behavior can improve our lives and our world*. Oakland, CA: New Harbinger Publications.

Bridgeman, B. (2003). *Psychology and evolution: The origins of mind*. Thousand Oaks, CA: Sage Publications.

Campbell, D. T. (1960) Blind variation and selective retention in creative thought as in other knowledge processes. *Psychological Review, 67*, 380–400.

Caspi, A., Sugden, K., Moffitt, T. E., Taylor, A., Craig, I. W., Harrington, H., et al. (2003). Influence of life stress on depression: Moderation by a polymorphism in the 5-HTT gene. *Science, 301*(5631), 386–389.

Cross-Disorder Group of the Psychiatric Genomics Consortium. (2013). Identification of risk loci with shared effects on five major psychiatric disorders: A genome-wide analysis. *Lancet, 381*(9875), 1371–1379.

Danchin, E., Charmantier, A., Champagne, F. A., Mesoudi, F., Pujol, B., & Blanchet, S. (2011). Beyond DNA: Integrating inclusive inheritance into an extended theory of evolution. *Nature Reviews: Genetics, 12*(7), 475–486.

Dawkins, R. (1976). *The selfish gene*. Oxford: Oxford University Press.

Dias, B. G., & Ressler, K. J. (2014). Parental olfactory experience influences behavior and neural structure in subsequent generations. *Nature Neuroscience, 17*(1), 89–96.

Dobzhansky, T. (1973). Nothing in biology makes sense except in the light of evolution. *American Biology Teacher, 35*(3), 125–129.

Dusek, J. A., Otu, H. H., Wohlhueter, A. L., Bhasin M., Zerbini L. F., Joseph, M. G., et al. (2008). Genomic counter-stress changes induced by the relaxation response. *PLoS One, 3*(7), e2576.

Franks, C. M., & Wilson, G. T. (1974). *Annual review of behavior therapy: Theory and practice*. New York: Brunner/Mazel.

Galhardo, R. S., Hastings, P. J., & Rosenberg, S. M. (2007). Mutation as a stress response and the regulation of evolvability. *Critical Reviews in Biochemistry and Molecular Biology, 42*(5), 399–435.

Ginsburg, S., and Jablonka, E. (2010). The evolution of associative learning: A factor in the Cambrian explosion. *Journal of Theoretical Biology, 266*(1), 11–20.

Gloster, A. T., Gerlach, A. L., Hamm, A., Höfler, M., Alpers, G. W., Kircher, T., et al. (2015). 5HTT is associated with the phenotype psychological flexibility: Results from a randomized clinical trial. *European Archives of Psychiatry and Clinical Neuroscience, 265*(5), 399–406.

Hayes, S. C., & Sanford, B. T. (2015). Modern psychotherapy as a multidimensional multilevel evolutionary process. *Current Opinion in Psychology, 2*, 16–20.

Hayes, S. C., Sanford, B. T., & Feeney, T. K. (2015). Using the functional and contextual approach of modern evolution science to direct thinking about psychopathology. *Behavior Therapist, 38*(7), 222–227.

Hayes, S. C., Wilson, K. G., Gifford, E. V., Follette, V. M., & Strosahl, K. (1996). Experiential avoidance and behavioral disorders: A functional dimensional approach to diagnosis and treatment. *Journal of Consulting and Clinical Psychology, 64*(6), 1152–1168.

Herrnstein, R. J. (1961). Relative and absolute strength of response as a function of frequency of reinforcement. *Journal of the Experimental Analysis of Behavior, 4*(3), 267–272.

Jablonka, E., & Lamb, M. J. (2014). *Evolution in four dimensions* (2nd rev. ed.). Cambridge, MA: MIT Press.

Laland, K. N., Uller, T., Feldman, M. W., Sterelny, K., Müller G. B., Moczek, A., et al. (2015). The extended evolutionary synthesis: Its structure, assumptions and predictions. *Proceedings of the Royal Society B: Biological Sciences, 282*(1813), 1–14.

Mitchell, A. C., Jiang, Y., Peter, C. J., Goosens, K., & Akbarian, S. (2013). The brain and its epigenome. In D. S. Charney, P. Sklar, J. D. Buxbaum, & E. J. Nestler (Eds.), *Neurobiology of mental illness* (4th ed., pp. 172–182). Oxford: Oxford University Press.

Monestès, J. L. (2016). A functional place for language in evolution: Contextual behavior science contribution to the study of human evolution. In R. D. Zettle, S. C. Hayes, D. Barnes-Holmes, & A. Biglan (Eds.), *The Wiley handbook of contextual behavior science* (pp. 100–114). West Sussex, UK: Wiley-Blackwell.

Nowak, M. A., Tarnita, C. E., & Wilson, E. O. (2010). The evolution of eusociality. *Nature, 466,* 1057–1062.

Okasha, S. (2006). The levels of selection debate: Philosophical issues. *Philosophy Compass, 1*(1), 74–85.

Pigliucci, M. (2007). Do we need an extended evolutionary synthesis? *Evolution, 61*(12), 2743–2749.

Risch, N., Herrell, R., Lehner, T., Liang, K. Y., Eaves, L., Hoh, J., et al. (2009). Interaction between the serotonin transporter gene (*5-HTTLPR*), stressful life events, and risk of depression: A meta-analysis. *JAMA, 301*(23), 2462–2471.

Rollinson, N., & Hutchings, J. A. (2013). The relationship between offspring size and fitness: Integrating theory and empiricism. *Ecology, 94*(2), 315–324.

Schneider, S. M. (2012). *The science of consequences: How they affect genes, change the brain, and impact our world.* Amherst, NY: Prometheus Books.

Skinner, B. F. (1981). Selection by consequences. *Science, 213*(4507), 501–504.

Slavich, G. M., & Cole, S. W. (2013). The emerging field of human social genomics. *Clinical Psychological Science, 1*(3), 331–348.

Uddin, M., & Sipahi, L. (2013). Epigenetic influence on mental illnesses over the life course. In K. C. Koenen, S. Rudenstine, E. S. Susser, & S. Galea (Eds.), *A life course approach to mental disorders* (pp. 240–248). Oxford: Oxford University Press.

Wagner, G. P., & Draghi, J. (2010). Evolution of evolvability. In M. Pigliucci & G. B. Müller (Eds.), *Evolution: The extended synthesis* (pp. 379–399). Cambridge, MA: MIT Press.

Wilson, D. S. (2015). *Does altruism exist? Culture, genes, and the welfare of others.* New Haven, CT: Yale University Press.

Wilson, D. S. (2016). Intentional cultural change. *Current Opinion in Psychology, 8,* 190–193.

Wilson, D. S., Hayes, S. C., Biglan, A., & Embry, D. D. (2014). Evolving the future: Toward a science of intentional change. *Behavioral and Brain Sciences, 34*(4), 395–416.

Wilson, E. O. (1998). *Consilience: The unity of knowledge.* New York: Vintage Books.

Wood, A. R., Esko, T., Yang, J., Vedantam, S., Pers, T. H., Gustafsson, S., et al. (2014). Defining the role of common variation in the genomic and biological architecture of adult human height. *Nature Genetics, 46*(11), 1173–1186.

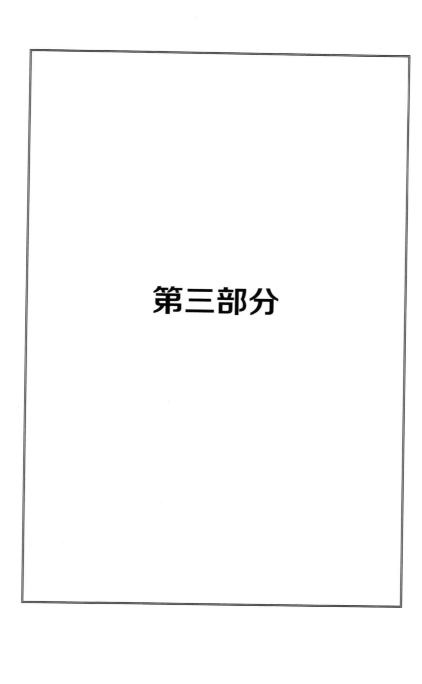

第三部分

第十一章　权 变 管 理

Stephen T. Higgins，PhD　　Allison N. Kurti，PhD　　Diana R. Keith，PhD

定义和背景

权变管理（CM）涉及在达到预定的临床目标或目的（如戒毒）的情况下，系统地实施强化措施，以及当这些目标没有实现时，停止强化或提供惩罚性的后果。这种方法是基于操作性条件反射的原理，属于心理学的一个领域，主要研究环境后果对未来行为可能性的影响。强化是指一种行为过程，通过这种行为过程，增加未来反应的概率。惩罚是指后果降低未来反应概率的过程（参见第六章）。CM 可以追溯到 20 世纪 60 年代以及应用行为分析、行为矫正和行为治疗的出现。最近，这一方法开始与行为经济学相一致，尽管常在"经济激励"的标题下，而不是 CM 本身（Higgins et al.，2012）。CM 通常与另一种社会心理或药理干预联合使用，而不是作为单独的干预形式。

从 20 世纪 60 年代开始，案例研究表明 CM 可以作为一种应用干预手段。药物滥用（Stitzer et al.，1980）、减肥（Jeffery et al.，1978）等应用领域的对照研究很快提供了概念验证的证据，证明 CM 是一种有效的治疗方法。然而，CM 在应用心理学领域中只获得了相对有限的关注。

可卡因使用的不断增加重新激发了人们对 CM 的兴趣（Higgins et al.，2004），主要有两个原因。第一，尽管几乎所有其他类型的药物和社会心理干预都对依赖可卡因的门诊来访者的治疗效果不佳，但对照临床试验表明，CM 确实能使可卡因依赖的门诊来访者坚持治疗，并显著提高可卡因的戒断水平（S. T. Higgins et al.，1994）。第二，研究人员制订了一个以货币为基础的激励计划，与早期针对特定人群的计划不同（例如，美沙酮维持的阿片类药物依赖的门诊来访者享有将药物带回家的特权），这一计划很容易适应其他各种临床问题。

从治疗可卡因依赖的首次报道到目前为止，一系列关于使用代金券和与药物使用障碍相关的经济激励的治疗程序方面的文献综述提供了有效的记录（Lussier et al.，2006；S. T. Higgins et al.，2011；Davis et al.，2015）。1991～2015 年，在同行评议期刊上发表的 177 项对照研究对系统地提供经济激励以减少药物使用（绝大多数研究）或增加其他治疗方案（如门诊就诊或坚持服药）的有效性进行了检验。结果 88%（156/177）的研究支持 CM 干预的有效性。

研究人员正将对这一领域的注意力转向日常护理并加以传播。例如，正在进行的研究着眼于综合各种技术的干预措施，以增加他们对居住在偏远地区的人员的接触，以及将治疗方法与常规护理相结合的干预措施（Kurti et al.，2016）。后一种努力传播的两个例子是

CM 成为美国退伍军人健康管理医院系统的重症药物滥用治疗中心常规护理的一部分（Petry et al., 2014），以及英国经济弱势社区中使用 CM 促进孕妇戒烟（Ballard et al., 2009）。

CM 的应用在不断增加，不仅仅局限于物质使用障碍，还包括锻炼（Finkelstein et al., 2008）、坚持服药（Henderson et al., 2015），以及使用共享的医生和对来访者的经济激励来减少心血管疾病的生物标志（Asch et al., 2015）。由于激励在促进最初的行为改变方面非常有效，研究人员正将注意力转移到激励计划终止后维持治疗效果的策略上（John et al., 2012；Leahey et al., 2015）。

涉及 CM 的最大规模的干预是在全球卫生领域（Ranganathan et al., 2012）。有条件的现金转账项目涉及拉丁美洲、非洲和亚洲的数百万家庭。在拉丁美洲，有幼儿的贫困母亲可以获得额外的公共援助，条件是她们的孩子接受免疫接种，参加常规医疗预防护理，并让孩子入学。在非洲，类似的大规模 CM 干预措施通过减少性传播疾病、提高艾滋病病毒检测率和促进成年男性包皮环切术等，减少了艾滋病的流行。这些都是复杂的工作，尚未进行全面和完整的评估，但对这些新兴文献的回顾为人们对大规模激励计划促进健康相关行为改变的有效性持乐观态度提供了许多理由（Ranganathan et al., 2012）。

社会机构和文化方面对 CM 的支持似乎正在增加。在美国，2009 年具有里程碑意义的《病人保护和平价医疗法案》（ACA）充分考虑了财政激励措施。ACA 为美国雇主将激励措施作为员工健康计划的一部分奠定了基础，大多数美国主要雇主现在都在这样做（Mattke et al., 2013）。ACA 还要求美国医疗保险和医疗补助服务中心分配资金（约每年 8500 万美元），用于诸如戒烟、减肥、坚持服药等方面，利用财政激励来促进健康相关行为的改变，以防止在经济上处于弱势的个体罹患慢性疾病（Centers for Medicare and Medicaid Services, 2017）。

基本组成部分

仅仅为行为的改变提供经济上的激励并不符合 CM 的标准。CM 依赖于 CM 研究中发展出来的基本设计特征和强化原则，这是该处理方法的核心过程（Higgins et al., 2011）。下面概述了 CM 干预有效的十个重要原则：

1. 在治疗前仔细解释干预的细节，并在可能的情况下提供书面描述。
2. 客观地定义 CM 干预（如药物戒断）所针对的反应（如药物阴性的尿液毒理学结果）。
3. 预先确定用于验证目标反应已经发生的方法（如尿液毒理学测试）。
4. 清楚地列出监控进度的时间表。
5. 经常监测进展情况，使来访者有机会体验规划的成果。
6. 事先明确规定干预的期限。
7. 在可能的情况下，确定一个而不是多个行为目标。
8. 明确目标成功和失败的结果。
9. 在提供获得的奖励时，尽量缩短延迟时间，因为治疗效果与延迟成反比。
10. 请注意，治疗效果与所提供奖励的货币价值成反比。

案例研究

为了更详细地概述 CM 治疗方法，我们将使用一个孕妇戒烟的例子。在妊娠期间吸烟仍然是一个严重的公共卫生问题，它增加了严重妊娠并发症、对胎儿发育不利和终生疾病的风险。虽然在妊娠期间吸烟的流行率随着时间的推移有所下降，但经济困难的孕妇比富裕的女性有更高的吸烟率。对超过 77 个对照试验和 29 000 名妇女的荟萃分析表明，与药理或其他心理社会干预相比，CM 产生的最大效应达几个数量级（Lumley et al.，2009；Chamberlain et al.，2013）。在 8 个 CM 的对照试验中（图 11-1），妊娠后期戒烟的概率是对照干预的 3.79 倍（95% CIs：2.74～5.25）（Cahill et al.，2015）。

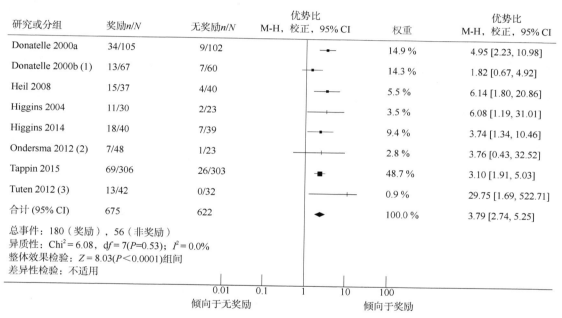

研究或分组	奖励n/N	无奖励n/N	优势比 M-H，校正，95% CI	权重	优势比 M-H，校正，95% CI
Donatelle 2000a	34/105	9/102		14.9 %	4.95 [2.23, 10.98]
Donatelle 2000b (1)	13/67	7/60		14.3 %	1.82 [0.67, 4.92]
Heil 2008	15/37	4/40		5.5 %	6.14 [1.80, 20.86]
Higgins 2004	11/30	2/23		3.5 %	6.08 [1.19, 31.01]
Higgins 2014	18/40	7/39		9.4 %	3.74 [1.34, 10.46]
Ondersma 2012 (2)	7/48	1/23		2.8 %	3.76 [0.43, 32.52]
Tappin 2015	69/306	26/303		48.7 %	3.10 [1.91, 5.03]
Tuten 2012 (3)	13/42	0/32		0.9 %	29.75 [1.69, 522.71]
合计 (95% CI)	675	622		100.0 %	3.79 [2.74, 5.25]

总事件：180（奖励），56（非奖励）
异质性：Chi^2 = 6.08，df = 7(P=0.53)；I^2 = 0.0%
整体效果检验：Z = 8.03(P<0.0001)组间
差异性检验：不适用

0.01　0.1　1　10　100
倾向于无奖励　　　　倾向于奖励

（1）由%推断
（2）结果仅报告到10周计划结束（妊娠结束）
（3）结果仅报告到12周计划结束（妊娠结束）

图 11-1 接受经济激励女性与对照组女性相比，妊娠晚期的 OR 值和 95% CI 结果。单个随机对照试验的结果是单独显示的，试验的总结果是贬值的。转载自 Cahill et al.（2015）

佛蒙特大学模型。佛蒙特大学（University of Vermont）开发的 CM 模型是针对这一人群研究最深入的模型（S. T. Higgins et al.，2012）。在这项工作中，从妇产科医生那里招募接受产前检查并持续吸烟的孕妇。在进入研究后，她们被鼓励在接下来的两个星期中的任何一天开始戒烟。在戒烟尝试的前 5 天（周一至周五），她们每天都要向诊所报告自己的吸烟情况。在最初的访问中，"戒烟"被定义为呼吸中的一氧化碳（CO）水平低于或等于百万分之六。由于可替宁（尼古丁的主要代谢物）的半衰期相对较长，因此不能用于验证戒烟尝试最初几天的戒断情况。从戒烟尝试的第 2 周的周一开始，生化验证从呼气 CO 过渡到尿可替宁测试（≤80ng/ml）。此时，监测吸烟状况的门诊接触频率减少到每周 2 次，在接下来的 7 周内保持不变，再减少到每周 1 次，持续 4 周，然后每隔 1 周 1 次，直到分娩。产后期间，戒烟监测再次增加到每周 1 次，持续 4 周，然后在产后 12 周内减少到每隔 1 周 1 次。随访评估在产后 24 周进行，最近以来在产后 50 周进行。

这项以代金券为基础的奖励计划从戒烟尝试开始到产后 12 周结束。代金券价值从 6.25 美元开始，每一连续的阴性样本递增 1.25 美元，直至 45.00 美元的最高值，并在余下的干预期间维持不变。但是，如果测试结果为阳性、未能提供预定的样本或错过了一次访问，则会使代金券的价值恢复到其初始的低值，而连续两次测试结果为阴性，则会使代金券的价值恢复到预先重置的水平。在整个治疗期间持续戒烟的女性通常可以挣到大约 1180 美元，这取决于她开始接受治疗时的妊娠周数。在目前正在进行的改善治疗效果的临床试验中，每天吸烟 10 支以上的女性符合研究标准，按上述相同的时间安排领取代金券，但代金券金额加倍。

图 11-2 比较了最初 3 次试验的综合结果，这些试验使用 1180 美元最大收益模型进行干预，而在不受吸烟状况影响的情况下，提供了价值相同的代金券。在接受戒烟治疗的女性中妊娠晚期的戒烟水平，几乎是非戒烟治疗的女性的 5 倍（34% vs. 7%）。治疗期间，两种情况下的戒烟率在产后一段时间内均有所下降，但即使在激励措施停止 12 周后，戒烟条件刺激仍显示出优势。

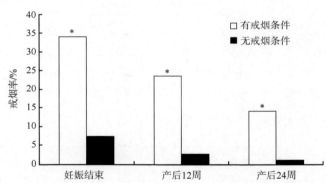

图 11-2　在有戒烟条件（n=85）和无戒烟条件（n=81）的代金券治疗中评估妊娠结束时和产后 12、24 周的 7 天时点戒烟率

*表示不同条件间存在显著差异（3 次评估中 P≤0.003）

表 11-1 显示了这些试验中妇女的分娩结果。与未接受有戒烟条件的代金券治疗的母亲相比，接受有戒烟条件代金券治疗的母亲所生婴儿的平均出生体重显著升高，出生体重极低（体重<2500g）的婴儿的比例显著降低。

表 11-1　分娩时的婴儿结局

变量	奖励（n=85）	无奖励（n=81）	P
出生体重	3295.6±63.8	3093.6±67.0	0.03
低出生体重率/%	5.9	18.5	0.02
胎龄/周	39.1±0.2	38.5±0.3	0.06

续表

变量	奖励（n=85）	无奖励（n=81）	P
早产率/%	5.9	13.6	0.09
进入 NICU 的比率/%	4.7	13.8	0.06

注：表内数值为平均值±标准误，除非另有规定。NICU：新生儿重症监护病房。

尽管这些项目的激励措施可能听起来花费很高，但最近一项针对孕妇吸烟者的大规模试验的正式研究（Tappin et al.，2015）表明，这种方法具有很高的成本效益（Boyd et al.，2016）。此外，研究表明，CM 可以转移到社区环境中，且不会失去效力。最近的一项研究对普通产科工作人员和大型城市医院的社区戒烟人员实施了 CM 干预（Ierfino et al.，2015），发现 20% 的女性成功戒烟，而在历史对照组中这一比例为 0%。

为了在个体层面上传达这种激励干预的意义，我们分享了 Jamie 的经验，她是一名 21 岁的失业者，当她得知自己有了第二个孩子的时候，她正住在廉租房。她在第一次妊娠期间一直吸烟，尽管她的女儿出生时体重在正常范围内，但 Jamie 不想在第二次妊娠时冒吸烟的风险。

开始吸烟的年龄和之前尝试戒烟的次数是成功的重要预测因子，但两者均表明，戒烟对于 Jamie 来说是困难的：她 14 岁开始吸烟，在过去的 7 年里尝试戒烟仅有 2 次，最长的尝试仅持续了 2 天。甚至在得知她第二次妊娠后，当 Jamie 开始进行产检时，她仍然每天吸 10 支烟，她在醒来后 30 分钟内吸了当天的第一根烟（根据经验，这是尼古丁依赖的一个指标）。在妊娠人群中，每天吸 10 支烟被认为是相对较大的吸烟量，因为大多数女性在进入产前护理前，每天的吸烟量会减少大约一半（Heil et al.，2014）。尽管有许多与成功戒烟预后不良相关的特征，但 Jamie 表达了强烈的戒烟决心。

Jamie 在妊娠约 7 周时参加了 CM 干预试验。她在登记当天的可替宁水平为 729ng/ml，比干预期间获得代金券所需的 80ng/ml 的临界值要高很多。然而，由于急于戒烟，杰米选择了尽可能早的周一作为她的戒烟日期——只有 6 天的时间。

除了在第一天接受治疗时吸了两口之外，Jamie 在第一周做到了完全戒烟，总共赚了 87.50 美元，她选择用礼品卡的形式拿这笔钱到最近的杂货店兑换。在成功的第一周后，Jamie 意识到了周末保持戒烟的重要性。接下来的周一是她的"过渡日"，检测由尿液可替宁取代了呼出 CO 的水平成为戒烟的生理标志。呼气 CO 的半衰期比可替宁要短得多，因此对低水平或间歇性吸烟不那么敏感（Higgins et al.，2006）。即使是吸一口烟，也可能在她的尿可替宁测试中显示出来，从而使她的代金券收入恢复到最初的 12.50 美元。

尽管和一个吸烟者住在一起，而且有很多朋友都吸烟，Jamie 还是设法在周末不吸烟，而且她的尿液可替宁水平远远低于戒断的标准。这一过渡日是妊娠后期戒烟的一个有力预测指标（Higgins et al.，2007），与这一模式一致的是，Jamie 在妊娠的其余时间，以及产后 1 年至终止激励计划后 9 个月期间一直保持戒烟。Jamie 用她的代金券收入来支付了实际的经济需求（如杂货、汽油、电话费）并购买了她即将到来的二女儿所需的物品。

重要的是，Jamie 生下了一个健康的女婴，顺产、正常，没有并发症。Emily 出生时胎龄为 39.1 周，出生体重为 3221g。这些结果与我们之前的试验中接受干预的女性的结果一致，平均胎龄为 39.1 周，平均出生体重为 3295.6g（表 11-1；Higgins et al., 2010）。在之前的试验中，对照组女性的平均孕周和婴儿出生体重分别为 38.5 周和 3093g。此外，如果 Jamie 没能成功戒烟，她的宝宝就可能成为 14% 的控制组早产儿（＜37 周）之一，或 18.5% 的低出生体重儿（＜2500g），或 14% 的孩子进入 NICU 接受治疗。相反，Emily 被送进新生儿看护病房，并于第 2 天出院。Jamie 在产后 1 年的随访期间戒烟，这强烈表明 Jamie 的戒烟生活进行得很顺利。结果还表明，Emily 将免受母亲吸烟带来的二手烟对健康的严重不利影响。Jamie 纯母乳喂养了约 1 个月，然后母乳和配方奶混合喂养了 10.75 个月，这远远要好于典型的母亲吸烟者早期断奶的模式。这种模式与重要的短期和长期母婴健康福利相关（Higgins et al., 2010）。

未来的发展方向

尽管从业人员目前仅使用 CM 干预来治疗药物滥用和解决其他一些问题，但 CM 可能与更广泛的临床问题有关。举一个例子，心脏康复是一个有效的和具有成本效益的项目，它可以改善心血管疾病患者的健康状况，降低他们的再住院率。不幸的是，经济条件差的患者使用这项服务的频率远远低于较富裕者，尽管他们的医疗保险支付了费用，而且他们对这种护理有更大的医疗需求（Ades et al., 2012）。初步研究表明，CM 干预在增加经济困难患者参与心脏康复和改善健康方面是有效的（Gaalema et al., 2016）。

CM 干预并不代表是一剂灵丹妙药。例如，即使在 CM 干预有效的研究中，一半或更多的接受治疗的个体没有受益。无反应者通常是有更严重问题的个人，可能需要进行更深入的干预。显著增加的激励措施已被证明能够惠及许多无应答者（Silverman et al., 1999），而且也有可能惠及其他治疗组。例如，至少有一项研究将可卡因吸食者的 CM 干预无反应与再出现与可卡因有关的想法时的回避和行为僵化联系起来（Stotts et al., 2015）。也许将 CM 干预与在该领域中有效的治疗或更普遍的情绪调节技能相结合会有所帮助（Bickel et al., 2016；Hayes et al., 2006）。

对于 CM 干预开发人员来说，激励措施停止后行为改变如何持续也是很重要的。例如，开发人员可以更多地关注在物理和电子领域现存的更自然的激励机制来支持激励治疗停止后治疗的收益（使用激励机制来增加身体活动或减肥的人在治疗之后可以加入社区步行或跑步团体，或在激励期之后组织在线支持小组）。

检查长期 CM 干预的成本效益也很重要。CM 干预正被用于协助慢性疾病的管理。正如慢性药物治疗对于有效控制这些慢性疾病是必需的，慢性行为改变干预可能也是必要的。通过员工健康计划来为健康行为的改变提供长期的激励是比较容易的。虽然公共部门的后勤工作可能并不那么直接，但应仔细审查较长时期 CM 干预措施的效力和成本效益。成本效益将是所有这些努力的重要指南。

我们利用孕妇长期存在的戒烟问题来说明了 CM 干预的潜在力量。越来越多的证据证实了 CM 干预的有效性，它与行为科学基本原则的契合度，应该会给予心理学和心理治疗从业者信心，这种方法有可能极大地帮助减少行为和健康问题对个人和社会的负面影响。在过去的 20 年里，公共和私人部门对 CM 干预的使用有了巨大的增长，这表明 CM 干预在整个精神和行为卫生保健领域都有一席之地。

（王彦芳 程俊香 译）

参 考 文 献

Ades, P. A., & Gaalema, D. E. (2012). Coronary heart disease as a case study in prevention: Potential role of incentives. *Preventive Medicine, 55*(Supplement 1), S75–S79.

Asch, D. A., Troxel, A. B., Stewart, W. F., Sequist, T. D., Jones, J. B., Hirsch, A. G., et al. (2015). Effect of financial incentives to physicians, patients, or both on lipid levels: A randomized clinical trial. *JAMA, 314*(18), 1926–1935.

Ballard, P., & Radley, A. (2009). Give it up for baby: A smoking cessation intervention for pregnant women in Scotland. *Cases in Public Health Communication and Marketing, 3*, 147–160.

Bickel, W. K., Moody, L., & Higgins, S. T. (2016). Some current dimensions of the behavioral economics of health-related behavior change. *Preventive Medicine, 92*, 16–23.

Boyd, K. A., Briggs, A. H., Bauld, L., Sinclair, L., & Tappin, D. (2016). Are financial incentives cost-effective to support smoking cessation during pregnancy? *Addiction, 111*(2), 360–370.

Cahill, K., Hartmann-Boyce, J., & Perera, R. (2015). Incentives for smoking cessation. *Cochrane Database of Systematic Reviews, 5*(CD004307).

Centers for Medicare and Medicaid Services. (Updated Feb. 13, 2017). Medicaid incentives for the prevention of chronic diseases model. https://innovation.cms.gov/initiatives/MIPCD/index.html.

Chamberlain, C., O'Mara-Eves, A., Oliver S., Caird, J. R., Perlen, S. M., Eades, S. J., et al. (2013). Psychosocial interventions for supporting women to stop smoking in pregnancy. *Cochrane Database of Systematic Reviews, 10*(CD001055).

Davis, D. R., Kurti, A. N., Redner, R., White, T. J., & Higgins, S. T. (2015, June). *Contingency management in the treatment of substances use disorders: Trends in the literature.* Poster presented at the meeting of the College on Problems of Drug Dependence, Phoenix, AZ.

Finkelstein, E. A., Brown, D. S., Brown, D. R., & Buchner, D. M. (2008). A randomized study of financial incentives to increase physical activity among sedentary older adults. *Preventive Medicine, 47*(2), 182–187.

Gaalema, D. E., Savage, P. D., Rengo, J. L., Cutler, A. Y., Higgins, S. T., & Ades, P. A., (2016). Financial incentives to promote cardiac rehabilitation participation and adherence among Medicaid patients. *Preventive Medicine, 92*, 47–50.

Hayes, S. C., Luoma, J. B., Bond, F. W., Masuda, A., & Lillis, J. (2006). Acceptance and commitment therapy: Model, processes, and outcomes. *Behaviour Research and Therapy, 44*(1), 1–25.

Heil, S. H., Herrmann, E. S., Badger, G. J., Solomon, L. J., Bernstein, I. M., & Higgins, S. T. (2014). Examining the timing of changes in cigarette smoking upon learning of pregnancy. *Preventive Medicine, 68*, 58–61.

Henderson, C., Knapp, M., Yeeles, K., Bremner, S., Eldridge, S., David, A. S., et al. (2015). Cost-effectiveness of financial incentives to promote adherence to depot antipsychotic medication: Economic evaluation of a cluster-randomised controlled trial. *PLoS One, 10*(10), e0138816.

Higgins, S. T., Bernstein, I. M., Washio, Y., Heil, S. H., Badger, G. J., Skelly, J. M., et al. (2010). Effects of smoking cessation with voucher-based contingency management on birth outcomes. *Addiction, 105*(11), 2023–2030.

Higgins, S. T., Budney, A. J., Bickel, W. K., Foerg, F. E., Donham, R., & Badger, G. J. (1994). Incentives improve outcome in outpatient behavioral treatment of cocaine dependence. *Archives of General Psychiatry, 51*(7), 568–576.

Higgins, S. T., Heil, S. H., Badger, G. J., Mongeon, J. A., Solomon, L. J., McHale, L., et al. (2007). Biochemical verification of smoking status in pregnant and recently postpartum women. *Experimental and Clinical Psychopharmacology, 15*(1), 58–66.

Higgins, S. T., Heil, S. H., Dumeer, A. M., Thomas, C. S., Solomon, L. J., & Bernstein, I. M. (2006). Smoking status in the initial weeks of quitting as a predictor of smoking-cessation outcomes in pregnant women. *Drug and Alcohol Dependence, 85*(2), 138–141.

Higgins, S. T., Heil, S. H., & Lussier, J. P. (2004). Clinical implications of reinforcement as a determinant of substance use disorders. *Annual Review of Psychology, 55*, 431–461.

Higgins, S. T., Sigmon, S. C., & Heil, S. H. (2011). Contingency management in the treatment of substance use disorders: Trends in the literature. In P. Ruiz & E. C. Strain (Eds.), *Lowinson and Ruiz's substance abuse: A comprehensive textbook* (5th ed., 603–621). Philadelphia: Lippincott, Williams & Wilkins.

Higgins, S. T., Silverman, K., Sigmon, S. C., Naito, N. A. (2012). Incentives and health: An introduction. *Preventive Medicine, 55*, S2–S6.

Higgins, S. T., Silverman, K., & Washio, Y. (2011). Contingency management. In M. Galanter & H. D. Kleber (Eds.), *Psychotherapy for the treatment of substance abuse* (pp. 193–218). Washington, DC: American Psychiatric Publishing.

Higgins, S. T., Washio, Y., Heil, S. H., Solomon, L. J., Gaalema, D. E., Higgins, T. M., et al. (2012). Financial incentives for smoking cessation among pregnant and newly postpartum women. *Preventive Medicine, 55*(Supplement 1), S33–S40.

Higgins, T. M., Higgins, S. T., Heil, S. H., Badger, G. J., Skelly, J. M., Bernstein, I. M., et al. (2010). Effects of cigarette smoking cessation on breastfeeding duration. *Nicotine and Tobacco Research, 12*(5), 483–488.

Ierfino, D., Mantzari, E., Hirst, J., Jones, T., Aveyard, P., & Marteau, T. M. (2015). Financial incentives for smoking cessation in pregnancy: A single-arm intervention study assessing cessation and gaming. *Addiction, 110*(4), 680–688.

Jeffery, R. W., Thompson, P. D., & Wing, R. R. (1978). Effects on weight reduction of strong monetary contracts for calorie restriction or weight loss. *Behaviour Research and Therapy, 16*(5), 363–369.

John, L. K., Loewenstein, G., & Volpp, K. G. (2012). Empirical observations on longer-term use of incentives for weight loss. *Preventive Medicine, 55*(Supplement 1), S68–S74.

Kurti, A. N., Davis, D. R., Redner, R., Jarvis, B. P., Zvorsky, I., Keith, D. R., et al. (2016). A review of the literature on remote monitoring technology in incentive-based interventions for health-related behavior change. *Translational Issues in Psychological Science, 2*(2), 128–152.

Leahey, T. M., Subak, L. L., Fava, J., Schembri, M., Thomas, G., Xu, X., et al. (2015). Benefits of adding small financial incentives or optional group meetings to a web-based statewide obesity initiative. *Obesity (Silver Spring), 23*(1), 70–76.

Lumley, J., Chamberlain, C., Dowswell, T., Oliver, S., Oakley, L., & Watson, L. (2009). Interventions for promoting smoking cessation during pregnancy. *Cochrane Database of Systematic Reviews, 3*(CD001055).

Lussier, J. P., Heil, S. H., Mongeon, J. A., Badger, G. J., & Higgins, S. T. (2006). A meta-analysis of voucher-based reinforcement therapy for substance use disorders. *Addiction, 101*(2), 192–203.

Mattke, S., Hangsheng, L., Caloyeras, J. P., Huang, C. Y., van Busum, K. R., Khodyakov, D., et al. (2013). *Workplace wellness programs study*. Santa Monica, CA: RAND Corporation. Retrieved from http://aspe.hhs.gov/hsp/13/WorkplaceWellness/rpt_wellness.pdf.

Patient Protection and Affordable Care Act of 2009, H.R. 3590, 111th Cong. (2009–2010). Retrieved from https://www.congress.gov/bill/111th-congress/house-bill/3590/.

Petry, N. M., DePhilippis, D., Rash, C. J., Drapkin, M., & McKay, J. R. (2014). Nationwide dissemination of contingency management: The Veterans Administration initiative. *American Journal of Addictions, 23*(3), 205–210.

Ranganathan, M., & Lagarde, M. (2012). Promoting healthy behaviours and improving health outcomes in low and middle income countries: A review of the impact of conditional cash transfer programmes. *Preventive Medicine, 55*(Supplement 1), S95–S105.

Silverman, K., Chutuape, M. A., Bigelow, G. E., & Stitzer, M. L. (1999). Voucher-based reinforcement of cocaine abstinence in treatment-resistant methadone patients: Effects of reinforcement magnitude. *Psychopharmacology, 146*(2), 128–138.

Stitzer, M. L., Bigelow, G. E., & Liebson, I. (1980). Reducing drug use among methadone maintenance clients: Contingent reinforcement of morphine-free urines. *Addictive Behaviors, 5*(4), 333–340.

Stotts, A. L., Vujanovic, A., Heads, A., Suchting, R., Green, C. E., & Schmitz, J. M. (2015). The role of avoidance and inflexibility in characterizing response to contingency management for cocaine use disorders: A secondary profile analysis. *Psychology of Addictive Behaviors, 29*(2), 408–413.

Tappin, D., Bauld, L., Purves, D., Boyd, K., Sinclair, L., MacAskill, S., et al. (2015). Financial incentives for smoking cessation in pregnancy: Randomised controlled trial. *BMJ.* Jan 27; 350: h134.

第十二章　刺激控制

William J. McIlvane，PhD

定义和背景

就如临床和行为科学中的许多术语一样，不同的人为了不同的目的使用刺激控制，这些目的与他们的兴趣、活动、需求和语言习惯有关。例如，一些临床医生可能将刺激控制视为一种特定类型的行为治疗或治疗程序的名称（例如，强迫性赌博；Hodgins，2001）。相反，行为科学家通常分析行为的环境控制并用刺激控制来描述三个成分中的任何一个（刺激、反应、后果；Skinner，1935）。还有一些人用这个术语来指代整个科学探究的子领域（刺激控制研究），包括行为分析研究——注意力、记忆、执行功能、概念形成和符号分类（Sidman，2008）。所有这些用法都与本章的目的相关。

刺激是一个可衡量的环境事件，在行为方面的影响是可测量的。虽然一棵树在森林中倒下可能是一个可以测量的事件，但倒下的树不是一个刺激，除非有人观察到它，而且观察到的结果产生了在其他情况下不会发生的反应（例如，大喊："小心！"）。即使有人在场观察到树倒了，它也不是一个刺激，除非有一个与之相关的行为发生。例如，如果观鸟者的全部注意力集中在一个稀有种上，观察者可能会判断观鸟者似乎没有注意到树倒了（也就是说，从前者的角度看，它不会刺激后者）。然而，如果树倒下的声音引起观鸟者血压的变化，这将是一个潜在的可测量的事件，对观鸟者有潜在的可测量的影响。如果这种效应是通过同时检测声音和血压变化的遥感器来测量的，那么根据本章的定义，倒下的树可以被归类为一种刺激，即使现场的观察者没有检测到任何行为改变。

从更实用的角度来看，刺激不能独立于行为反应，行为也不能独立于刺激。刺激是根据其对行为的影响来定义的，这些影响可以通过直接测量或强有力的推理过程来表示。这两个事件构成了一个分析的功能单元，其中还包括第三个术语——积极或消极后果——当定义一个强化偶然事件时（Sidman，2008）。

刺激分类

早期，Skinner（1935）根据刺激（和反应）的功能对刺激（和反应）进行了一般性的定义。这种对功能的强调引出了用功能分类进一步定义刺激的想法。如果刺激事件 X、Y、Z 的功能能够以类似的方式与行为及其影响相关，那么这些事件就可能构成一个功能刺激类别。有两种基本类型的功能刺激：由共享物理特征定义或由纯功能术语定义。

特征/知觉刺激分类

由共享物理特征定义的功能类被称为"特征类"（McIlvane et al.，1993）或"知觉类"（Fields et al.，2002）。举一个简单的分类任务的例子来说明，它经常用于自闭症谱系障碍儿童的行为治疗。有人可能会教孩子从含有硬币、塑料垫圈和非圆形干扰物的池子中把硬币和塑料垫圈分类，试图使用具有圆形的特征来控制其行为。仅对项目进行精确的排序并不一定表明已经建立了由圆形定义的特征/知觉类，因为孩子可能仅仅注意到了被排序的每个项目的特定特征（这可能是一个死记硬背的例子，仅此而已）。然而，要评估孩子是否根据圆形的抽象属性做出反应，可以添加新的圆形项（如纽扣）和新的非圆形干扰物到池子中。如果纽扣和硬币、垫圈一起被立即分类，那么就有证据表明已经建立了一个功能特征或知觉类别（在本例中，是由圆形定义的）。

为了评估圆形刺激是否以类似的方式与环境操作相关，实验者可以更改排序任务，使池中只提供纽扣，而不提供硬币或垫圈，并将一些其他非圆形项目（如多米诺骨牌）定义为正确的选择。孩子掌握了新事物之后——现在的任务是避开纽扣而选择多米诺骨牌，你可以把硬币和垫圈加回去。如果孩子现在没有选择那些以前正确的物品，那么已经证明改变一个类成员（纽扣）的功能会自发地改变硬币和垫圈的功能，从而提供了强有力的证据，证明功能类已经建立。

人类和非人类都具有开发此类功能类的能力。例如，Herrnstein（1979）的研究表明，即使是鸽子也可以做到：①被训练某些泛化的概念，如树与非树或水与非水的关系；②通过与刚才描述中类似的测试。最常使用的教学方法被称为多范例训练（MET），在这种方法中，共享定义物理属性的几个（有时是多个）示例与缺乏这些属性的其他示例进行对比。例如，Herrnstein 的 MET 要求鸽子区分包含树木的 40 个场景和不包含树木的 40 个场景，以建立目标概念。通常情况下，有能力的人非常善于处理这类任务，而且可能只从几个例子中便能抽象出诸如此类的概念。

特征/知觉类显示了初级刺激泛化，其中刺激分类的行为效应明显超出了观察控制的原始情境。这是在前面的例子中发生的：在用硬币和垫圈训练孩子之后，纽扣控制行为的能力成为初级刺激泛化的一个实例，验证了圆形控制。为了定义一个特征/知觉类，我们假设这个人确实能够注意到所指定的刺激特征，并进一步假设当其他包含该特征的刺激出现时，这个人也会做出类似的反应。

作为这个特征/知觉类分析的一个实际应用，举一个恐惧症的案例：一个来访者说他被突然出现在卧室里的一只大老鼠吓到了。在那次经历之后，他不仅报告了对老鼠的恐惧反应，还报告了对外形相似的动物（如松鼠、花栗鼠、兔子）的严重不适。假设存在一个特征/知觉类，治疗师可能首先应教会来访者在动物（不是老鼠）面前放松和（或）表现得更灵活；此外，她可能会认为这个 MET 过程将使来访者更容易学会在老鼠面前放松和（或）表现得更灵活，老鼠是最初引起恐惧的动物（参见第十八章）。如果这个过程被证明是成功的，这就证明治疗师的特征/知觉类分析是正确的。如果不是，结果表明，刺激类别是不正确的或不完全特定的（例如，与其他动物不同的无毛尾巴是老鼠整体外观中特别可怕的组成部分）。

偶然/任意刺激类

功能性刺激类也可以包括物理上不同的刺激。这些类可以被称为偶然事件类或任意刺激类，以强调同类刺激是由功能相似性而不是物理相似性定义的（Goldiamond，1966）。要理解任意的刺激类，可以考虑红灯、停车标志和警察举起的手，这些都为踩刹车做好了准备。Skinner（1935）和 Goldiamond（1966）明确地将功能刺激类定义为具有两个属性：①刺激必须在行为控制中表现出相同的功能；②影响刺激类中一个刺激功能的操作必须影响其他刺激的功能。以交通为例，那些逃离一场迫在眉睫的灾难的司机观察到无视警察指示的司机没有造成明显的负面影响，更有可能忽视其他交通控制措施。在技术术语中，功能的转移或转换发生在同类的所有刺激中，尽管改变功能的过程只应用于刺激的一个子集。

任意的刺激类是否可以扩展到人类语言和认知中常见的刺激控制类型，这是行为理论中一个热点话题（Hayes et al.，2001；Sidman，2000）。然而，值得注意的是，认知神经科学方法（例如，功能性磁共振成像、诱发皮层电位）越来越多地表明，在基础刺激控制研究中使用的程序对神经活动的影响与它们打算模拟的语言和认知刺激事件相同或类似（Bortoloti et al.，2014）。

刺激控制定义

总而言之，当任何可测量的行为或行为类别在某一刺激或某类刺激存在比不存在更有可能出现时，给定的这一刺激或这类刺激即表现出控制。无论是在研究还是临床应用中，都不应该对控制关系的具体的要素和（或）性质做出假设。通过直接测量或基于强有力的经验证据的推断来明确这些是什么，什么将是最有用的。此外，"某一刺激或某类刺激的存在比不存在更有可能"这一概念对于理解刺激控制至关重要。假设当刺激 X 存在时，行为 X 出现的频率为 10%，当刺激 X 不存在时，行为 X 出现的频率仅为 5%。如果可以使用定量分析技术可靠地证明频率差异（McIlvane et al.，2016），那么可以说尽管刺激控制总体上出现的频率很低，但它已经被证明是有效的。正如我将在下面讨论的，给定的刺激控制关系的出现频率不需要表明任何关于它可能的持久性或临床医生可能遇到的其他类似的问题。

临床及教育实践

特征/知觉类和任意类构成了科学分析人类和其他复杂行为的核心组成部分。当与下一节举例说明的程序相结合时，就有了一个强有力的基于循证的概念、分析和方法学框架，在这个框架内可以广泛地理解治疗和教育程序的关键组成部分。

在实践层面，临床医生或教育家可以从刺激控制/刺激类分析中受益，利用它们促进来访者的成功，或者在遇到看似设计良好的应用程序失败时，理解并改善令人费解的治疗失败——正如我自己的研究项目中的一个例子所显示的那样。我们进行了一个长期的项目，旨在开发一种方法，以减少自闭症谱系障碍和其他神经发育障碍患者的冲动反应（如在需要参与者仔细检查刺激物以区分刺激的任务中反应过快）。刺激被呈现在一个计算机显示器上由正方形边界定义的位置，因此模仿了许多先前的刺激控制研究和在应用中确定的程序。我们的程序能够消退大多数人的冲动反应。然而，尽管我们尽最大努力消退这种反应，但仍有少数人坚持这样做。不过，当我们团队的一名成员建议消退定义刺激点位置的边界以进一步简化显示时，出现了一个突破。虽然我们认为这些边界是不相关的显示器的恒定特征，但消退它们却立即消退了冲动反应。

前面的例子说明了刺激控制分析中一个更普遍的考量：研究者、教师或治疗师认为相关的刺激控制属性可能受到这些刺激所呈现的更广泛的环境的强烈影响。我们发现刺激类分析在思考与治疗泛化的关键问题，特别是与其失败有关的语境刺激和刺激类别时特别有用（McIlvane et al., 2003）。行为治疗师可能更愿意在问题行为发生的日常环境中提供治疗的一个原因是，尽量减少他们可能会错过刺激控制行为关键的语境决定因素的可能性。然而，有时治疗必须在这样的语境之外进行（例如，当问题行为是危险的或在社会上令人反感时）。在这种情况下，治疗师可能希望设计治疗语境，包括来自特征/知觉和（或）任意刺激类的刺激，这些刺激类模拟了自然的对应物，以最大限度地扩大治疗效果的潜力。

实施

简单的差别强化。使用两种先前中立的刺激（A 和 B）来建立控制，当靶行为发生在 A 出现时，可以提供积极的强化结果，而当 B 出现时，则不会产生这样的结果。很快，人们就会发现靶行为在有 A 的情况下比在有 B 的情况下发生得更频繁。就像之前提到的，即使在不同的反应中有一个微小的差异，也表明了某种程度的刺激控制。然而，在继续使用这些偶然事件之后，人们可能会发现，个人几乎总是对 A 做出反应，而几乎从不对 B 做出反应。

在临床和教育情境中应用差别强化程序的第一次持续的努力始于 60 多年前。例如，Skinner 的 *The Technology of Teaching*（1968）旨在在普通教育和特殊教育中广泛应用。他的目标是将非人类的基础研究程序和发现转化为此类应用。这一传统的工作包括在能力正常的人群（从幼儿到高级专业培训人员）中广泛发展教育技术。致力于这项技术的开发也旨在为特殊人群提供有效的治疗程序（例如，有神经发育障碍和神经精神问题的人；Ferster et al., 1961）。在 *The Technology of Teaching* 问世以来的几十年里，研究人员发表了大量的文献，报道了数千项关于广泛有益的临床和教育应用的强化程序的研究。这些研究涉及一系列的人群，包括正常的儿童和成人，以及具有神经发育障碍、神经精神障碍和其他神经行为障碍的来访者。

基于差别强化的刺激控制方法出现了一些新问题。应用行为研究强调了临床人群中对强化程序的个体差异。例如，对一些有自闭症谱系和相关神经发育问题的儿童来说，识别和（或）维持控制因子的效力可能是困难的（Higbee, 2009）。然而，研究告诉我们，即使表面上有效的强化物已经被识别，有效治疗的设计还有另一个重要的考虑因素：个体行为对强化计划之间差异的敏感程度。

如前所述，如果一个人加强了某个特定类别中的行为，而消退了其他类别中的行为，那么前者将占据主导地位。然而，在日常生活中，一个人很少（如果有的话）会遇到这样的情况，即可取的行为可以不断得到强化，而不可取的行为可以不断消退。大多数情况下，人们只是希望：①可取的行为经常得到强化（丰富的强化计划），不可取的行为很少得到强化（精简计划）；②个体行为对这些强化计划之间的差异非常敏感。

我的刺激控制研究小组长期以来一直感兴趣的是，为什么一些患有神经发育障碍的个体对丰富与贫乏（rich-versus-lean）程序差异表现出很好的敏感性，而另一些人则似乎对这些程序漠不关心——即使在传统的增强功能测试中有强有力的证据证明有强化效力的情况下（例如，将持续强化与消退程序进行对比的测试、强化刺激偏好测试）。我们特别感兴趣的是，尽管编程训练旨在使计划的差异容易检测，但对丰富与贫乏程序漠不关心的情况仍然存在（McIlvane et al., 2012）。

当自闭症谱系障碍儿童对应用行为分析治疗反应不佳时，程序不敏感/冷漠可能是一个隐藏变量（Sallows et al., 2005）。越来越多的研究参考了个体与其他神经发育障碍和神经精神障碍表现出偏差反应的强化程序。例如，临床神经科学研究的发现表明，患有注意缺陷多动障碍（ADHD）的个体表现出强化敏感性的改变（Luman et al., 2010）。

塑造。 许多研究表明，一些人对旨在建立刺激控制的差别强化方法没有很好的反应（可能是由于对强化程序的不敏感性未被识别）。没有得到强化的行为似乎会妨碍学习。简单来说，这些人似乎没有从他们的错误中吸取教训。为了改善这种情况，研究人员进行了一些程序的研究，这些程序有可能建立刺激控制，同时最小化未强化的反应（所谓的无错误学习程序；Terrace, 1963）。一个典型的过程是使用高度突出的、易于辨别的刺激，这些刺激容易吸引注意力，并促进快速的，甚至几乎是瞬间的学习（例如，一个仅仅需要辨别不同的颜色的任务）。因此，颜色的差异可以作为附加提示，引导人们注意潜在的控制刺激之间更细微的差别。许多研究证明了这种无错误的方法在促进特殊人群的刺激控制方面具有优越性（Snell, 2009）。一个人也可以在不使用即时程序的情况下最小化未强化行为；程序化的教学程序为每一个新的、习得的行为建立了行为前提，使后续的学习以最少的未强化行为进行（McIlvane et al., 2016）。

口头指令。 为充分开发语言技能，描述环境偶然性事件的口头指令可能足以建立刺激控制，尽管这种情况发生的具体过程仍然有待讨论（参见第七章）。例如，在用刺激控制疗法治疗失眠时，语言 CBT 已被证明是非常有用的（Jacob, 1998）。在这种方法中，失眠在一定程度上归因于当睡眠没有以典型的方式发生时，可能会形成适应不良的习惯，并使入睡变得更困难（例如，看着时钟，担心在必须开始的一天前，还剩余多少时间）。失眠 CBT（CBT-I）的目标是打破对这种行为的刺激控制。例如，指示来访者把闹钟从卧室移开，限制不睡觉时在床上的时间，建立标准的就寝时间和醒来时间，等等。然而，就像所有受规则支配的行为一样，CBT-I 和其他语言刺激控制疗法的有效性在很大程度上取决于以这种方式建立的控制是否能产生预期的结果。

持久性。 一般来说，行为治疗师关心的是让积极的行为持续下去，弱化消极的行为。Nevin（1992）的行为动量分析将运动物理学中描述的关系与行为持久性的环境决定因素进行类比。他认为与控制刺激相关的强化变量决定了刺激控制的持久性。如果给定的刺激预示着丰富的强化，行为就可能持续。如果强化被削弱了，行为就变得难以持久。从表面上看，动量分析似乎与众所周知的部分强化消退（PRE）效应相冲突，在这一效应中，间歇强化和连续强化相比，行为消退得更缓慢。然而，正如 Nevin（1992）指出的那样，抗消退实验引入了其他变量而混淆了分析。

Nevin 的研究以及其他人的直接和系统的重复为动量分析提供了大量的经验支持。例如，Dube 和 McIlvane（2002）的研究表明动量分析可以为旨在提高自闭症谱系障碍的儿童行为灵活性的程序提供信息。目标任务是扭转先前确立的区别（学习教育相关任务的基本要求，如样本匹配）。在学习 A+和 B−的过程中，孩子们经历了相对贫乏的强化计划，他们学习 B+和 A−辨别能力的速度比那些经历相对丰富的 A+和 B−训练计划的孩子更快。从整体上看，刺激控制的行为动量分析是很有发展前途的，它将越来越多地对行为治疗产生有益的影响。

改变。在改变现有的非适应性刺激控制以使个体受益方面，执业临床医师和行为治疗师面临许多挑战。从表面上看，最明显的方法是使用消退（即维持行为的任何后果都被消退），以打破刺激与被控制行为之间的偶然性关系。然而，在实验室之外的世界里，人们往往无法将后果控制到足以施加消退条件的程度。此外，即使在实验室条件下，消退也可能只是减少了不希望的刺激控制的可能性，而不是真正破坏了刺激和兴趣行为之间的"纽带"。这一结果可以在动物行为模型中清楚地显示出来（Podlesnik & Kelley，2014），这可能为分析奖励系统相关临床障碍（RSRCD），如药物滥用、强迫性赌博、肥胖等行为治疗成功后复发的人提供了信息。

在这种情况下，先前在刺激控制疗法的讨论中所描述的潜在有益关系显然有一个缺点，抑制与 RSRCD 相关的刺激控制可能只是暂时降低它们的频率。任何导致 RSRCD 分类中任一障碍的复发和加强刺激控制的挑战，都可能增加其他障碍施加刺激控制的可能性，即使不存在这种挑战的情况下也是如此。

复发的可能性有助于解释线索暴露疗法（cue exposure therapy，CET）治疗成瘾行为的效果不显著（Martin et al.，2010）。在 CET 中，成瘾者暴露于一系列与毒品相关的刺激下（例如，遇到各种各样的毒品用具），在这样的环境中，由此产生的渴求不会导致吸毒。按理来说，这些渴求的消退应该首先导致戒断症状，并最终使毒品寻求/使用行为的消退。然而，CET 方法存在两个问题。第一，任何后续的暴露，即使是与导致复发的成瘾行为相关的一小部分刺激（例如，与曾经吸毒的老朋友见面），都可能会被刺激类的其他刺激重新建立起高概率的控制，从而破坏 CET 的意图。第二，语境刺激（即在类似的药物使用环境里）可能是刺激控制成瘾行为的一个未被重视的组成部分。因此，如果这些刺激控制变量在治疗中没有被处理，将会造成 CET 失败。

结论

如今，如果没有大量的引用和对循证实践的讨论，人们就不可能看到像本书一样的汇编。出于实践和伦理方面的原因，临床医生和教育工作者希望应用有科学证据支持的治疗和（或）教育程序。根据我的经验，大多数临床医生和教育工作者倾向于从广泛的程序（例如，应用行为分析与自闭症的感觉整合/作业疗法）的角度来考虑问题。在这一章中，我阐述了一种较少被讨论的定义循证实践的方法，即把教育程序与科学原理联系起来，而不管人们选择何种方法，科学原理都是必不可少的。这样做可以促进一个人的行为发展、健康和幸福，并有一个安全的证据基础，在此基础上可以建立自己的实践，还有可能提高其有效性，从而不被可能暂时流行的时尚和幻想所俘虏。

（王彦芳　程俊香 译）

参 考 文 献

Bortoloti, R., Pimentel, N. S., & de Rose, J. C. (2014). Electrophysiological investigation of the functional overlap between semantic and equivalence relations. *Psychology and Neuroscience, 7*(2), 183–191.

Dube, W. V., & McIlvane, W. J. (2002). Reinforcer rate and stimulus control in discrimination reversal learning. *Psychological Record, 52*(4), 405–416.

Ferster, C. B., & DeMyer, M. K. (1961). The development of performances in autistic children in an automatically controlled environment. *Journal of Chronic Diseases, 13*(4), 312–345.

Fields, L., Matneja, P., Varelas, A., Belanich, J., Fitzer, A., Shamoun, K. (2002). The formation of linked perceptual classes. *Journal of the Experimental Analysis of Behavior, 78*(3), 271–290.

Goldiamond, I. (1966). Perception, language and conceptualization rules. In B. Kleinmuntz (Ed.), *Problem solving: Research, method and theory* (pp. 183–224). New York: Wiley.

Hayes, S. C., Barnes-Holmes, D., & Roche, B. (Eds.). (2001). *Relational frame theory: A post-Skinnerian account of human language and cognition.* New York: Kluwer Academic/Plenum Publishers.

Herrnstein, R. J. (1979). Acquisition, generalization, and discrimination reversal of a natural concept. *Journal of Experimental Psychology: Animal Behavior Processes, 5*(2), 116–129.

Higbee, T. S. (2009). Reinforcer identification strategies and teaching learner readiness skills. In R. A. Rehfeldt & Y. Barnes-Holmes (Eds.), *Derived relational responding: Applications for learners with autism and other developmental disabilities.* Oakland, CA: New Harbinger Publications.

Hodgins, D. C. (2001). Processes of changing gambling behavior. *Addictive Behaviors, 26*(1), 121–128.

Jacob, G. D. (1998). *Say good night to insomnia.* New York: Henry Holt.

Luman, M., Tripp, G., & Scheres, A. (2010). Identifying the neurobiology of altered reinforcement sensitivity in ADHD: A review and research agenda. *Neuroscience and Biobehavioral Reviews, 34*(5), 744–754.

Martin, T., LaRowe, S. D., & Malcolm R. (2010). Progress in cue extinction therapy for the treatment of addictive disorders: A review update. *Open Addiction Journal, 3*, 92–101.

McIlvane, W. J., & Dube, W. V. (2003). Stimulus control topography coherence theory: Foundations and extensions. *Behavior Analyst, 26*(2), 195–213.

McIlvane, W. J., Dube, W. V., Green, G., & Serna, R. W. (1993). Programming conceptual and communication skill development: A methodological stimulus class analysis. In A. P. Kaiser & D. B. Gray (Eds.), *Enhancing children's language: Research foundations for intervention* (pp. 242–285). Baltimore, MD: Paul H. Brookes Publishing.

McIlvane, W. J., Gerard, C. J., Kledaras, J. B., Mackay, H. A., & Lionello-DeNolf, K. M. (2016). Teaching stimulus-stimulus relations to nonverbal individuals: Reflections on technology and future directions. *European Journal of Behavior Analysis, 17*(1), 49–68.

McIlvane, W. J., Hunt, A., Kledaras, J. K., & Deutsch, C. K. (2016). Behavioral heterogeneity among people with severe intellectual disabilities: Integrating single-case and group designs to develop effective interventions. In R. Sevcik & M. A. Romski (Eds.), *Communication interventions for individuals with severe disabilities: Exploring research challenges and opportunities* (pp. 189–207). Baltimore, MD: Paul H. Brookes Publishing.

McIlvane, W. J., & Kledaras, J. B. (2012). Some things we learned from Sidman and some things we did not (we think). *European Journal of Behavior Analysis, 13*(1), 97–109.

Nevin, J. A. (1992). An integrative model for the study of behavioral momentum. *Journal of the Experimental Analysis of Behavior, 57*(3), 301–316.

Podlesnik, C. A., & Kelley, M. E. (2014). Resurgence: Response competition, stimulus control, and reinforcer control. *Journal of the Experimental Analysis of Behavior, 102*(2), 231–240.

Sallows, G. O., & Graupner, T. D. (2005). Intensive behavioral treatment for children with autism: Four-year outcome and predictors. *American Journal on Mental Retardation, 110*(6), 417–438.

Sidman, M. (2000). Equivalence relations and the reinforcement contingency. *Journal of the Experimental Analysis of Behavior, 74*(1), 127–146.

Sidman, M. (2008). Reflections on stimulus control. *Behavior Analysis, 31*(2), 127–135.

Skinner, B. F. (1935). The generic nature of the concepts of stimulus and response. *Journal of General Psychology, 12*(1), 40–65.

Skinner, B. F. (1968). *The technology of teaching.* New York: Appleton-Century-Crofts.

Snell, M. E. (2009). Advances in instruction. In S. L. Odom, R. H. Horner, M. E. Snell, & J. Blacher (Eds.), *Handbook of developmental disabilities* (pp. 249–268). New York: Guilford Press.

Terrace, H. S. (1963). Discrimination learning with and without "errors." *Journal of the Experimental Analysis of Behavior, 6*(1), 1–27.

第十三章　塑　　造

Raymond G. Miltenberger，PhD　Bryon G. Miller，MS
Heather H. Zerger，MS　Marissa A. Novotny，MS

定义和背景

　　塑造是对目标行为的逐次逼近的差别强化。这个定义依赖于一些基本的行为原理。强化是指在相似条件下，行为结果相对直接地发生，使这类行为在未来发生的概率增加。强化，可用于行为的获得和维护，是大多数应用行为分析过程的组成部分。消退的行为原理是一种行为的减少和最终几乎消失；当一种行为不再产生强化后果时，就会发生消退。强化和消退的结合称为差别强化，是对特定反应的强化，而其他反应形式处于消退状态（即强化被抑制）。差别强化的结果是强化反应的增加而其他所有非强化反应的减少。逐级强化是反应的步骤，逐步接近目标行为。当逐级强化被差别强化时，反应行为朝着目标行为的概率发生变化。塑造是一种训练过程，它可以用来产生新的行为，恢复以前出现过的行为，或改变现有行为的一个维度。下面将详细讨论这些理论的应用。

举例

　　塑造可以被定义为一种明确的训练过程和一种自然或无意识发生的行为现象。作为一种训练程序，这里举一个简单而又具有说明性的塑造的例子，教鸽子做一个完整的顺时针旋转（Chance，2014）。一开始，任何方向的转弯（即启动行为）都会导致强化（即一个条件强化物，如听觉刺激，周期性地与一个非条件强化物配对，如谷物）。当这种反应可靠地发生后，只有顺时针方向的旋转被加强，而逆时针方向的旋转被消退。接下来的几个步骤涉及强化越来越近似一个完全顺时针旋转的匝数（例如，四分之一、二分之一和四分之三顺时针旋转），所有先前的近似值都被消退。在这个例子中，鸽子被专门训练来参与特定的目标行为。然而，由于强化（社会的和非社会的）和消退的普遍偶然性，塑造通常是自然或无意识地发生的。

　　问题行为（如发脾气或自伤）的强度可以在无意中被塑造，而新的、往往是破坏性的或危险性的行为模式便出现了（Rasey et al.，1993；Schaefer，1970）。例如，父母可能会通过取消对孩子的要求而强化了他们的坏脾气，这样的坏脾气通常会导致孩子不遵守父母的指令。最初，问题行为包括当孩子被要求完成一项任务时，孩子明确地说"不！"会导致父母取消要求（即让步）。当孩子抗议时（即消退），为了增加依从性，父母开始执行他们的指示。在这种情况下，消退通常与消退爆发相联系，消退爆发可以包括问题行为、新行为或情绪反应的严重性暂时增加。当面临由更严重的问题行为（如大声抗议及对父母大喊大叫）组成的消退爆发时，父母可能会再次让步，从而不断逐级强化，最终形成发脾气行为。当父母无意中强化了孩子越来越严重地发脾气时，这个过程就会重复。这可能导致问题行为的塑造，从一次并不严重的口头抗议到一次严重的发脾气，如大叫、哭泣、扔东西和攻击性行为。

对于治疗师来说，了解塑造的无意使用是很重要的，这样他们才能确保照顾者不会屈服于这种做法。但是，本章的其余部分将讨论如何将塑造作为培训过程，并回顾这些步骤，包括塑造使用的一致性和正确性。本章将从文献中提供说明塑造的例子，并进行进一步详细的讨论。

实施

为了实施塑造，初始行为被强化，直到来访者持续地参与到该反应中。一旦发生这种情况，下一个近似值就会被强化，而前一个近似值就不会被强化（消退）。当来访者始终表现出第二个近似值后，随着第三个近似值的强化，第二个近似值将会消退。因为只对随后的近似值提供强化，第一个和第二个近似值应该会停止发生。这个过程是对每个逐级近似值实施差别强化，直到个体一致地达到目标行为。虽然在特定的塑造应用中，由于来访者的能力或对目标反应的复杂性，近似值的数量可能会有所不同，但总的来说，以下步骤应该能够确保塑造的正确实施（Miltenberger，2016）。

步骤 1. 确定目标行为。必须对目标行为进行识别和明确定义，以确定塑造过程可以成功地产生目标行为。

步骤 2. 确定塑造是否为实现目标行为的最佳过程。塑造的目的是生成尚未发生的行为或行为的维度。通过塑造，目标行为（或目标行为的期望水平）是逐步实现的。如果来访者已经参与了目标行为，至少是偶尔参与，那么就没有必要进行塑造。差别强化可以用来强化行为。此外，如果有更有效的教学策略，如促进和削弱（prompting and fading）、行为技能训练和行为链，可以用来促进行为，那么塑造也就没有必要了。

步骤 3. 确定要加强的第一个近似值。在塑造过程开始之前，必须确定第一个近似值或初始行为。初始行为应该是一个来访者已经表现出来的且与目标行为相关的反应。

步骤 4. 确定目标行为的其余近似值。其余的近似值也应在塑造过程开始之前确定。这一点很重要，因为每个人在进入下一个步骤之前必须掌握之前的每一步。一旦初始行为（和每个后续近似值）被强化，然后被置于消退状态，消退爆发将产生新的行为，其中一个将被强化为更接近目标行为的近似值。塑造的步骤不应跨度太大，这样学习者就不能轻易地从一个步骤发展到下一个步骤。步骤也不应跨度太小，以免塑造过程缓慢。设置步骤时，应期望学习者能够合理地从一个步骤发展到下一个步骤。虽然塑造步骤应该提前确定，但训练期间合并步骤或添加其他步骤也是常见的（见步骤 7）。

步骤 5. 确定每个近似值的强化物。在塑造过程中使用的强化物应该能在适当的反应发生后可以立即实施，还必须是学习者已建立的强化物。此外，强化物应是在反复出现时将不太可能产生满足感的事物。例如，虽然食物对于大多数学习者来说是一种强化物，但当学习者继续接受食物时，它很可能失去其强化价值。条件性强化（如代币或表扬）经常被用来避免满足感。

步骤 6. 为每个逐级逼近的近似值提供差别强化。开始塑造时就应为开始行为的发生提供强化。一旦某一步持续发生，它将会消退，下一个近似值就会得到加强。一旦第二个近似值持续出现，它也将会消退，那么再下一个近似值就会被强化。这个过程将一直持续到达到目标行为为止。

步骤 7. 确定你完成塑造过程的速度。每一个近似值都是下一个近似值的基石。因此，一旦学习者持续地表现出初始行为，训练者就可以将这种反应置于消退状态，并移至下一个近似状态进行强化。重要的是要以适当的速度完成塑造的步骤。如果一个近似值被反复强化，就很难再进行下一步了。如果进展不成功，那么训练者可能要提示或促使学习者进行下一个近似值。如果训练者发现最初设置的步骤跨度太大，学习者无法完成，那么可以将后续的近似值分解成更小的步骤。

应用

塑造是用来让一个人参与到还没有表现出来的目标行为中去。在接下来的内容，将介绍这三种塑造的应用：①生成新行为（即行为不在学习者的全部技能里）；②重塑先前的行为；③改变现有行为的某些方面。

生成新行为

塑造可以用来促进学习者习得未表现出的行为（Miltenberger, 2016）。例如，Ferguson 和 Rosales-Ruiz（2001）用八个塑造步骤和一个点击器（和偶尔的食物）作为强化物，让五匹马走进一辆运输拖车。在此之前，人们是用鞭子和绳子等令人厌恶的方法将马匹装上拖车。

有一个生成新行为的例子，Shimizu 等（2010）使用塑造来教会被诊断为智障的学龄前儿童使用电脑鼠标指向和点击。第一步是在电脑屏幕上移动鼠标。强化物包括视觉和听觉刺激（屏幕上的矩形消失或改变颜色，并出现气泡声）。第二步是将光标指向一个矩形来产生强化物。最后，受试者被要求移动鼠标，将其指向一个矩形，并按下鼠标键释放强化物。

Mathews 等（1992）使用塑造来增加儿童对隐形眼镜使用的依从性。研究对象为 4 名 5 岁以下的儿童，他们之前在常规眼科检查中表现出不遵守医嘱的行为。八个塑造步骤或这些步骤的变形，被用来教导儿童佩戴隐形眼镜。塑造的步骤包括抚摸孩子的脸，打开一侧眼睑，让孩子拉开眼睑，滴滴眼液，用手指接近孩子的眼睛，用手指触摸孩子的眼睛，用软镜头触摸孩子的眼角，用硬镜头触摸孩子的眼角。通过赞美、星星、泡泡、食物或玩具来强化每个塑造步骤的依从性。使用这种塑造的程序最终使 4 个孩子中的 3 个开始使用隐形眼镜。需要注意的是，这个例子是一种变形：它不涉及目标行为的连续近似值，而是刺激的连续变化，参与者暴露于眼皮张开的状态下，并保持顺从。

重塑先前的行为

塑造可以用来引导一个人表现出曾经有而后不再发生的行为。在某些情况下，可能不再表现出这种行为是因为失去了这样做的能力（例如，教某人在脑外伤后说话）或拒绝这样做。

Meyer 等（1999）使用塑造来增加智障学生每天正确完成的步骤数。在此之前，当这些学生被要求准备上学时，他们表现出了严重的攻击性行为。塑造过程包括十个步骤，从刷牙到每天留在学校。向他们提供的强化条件取决于每天完成的具体步骤数，所需的步骤数被系统地增加。研究结果表明，塑造可以成功地用于提高早晨卫生技能的依从性和增加出勤率。

Taub 及其同事（1994）使用塑造和口头反馈/赞美作为强化物来增加脑卒中来访者的肌肉运动，他们的肢体失去了运动能力。研究者限制了未受影响的肢体的运动，并使用塑造来促进在各种任务中受影响肢体的运用，包括翻转一个索引文件（Rolodex file），在沙狐球游戏中推一个圆盘，以及滚动一个球。研究证明，塑造增加了索引文件的翻转次数和受试者推圆盘的距离，也减少了把球从一边移到另一边所用的时间。这项研究表明，塑造可以促进那些因脑卒中而遭受神经损伤的人的行为康复。自此，塑造也被证明会促进皮质功能更好地恢复（Liepert et al.，2000）。

O'Neill 和 Gardner（1983）对一位髋关节置换术后未接受物理治疗（PT）的老年人进行了塑造，使其恢复独立行走。为了开始塑造过程，治疗师强化了去 PT 室的感觉（初始行为）。一旦受试者坚持去 PT 室，治疗师强化其站立于两根双杠之间的时间就会越来越长，而去 PT 室则被置于消退的境地。这个过程通过一系列连续的近似值继续进行，包括在双杠之间越来越多的走动步数和走完整条杠的长度，直到受试者用助行器独立行走。

当使用塑造来恢复先前出现过的行为时，首先确定来访者不参与该行为的原因是很重要的。例如，与该行为相关的厌恶条件的存在可能会降低来访者参与该行为的动机。在这种情况下，以一种消退该厌恶条件的方式操纵环境可能足以促进反应，而无需使用塑造。然而，在开始塑造之前，确定一个有力的强化物是很重要的，可以在塑造的过程中用来强化每一个近似值。使用动机策略来增加强化物的影响（见第二十七章），同时也可以增加塑造的有效性。

改变现有行为的某些方面

塑造可用于增加或减少行为的某些特性（原本不能达到令人满意的水平），如频率、强度、持续时间或目标响应的延迟。在这种塑造的应用中，目标是行为维度的改变。例如，增加说话量或减少每天吸烟的数量。

Hagopian 和 Thompson（1999）对一名患有囊性纤维化和智力障碍的 8 岁男孩进行塑造，以提高他对呼吸治疗的依从性。目标行为是让男孩在脸上戴一个面具，释放药物喷雾。起初他们要求小男孩把面具戴在脸上 5 秒钟，5 秒钟之后，他就会得到表扬，并能拿到喜欢的东西。他必须把面罩戴在脸上的时间以 5 秒为单位系统地增加，直到达到 40 秒的目标。研究结果表明，依从性的持续时间从平均 13 秒增加到平均 37 秒，结果在 14 周的随访中得以保持。

在另一个例子中，Jackson 和 Wallace（1974）通过不断强化一个被诊断为轻度智力障碍的小女孩更大声说话，塑造了她在强度维度上的行为。在这项研究中，当她用更大的声音说话（以分贝计测量）时，就会得到一种强化物。

Hall 等（2009）使用塑造来增加 2/3 患有脆性 X 综合征来访者的眼神接触时间。如果参与者在一段特定的时间内进行眼神交流，他们就会得到可食用的奖品和表扬。每次试验中使用百分位强化程序后，他们进行眼神交流的时间都有所增加。

Dallery 等（2008）尝试使用塑造去减少 8 名成人吸烟的数量。在基线之后，研究人员根据测量的一氧化碳（CO）水平计算了一个标准，规定了参与者可以吸烟的数量。如果参与者的 CO 水平达到或低于设定的标准水平，他们就会收到现金券。在研究结束时，其中 5 名参与者的 CO 水平已经下降到戒烟水平。

Scott 等（1997）在塑造的一个新的例子中，提高了田径运动员的表现。目标行为是一名撑杆跳运动员在撑杆跳之前将杆子举过头顶撑杆使自己越过栏杆。Scott 和他的同事用听觉反馈作为运动员撑杆达到一定高度的强化物。所需的高度在 7 个塑造步骤中以 5cm 的增量增加，直到运动员完成手臂的最大伸展。

O'Neil 和 Gardner（1983）描述了这样一种情况：一名被诊断患有多发性硬化的妇女因为每小时多次上厕所而中断她的治疗计划。最后，治疗师希望受试者在每次去厕所之间等待 2 小时。初始行为为她在每次上厕所之间等待 1 小时左右，然后予以强化，直到她能持续。下一个近似值是等待 70 分钟。此时，等待 1 小时被置于消退的边缘，而等待 70 分钟被来自治疗师的赞美和赞同所强化。这一不断增加去厕所的延迟时间的强化过程一直持续到受试者在每次去厕所之间都要等 2 小时。

在心理治疗中使用塑造的机会

行为分析师最常使用塑造，而应用心理学家使用塑造的机会也无处不在。例如，临床医生在进行心理治疗时，如果他对自我表露、情感开放或关注当下感兴趣，他就可以在治疗过程中针对并改变这种行为。治疗师可以在治疗过程中探索潜在的强化物，如注意力、身体前倾、采用来访者的镜像姿势、做出临床评价、自我表露或赞美，临床医生可以系统地使用它们作为强化物来吸引来访者或帮助他们在与他人的人际关系方面达到一个新的水平。在实际中，这一观点通常被用作临床行为分析和认知行为治疗的情境形式，如功能分析心理治疗，这已被经验证明部分是通过塑造来开展心理治疗工作的（Busch et al.，2009）。

总结

塑造是一种用来培养一个人目前没有表现出来的行为的训练过程。更具体地说，塑造是用来产生新行为、重塑曾经存在的行为并改变现有行为的维度。大多数应用行为分析程序的目标是促进期待行为的发生，从而提高从事该行为者的生活质量。然而，如果强化从来没有发生过的行为，就不能被用来加强所期望的行为。塑造提供了一种让来访者逐步获得期待行为的方式，并通过应用几个基本的行为原则来加强它。虽然塑造被用作一种训练过程，但也可能发生意外（例如，问题行为的无意塑造）。强化的普遍偶然性是各种目标行为可能在无意中获得和形成。

虽然塑造是一种有价值的训练工具，但它并不总是最适合或最有效的教学方法。再次强调，塑造通常用于帮助来访者习得目前并不明显的行为，或者从未被确立为来访者行为技能的一部分行为。训练者可以使用差别强化来增强偶尔发生的行为。同时，训练者可以传递提示或操纵先前事件来强化动机，使行为更有可能发生和被强化。此外，因为这些行为链涉及要按顺序执行的多个行为模式，所以塑造对于训练复杂的行为链来说不是很理想。要训练这些复杂行为，首先是创建一个任务分析，将一个行为链分解为单个的刺激–反应组件。然后，训练者可以使用行为链策略，即使用促进和消退来训练行为链的每个刺激–反应组成部分。

（王彦芳　雷　蕾　译）

参 考 文 献

Busch, A. M., Kanter, J. W., Callaghan, G. M., Baruch, D. E., Weeks, C. E., & Berlin, K. S. (2009). A micro-process analysis of functional analytic psychotherapy's mechanism of change. *Behavior Therapy, 40*(3), 280–290.

Chance, P. (2014). *Learning and behavior*. Belmont, CA: Wadsworth Publishing.

Dallery, J., Meredith, S., & Glenn, I. M. (2008). A deposit contract method to deliver abstinence reinforcement for cigarette smoking. *Journal of Applied Behavior Analysis, 41*(4), 609–615.

Ferguson, D. L., & Rosales-Ruiz, J. (2001). Loading the problem loader: The effects of target training and shaping on trailer-loading behavior of horses. *Journal of Applied Behavior Analysis, 34*(4), 409–424.

Hagopian, L. P., & Thompson, R. H. (1999). Reinforcement of compliance with respiratory treatment in a child with cystic fibrosis. *Journal of Applied Behavior Analysis, 32*(2), 233–236.

Hall, S. S., Maynes, N. P., & Reiss, A. L. (2009). Using percentile schedules to increase eye contact in children with fragile X syndrome. *Journal of Applied Behavior Analysis, 42*(1), 171–176.

Jackson, D. A., & Wallace, R. F. (1974). The modification and generalization of voice loudness in a fifteen-year-old retarded girl. *Journal of Applied Behavior Analysis, 7*(3), 461–471.

Liepert, J., Bauder, H., Miltner, W. H. R., Taub, E., & Weiller, C. (2000). Treatment-induced cortical reorganization after stroke in humans. *Stroke, 31*(6), 1210–1216.

Matthews, J. R., Hodson, G. D., Crist, W. B., & LaRouche, G. R. (1992). Teaching young children to use contact lenses. *Journal of Applied Behavior Analysis, 25*(1), 229–235.

Meyer, E. A., Hagopian, L. P., & Paclawskyj, T. R. (1999). A function-based treatment for school refusal behavior using shaping and fading. *Research in Developmental Disabilities, 20*(6), 401–410.

Miltenberger, R. G. (2016). *Behavior modification: Principles and procedures* (6th ed.). Boston: Cengage Learning.

O'Neill, G. W., & Gardner, R. (1983). *Behavioral principles in medical rehabilitation: A practical guide*. Springfield, IL: Charles C. Thomas.

Rasey, H. W., & Iversen, I. H. (1993). An experimental acquisition of maladaptive behavior by shaping. *Journal of Behavior Therapy and Experimental Psychiatry, 24*(1), 37–43.

Schaefer, H. H. (1970). Self-injurious behavior: Shaping "head banging" in monkeys. *Journal of Applied Behavior Analysis, 3*(2), 111–116.

Scott, D., Scott, L. M., & Goldwater, B. (1997). A performance improvement program for an international-level track and field athlete. *Journal of Applied Behavior Analysis, 30*(3), 573–575.

Shimizu, H., Yoon, S., & McDonough, C. S. (2010). Teaching skills to use a computer mouse in preschoolers with developmental disabilities: Shaping moving a mouse and eye-hand coordination. *Research in Developmental Disabilities, 31*(6), 1448–1461.

Taub, E., Crago, J. E., Burgio, L. D., Groomes, T. E., Cook, E. W., DeLuca, S. C., et al. (1994). An operant approach to rehabilitation medicine: Overcoming learned nonuse by shaping. *Journal of the Experimental Analysis of Behavior, 61*(2), 281–293.

第十四章 自 我 管 理

Edward P. Sarafino，PhD

定义

　　自我管理是指运用行为及认知，控制导致不良行为或阻碍良好行为的因素来改变自己行为的体系。本章将自我管理中涉及的许多过程汇集到一个特定的目标行为改变流程中，简要概述了其原理和流程，以及它们用于创建自我导向改变的方法。在 Sarafino（2011）和 Watson 等（2014）的书中对自我管理有更详细和广泛的描述。

　　自我管理计划重点关注于改变一个目标行为（target behavior）（即一个人想要改变的行为），并实现一个行为目标（behavioral goal）（即一个人想要达到的目标行为的水平）。例如，对于学习这一目标行为，学生可能有一个每周的行为目标，即每个计划上课时间内花 2 小时集中学习。通过达到行为目标，学生可能会达到一个重要的结果目标（outcome goal），一个预期的抽象的或一般的结果，比如学生的成绩提高。通常，人们会想到一个要达到的结果目标，然后决定要达到预期结果目标的行为和行为目标是什么。

　　一些目标行为可能涉及行为不足（behavioral deficit），也就是这个人可能不够频繁、不够长、不够好或不够坚定地完成这项行为。另一些目标行为可能涉及行为过度（behavioral excess），即活动执行太频繁、太强烈或太长。对于许多人来说，体育锻炼是一种行为不足，而吸烟是一种行为过度。如果一个人有高度的自我效能感（self-efficacy），相信自己可以在自己想做的特定活动中取得成功，比如改变自我管理计划中的一种行为，那么他就有可能实现自己的行为目标。

学习和行为

　　经验引导学习，并在几乎所有的性格和行为的发展中起着至关重要的作用。学习是一种相对永久的行为倾向的改变，是经验的结果。以下介绍两种主要学习的类型（详见第六章）：

　　·在应答性（经典）条件反射作用中，一个刺激物（条件刺激物）通过与已经引起反应的刺激物（无条件刺激物）相联系而获得引起反应的能力（条件反射）。在应答性条件反射中，消退是一种程序或条件，即在没有无条件刺激的情况下反复呈现条件刺激；这一过程降低了条件反射的强度或其发生的可能性。

　　·在操作性条件反射中，后果会改变行为。正面和积极的强化（奖励）增加了行为在未来发生的可能性，而惩罚则减少了这种可能性。在操作性条件反射中，消退是指结束对先前强化行为的强化的程序或条件，使该行为的可能性和活力下降。塑造是一种对连续的目标行为进行差异性强化的方法（这一点在第十三章有详细讨论）。

这些类型的学习可以通过直接经验或间接经验的方式发生，比如通过观察其他人的学习经验——这个过程被称为示范（modeling）。当我们在恐怖电影中看到有人害怕蛇的样子，或者看到水管工在家里拆水龙头时，我们可以通过模仿来学习这些行为。学习的过程也建立了一个行为的前提：在行为之前并为行为设定时机的线索。例如，当我们感到饥饿，看到诱人的食物时（前提），我们就会伸手去拿，然后吃掉，这是一种操作性行为。对于应答行为，前提是条件刺激。下文将会更详细地讨论，条件反射是在日常生活中产生结果。

牢固建立起来的行为往往会成为习惯——也就是说，它们是无意识地自动完成的，就像我们无意识地伸手去拿糖果放进嘴里一样。习惯性行为越来越少地依赖于结果——例如，得到强化——而更多地依赖于之前的线索，比如注意到眼前的糖果。这种行为在过去曾与此线索有关。前提可以是很明显的（可直接观察到的感觉），或者是隐蔽的（内在不易观察的）。消极情绪，如愤怒或抑郁，可以作为隐蔽的前因，导致一些人强迫性地购物（Miltenberger et al.，2003）。与非习惯性行为相比，改变习惯性行为（如暴饮暴食或吸烟）往往更加困难。

管理行为的技巧

为了有效地修正目标行为，需要清楚地定义行为，以便被准确地测量。只有通过评估目标行为，才能确定它是否发生了变化。通常随意的观测不能准确地描述这种行为的发生。

评估行为的改变

为了评估一个自我管理计划，必须收集计划前后行为发生的数据。在试图修改目标行为之前收集的数据称为基线数据；"基线"也指收集这些数据的时间段。试图修改行为时收集的数据称为干预数据；"干预"也指收集这些数据的时间段。自我管理计划通常包括基线阶段和干预阶段，在每个阶段收集目标行为的数据。

因为行为可以以各种方式改变，所以有必要选择最能反映行为改变方式和朝行为目标导向进展的数据类型。目标是否改变行为发生的频率、持续的时间或强度，这些变量将形成三种类型的数据：

频率——行为被观察到的次数。当每次目标行为都有一个明确的开始和结束时间，并且执行所需的时间大致相同时，这种类型的数据最好。

持续时间——一种目标行为从开始持续到结束的时间。例如，测量每次锻炼、看电视或学习的时间。

强度——一个动作或其结果的强度、程度或大小。比如测量你说话的音量、你感受到的情绪的强度、你举起的哑铃的重量。

自我管理中较少使用的数据类型是特性或目标行为表现的好坏，如演奏乐器或表演体育技能。有时，为特定的目标行为收集多种类型的数据是有用的和重要的——例如，你可以设计一个自我管理计划来增加来访者进行体育锻炼的频率、持续时间和强度。

为了评估目标行为的变化，创建一个图表是很有帮助的——一个描述数据变化的图表——有助于显示一个变量如何随另一个变量变化。变量是可以变化的人、物或事件的特性。行为的频率、持续时间、行为等级是变量，时间也是变量。对于自我管理计划，治疗师会创建一个两轴坐标图：水平线（横坐标）表示时间，如天数；垂直线（纵坐标）表示目标行为发生的频率。基线数据在左侧绘制，干预数据在右侧绘制。干预数据显示目标行为较基线水平有显著改善，这标志着自我管理计划的成功。例如，在一项减少吸烟的自我管理计划中，吸烟频率基线数据的水平将显著高于干预数据。

评估行为的功能

功能评估是帮助准确定义目标行为，并识别行为及其前因和后果之间联系的过程。目标行为可以是操作行为或应答行为。通常，为了对一个行为进行功能评估，个人必须观察并记录该行为的每个实例，以及它的前因和后果。需要在基线期之前或与基线期重叠时进行数天的观察和记录。使用收集到的这些信息，治疗师就可以决定如何改变过去产生和维持这种行为的前因和后果。这个计划将成为自我管理计划的基础。

改变操作行为

通过操作性条件反射习得的行为遵循一个标准的程序：一个或多个前因导致产生一个或多个结果行为。故而要想改变一个操作行为，治疗师必须管理其前因和后果。

管理操作行为的前因

管理操作行为前因的一个策略是开发或应用新的操作行为前因。当应用一个新的前因时，需要加强适当的行为。开发新前因的三种方法包括提示、淡化和示范。提示是添加到适当行为所需的或正常的前因中的刺激，是一个促进的过程。提示的作用是提醒来访者进行某种已经知道如何去做的行为，或帮助来访者进行一种不常做或做得不够好的行为。有些提示涉及对行为的躯体指导，比如握住来访者的手，帮助来访者在一个别致的蛋糕上进行糖霜设计。其他的提示是言语上的，告诉一个人做什么或不做什么，比如厨房里贴一个牌子，上面写着"禁止吃零食"。还有一些提示是图形化的或听觉化的，比如来访者瘦的时候的照片，或者提醒来访者停止打电话的闹铃。一旦正常的前因可靠地引导出了所期望的行为，治疗师就可以使用淡化，通过这个过程，提示逐渐被移除。在示范中，人们通过观察别人的行为来学习行为。

开发或应用新的前因的其他方法包括改变环境和使用认知策略。因为前因通常出现在环境中，所以通过三种方式来改变环境可以鼓励人们的行为：第一，用新的环境代替旧的环境（例如，搬到一个更安静的地方学习）；第二，改变鼓励不良行为或阻碍良性行为的物品的供应（例如，为试图戒烟的人移走香烟）；第三，缩小范围，也就是限制不良行为发生的范围，比如限制行为发生的地点和时间（例如，限制看电视的地点和时间）。

可用的认知策略是自我指导法，即用一句话来帮助来访者完成一个行为或告诉他如何去做。自我指导类似于口头提示，只是通常是隐蔽地使用。指导必须是合理的。来访者告诉自己可以完成一项不可能的壮举，或者改变自身的行为会对生活产生深远的影响，这是不可信的，往往会导致行为失败。

管理操作行为的后果

为了改变自我管理计划中的操作行为，可以考虑两种类型的后果：强化和惩罚。强化可分为正强化和负强化，前者是在行为发生后引入或增加刺激物，后者是在发生适当行为时减少或消除现有的不愉快环境。强化在行为发生后立即进行，而不是延迟后进行，是最有效的。为了减少过度行为，应尽可能使用消退来降低目标行为发生的可能性和活力。惩罚可以用来减少过度行为，但它也会产生副作用。一般来说，正强化是自我管理计划中最常用和最有效的后果，也是后面将重点阐述的类型。

当选择正强化物来改变一个操作行为时，使用高水平、被期望的奖励价值是很重要的。奖励价值越高，越有可能强化行为（Trosclair-Lasserre et al.，2008）。影响强化的奖励价值的两个维度是数量和质量。例如，当使用糖果作为强化物时，大量和最喜爱的味道将比少量和仅仅可接受的味道更有效。治疗师经常在自我管理计划中应用的几种正性强化物包括：

有形物品或实物，如金钱、衣物或音乐。

消耗品，来访者可以吃或喝的东西，如零食、水果或软饮料。

活动，来访者喜欢做的事情，如看电视或查看电子邮件。

代币，象征奖励的物品，如票、小筹码或图表上的检查标记，可用于兑换成有形的、可消费的或活动的奖励。

代币本身没有奖励价值，它们通过与其可以购买的备用强化物相关联而成为强化物。它们在使强化物立即生效方面很有用，弥合了行为适当和获得备用强化物之间的差距。在自我管理计划中选择强化条件的一种方法是让来访者填写一份"偏好项目和经验调查问卷"（Sarafino et al.，2006）。不建议使用可能违背行为目标的强化物，例如，在一个项目中使用糖果作为奖励来减少热量摄入。

选择强化物后，治疗师就必须计划如何及何时应用它们。在自我管理计划中，强化物通常是自行管理的。这很方便，但强化条件不应该太容易获得。如果来访者不能客观地判断这种行为是否值得奖励，可能需要其他人判断这个奖励是否值得。只要有可能，强化应该在预期的行为发生后立即实施——延迟的时间越长，效果越差。

改变情绪行为

人们通过直接或间接的应答性条件反射来学习情绪行为，如对恐惧的回避行为。当条件刺激（如狗）与非条件刺激（如狗的咆哮和攻击）同时出现时，条件反射是直接的；当学习是通过模仿、想象或向他人学习而获得时，条件反射是间接的。

为了开始一个自我管理计划，治疗师需要建立一个评定量表来评估情绪反应的强度。此外，还需要进行功能评估，以识别和描述前因、行为和后果（Emmelkamp et al.，1992）。之所以要确定情绪行为后果是因为在现实生活中，应答性条件反射和操作性条件反射通常同时发生——例如，行为令人恐惧可能会导致强化，比如逃避做家务。被评定者的行为可以用行为、情感和认知的方法来管理。

管理应答行为的行为方法

在自我管理计划中，行为方法可以用来减少情绪行为。一种方法是消退法，在没有无条件刺激（刺痛）和相关反应（疼痛）的情况下提出条件刺激（如飞虫），从而削弱情绪（恐惧）。恐惧的人会预料到条件刺激的可能性，比如会蜇人的昆虫，并避免这些昆虫可能出现的情况。因此，没有发生消退，恐惧仍然存在（Lovibond et al.，2009）。一个减少恐惧的自我管理计划可以阻止回避行为，并鼓励消退这种行为。

另一种可以减少情绪行为的方法是系统脱敏，即在治疗师鼓励来访者放松的同时呈现条件刺激（Wolpe，1973）。为了完成这个过程，治疗师需要创建可以引起不同程度恐惧的条件刺激列表（如带刺的昆虫），然后按刺激等级排序。也就是说，条件刺激被排序，根据其引起害怕的强度，从非常轻微到非常强烈。一个轻微刺激可能是看到一只蜜蜂栖息在紧闭的窗户外五英尺远的栏杆上。强烈的刺激可能是站在一个小房间里，蜜蜂在周围飞来飞去（在这个例子中，来访者应有足够的空间远离它）。系统脱敏把这些暴露和放松练习结合起来。例如，在这个等级中，治疗师可能首先会向来访者展示最轻微的刺激，并让她对自己的恐惧程度进行评级。这一系列的步骤构成了该程序中的"试验"。然后反复进行试验，直到连续两次试验的评分为零。然后，用等级中第二强的刺激进行重复试验，直到连续两次试验的评分为零。这个过程将一直持续下去，直到等级结构中的所有刺激都被解决。减轻中度强烈的恐惧可能需要至少几个疗程，每个疗程持续 15 至 30 分钟。

管理应答行为的情感和认知方法

放松技巧对于减少情绪困扰很有用，包括渐进式肌肉放松和冥想。在渐进式肌肉放松时，来访者可注意身体的感觉，同时交替地收紧和放松特定的肌肉群。例如，来访者可能反复地收紧和放松手臂肌肉，接着是脸部肌肉，然后是肩部肌肉，然后是胃部，最后是腿部；也可以包括屏气和呼气。在冥想过程中（参见第二十六章），来访者会凝视或将注意力集中在一个物体、事件或想法上。例如，他可能会专注于一个冥想的刺激，比如一个静态的视觉物体，说话的声音（咒语），或者他自己的呼吸。在多次练习并掌握放松技巧之后，来访者可以缩短练习时间；在冥想中，他可以提前结束，在渐进式肌肉放松中，他可以减少或合并某些肌肉群。

作为情绪行为的前提，认知方法可以改变一个人的想法（参见第二十一章），也可以用来减少自我管理过程中的情绪和信念。例如，来访者可能认为不能保护自己不被蜜蜂袭击，这使得恐惧更强烈，更容易发生。为了对抗这种想法，治疗师可以指导来访者做出两种类型的自我陈述。第一，应对性陈述是来访者对自己说的声明，强调她有能力忍受不愉快的情况，如"放松，我在控制之中，因为我可以远离蜜蜂"。第二，重新解释陈述，是指来访者对自己说的重新定义了环境的话，比如给自己一个不同的理由来看待事情。例如，来访者可能会说："只要我不打扰蜜蜂，蜜蜂就不会对我感兴趣，以后也不会对我感兴趣。"另一种减少恐惧的认知方法是转移注意力，比如将注意力从引发情绪行为的条件刺激转移到其他显性或隐性刺激上。例如，如果来访者在外面看到一只蜜蜂，她可以把她的注意力转移到美丽的花朵或者树木上。

实施

为了最大化自我管理效果，它应该包括解决目标行为本身及它的前因与后果的方法。如何选择计划中的方法，将取决于以下两个问题的答案：

· 目标行为是否涉及操作性行为、应答性行为，或两者都涉及？
· 该计划的目的是改变行为的过度还是行为的不足？

例如，正强化是纠正操作性行为缺陷的基本方法，而消退和惩罚有助于减少过度行为。功能评估的结果应该为最终计划提供依据。。

最终确定计划

在选择了应用技术后，应该设计出最有效的技术。例如，选择具有高奖励价值的强化物，并确保来访者不会得到没有赢得的强化物。另外，要确保强化的标准既不能太严格，以至于使来访者不太可能获得足够的强化物，也不能太容易，以至于使其行为不太可能得到足够的改善以便达到行为目标。建议来访者的朋友和家人一起来帮忙，如果他们想帮忙的话。

准备好实施自我管理计划所需的材料。你不希望来访者在过程中就用完这些材料；如果这些材料是强化物，这一点尤其重要。此外，在行为协议中正式列出计划是一个好主意，清楚阐明目标行为、应该或不应该执行的条件，以及执行的后果（Philips，2005）。让来访者写好协议并签字。如果来访者选择寻求其他人的帮助来执行计划，让来访者描述他们在协议中的角色作用，然后让他们也签署协议。

执行计划

收集数据是实施自我管理计划的重要部分。在尝试更改目标行为之前，必须收集基线数据，以便来访者能够看到行为的起始水平，并在干预开始后与该水平进行比较。一定要让来访者在行为发生时立即记录每一个实例。强调如果他们延迟了，他们对行为的记忆就不会那么准确。这意味着只要行为可能发生，来访者都必须有记录材料。如果一个来访者试图改变一个无意识发生的目标行为，比如咒骂或咬指甲，那么让他设计一个程序，帮助他记住观察行为并记录数据。来访者应该在基线阶段将数据绘制成图表，并在整个干预过程中继续这样做。在干预期间检查图表，看看来访者的行为是否比基线水平有所改善，并在几周的干预期间内持续改善。如果改善效果不像你或来访者希望的那样明显，就需要检查正在使用的方法，并尝试使它们更有效。

保持行为的变化

随着时间的推移，改变行为的人有时会恢复到原有的行为方式。这个过程可能开始于一个失误，即一次倒退。例如，一个已经成功开始锻炼的来访者经常跳过一天，如果来访者知道倒退是常见的和预料之中的，那么她可能会从一次失误中恢复过来。如果来访者没有恢复过来，就可能会复发，不良行为会恢复到原有水平，比如根本不锻炼。可以使用许多方法来保持行为的变化。例如，治疗师可以重新引入部分干预方法，如提示或强化，或者建立一个同伴系统，让来访者和改变了类似行为的朋友或亲戚保持联系，互相鼓励，并为彼此提供如何保持这种行为的想法。

总结

自我管理描述了来访者可以使用自己的方法来增加良好的行为和减少不良的行为。这些方法植根于行为和认知原理。最常见的行为原理包括经典条件反射、操作性条件反射、塑造和示范；最常见的认知原理包括自我陈述（如应对和重新解释陈述）和转移注意力。实施自我管理计划需要对目标行为进行准确和频繁的评估，有一个明确的行为目标，并对目标行为的前提和后果进行功能性评估。自我管理计划，应该是许多（即使不是全部）心理问题治疗的一个组成部分。

（王彦芳　雷　蕾译）

参 考 文 献

Emmelkamp, P. M. G., Bouman, T. K., & Scholing, A. (1992). *Anxiety disorders: A practitioner's guide.* Chichester, UK: Wiley.

Lovibond, P. F., Mitchell, C. J., Minard, E., Brady, A., & Menzies, R. G. (2009). Safety behaviors preserve threat beliefs: Protection from extinction of human fear conditioning by an avoidance response. *Behaviour Research and Therapy, 47*(8), 716–720.

Miltenberger, R. G., Redlin, J., Crosby, R., Stickney, M., Mitchell, J., Wonderlich, S., et al. (2003). Direct and retrospective assessment of factors contributing to compulsive buying. *Journal of Behavior Therapy and Experimental Psychiatry, 34*(1), 1–9.

Philips, A. F. (2005). Behavioral contracting. In M. Hersen & J. Rosqvist (Eds.), *Encyclopedia of behavior modification and cognitive behavior therapy: Adult clinical applications* (vol. 1, pp. 106–110). Thousand Oaks, CA: Sage Publications.

Sarafino, E. P. (2011). *Self-management: Using behavioral and cognitive principles to manage your life.* New York: Wiley.

Sarafino, E. P., & Graham, J. A. (2006). Development and psychometric evaluation of an instrument to assess reinforcer preferences: The preferred items and experiences questionnaire. *Behavior Modification, 30*(6), 835–847.

Trosclair-Lasserre, N. M., Lerman, D. C., Call, N. A., Addison, L. R., & Kodak, T. (2008). Reinforcement magnitude: An evaluation of preference and reinforcer efficacy. *Journal of Applied Behavior Analysis, 41*(2), 203–220.

Watson, D. L., & Tharp, R. G. (2014) *Self-directed behavior: Self-modification for personal adjustment* (10th ed.). Belmont, CA: Wadsworth.

Wolpe, J. (1973). *The practice of behavior therapy* (2nd ed.). New York: Pergamon Press.

第十五章 唤 醒 降 低

Matthew McKay，PhD

背景

本章涉及的唤醒降低过程以交感神经系统唤醒为目标（Selye，1955），可与以认知过程为目标的唤醒降低（Beck，1976）、注意力控制（Wells，2011）和去中心化/抽离/解离（Hayes et al.，2012）相区别，这些在本章的其他部分都有涉及。现代唤醒降低策略的历史始于20世纪20年代，当时Jacobson（1929）引入了渐进式肌肉放松法（PMR）。从那时起，各种各样的呼吸、肌肉放松和想象练习被添加到现在复杂的设备中，通常被称为放松训练。

在20世纪30年代，自我诱导（Schultz et al.，1959）提供了一种依赖自我暗示的新的唤醒降低形式：那些通过自我诱导来寻求压力缓解的人会重复使用温暖、沉重等短语。自我诱导在德国已经实行了很多年，Benson（1977）使之在美国普及。

正念作为一种减压技巧在20世纪60年代由Maharishi Mahesh Yogi（2001）引入西方，被称为超觉冥想，Benson（1997）后来推广了一种通俗的形式并将其称为放松反应。最近，人们引入了正念减压的概念（Kabat-Zinn，1990），它将冥想和瑜伽融入减压项目中，并在世界各地进行了6～12周的课程教学。

应用

降低唤醒过程的目标包括健康问题和慢性疼痛；愤怒的障碍；情感失调；大多数焦虑症，如广泛性焦虑症（GAD）、特异性恐惧症、社交焦虑障碍和创伤后应激障碍（PTSD）。

健康问题

一些特定的健康问题与高水平的压力有关，如高血压、胃肠紊乱、心血管问题、紧张性头痛、某些免疫紊乱以及感染的易感性，通过正念或放松训练都能得到改善（Huguet et al.，2014；Krantz et al.，2002）。自我诱导已被发现可以减轻哮喘、胃肠紊乱、心律失常、高血压和紧张性头痛的症状（Linden，1990）。此外，与下背部损伤、纤维肌痛、癌症、肠易激综合征、神经损伤和其他障碍相关的慢性疼痛也可以使用正念治疗（Kabat-Zinn，1990，2006）、放松训练（Kwekkeboom et al.，2006）和自我诱导（Sadigh，2001）。

情感障碍

放松策略被用于辩证行为治疗（Linehan，1993），以调节情绪失调为目标，提高应对效能。放松也是愤怒管理流程的核心组成部分（Deffenbacher et al.，2000）。

也许放松和唤醒降低最广泛的应用是针对焦虑障碍。Craske 和 Barlow（2006）在他们的 GAD 治疗方案中包括了放松训练，但是 Barlow 已经在他的情绪障碍统一治疗方案中放弃了放松，认为它促进了不健康的情感回避（Allen et al.，2008）。同样，放松也常用于恐惧症的暴露方案中（Bourne，1998），但后来发现放松可以降低暴露疗法的消退效果（Craske et al.，2008）。

PTSD 的放松训练有好有坏。此外，尽管放松似乎降低了短暂和长期暴露治疗的有效性，但它仍然在管理创伤后应激障碍症状方面具有一定作用，如情绪波动和闪回（Smyth，1999）。

总而言之，虽然唤醒降低不再被推荐用于暴露——可能除了愤怒暴露以外（Deffenbacher et al.，2000）——但它在情绪调节和压力相关的健康问题方面继续显示出了效用（Linehan，1993）。

技术

推荐以下列出的六种唤醒降低方法，因为它们的有效性获得了研究支持，而且可以轻松地教授或学习（Davis et al.，2008）。循序渐进的教学方法如下：

- 呼吸技巧。
- 渐进式肌肉放松和被动放松。
- 应用放松训练。
- 正念。
- 可视化。
- 自我诱导。

呼吸技巧

腹式呼吸。在紧张的时候，横膈膜会绷紧，为战斗或逃跑做准备（Canon，1915），向大脑发送"危险"信息。腹式呼吸的目的是伸展和放松横膈膜，从而向大脑发出一个信号：一切都是安全的。腹式呼吸也倾向于减慢呼吸频率，增强迷走神经张力（Hirsch et al.，1981）。

要实践此技术，请来访者执行以下步骤：

1. 将一只手放在腹部，刚好在腰线的上方，用手按住腹部。另一只手放在胸部。
2. 慢慢吸气①腹部的手被推出；②胸部的手保持静止。（日常应模拟腹式呼吸，同时也要监控个人扩张横膈膜的能力。）

如果来访者执行有困难（例如，双手都在移动或胸部的手忽上忽下被抬起），可以提出以下建议：

- 用手更用力地按压腹部。
- 想象腹部是一个充满空气的气球。
- 俯卧。方法：①面朝下，当你呼吸时将腹部压在地板上；或者方法②面朝上，用一本电话簿或类似的东西盖住腹部，这样你就可以看到腹部的起伏。

腹式呼吸应该一次练习 5～10 分钟，每天至少 3 次，以掌握这项技巧。此后，除了每天的练习外，当来访者感到焦虑或身体紧张时，也鼓励他们使用腹式呼吸。

需要注意的是：腹式呼吸会诱发低碳酸血症，这反而会增加焦虑症来访者的焦虑，尤其是恐慌。如果发生这种情况，二氧化碳监测仪（capnometer）辅助呼吸再训练（测量二氧化碳水平和帮助降低呼吸频率）是一个可行的选择（Meuret et al., 2010）。

呼吸控制培训。这项技术（Masi，1993）已被用于减缓呼吸，以达到放松的目的，以及在惊恐障碍中控制过度换气。鼓励个人掌握以下步骤：

1. 深深呼出。
2. 用鼻子吸气每次 3 秒。
3. 用鼻子呼气每次 4 秒。
4. 一旦速度稳定下来，呼吸就可以进一步放慢：吸气每次 4 秒；呼气每次 5 秒。
5. 每天练习 3 次，每次 5 分钟；一旦掌握了这种方法，在有压力的情况下就可以使用它。

渐进式肌肉放松和被动放松

渐进式肌肉放松法（progressive muscle relaxation，PMR）。20 世纪 20 年代，Edmond Jacobson 开发出 PMR 后，Joseph Wolpe（1958）随后将该技术作为了系统脱敏的一个组成部分，而其他行为治疗师将其作为了一种有效地降低唤醒的策略。这个过程通过减少在战斗或逃跑应激反应中典型激活的运动肌肉的紧张来刺激交感神经系统。下面是基本 PMR 的教学顺序（改编自 Davis 等，2008）。

收紧每组肌肉 5～7 秒。

慢慢地深呼吸几次，开始放松……现在当你让身体放松时，捏紧拳头并向手腕弯曲……感觉你的拳头和前臂的张力……现在放松……感受你的手和前臂的放松……注意张力的变化……重复这个过程，以及随后所有的过程，至少重复一次。现在弯曲你的肘部，绷紧你的肱二头肌……观察紧绷的感觉……让你的手下垂，然后放松……感受那种不同……把你的注意力转向你的头部，尽可能紧地皱额头……感受你的前额和头皮的紧张。现在放松，让它平静下来。现在皱起眉头，注意到你整个前额的紧张……让你的眉毛再次变得平展……紧闭上你的眼睛……更紧……放松你的眼睛。现在，张大你的嘴巴，感受你下巴的紧张，放松你的下巴。注意紧张和放松之间的对比……现在把你的舌头压在上腭。感受一下嘴后部的紧张，放松，现在把嘴唇压紧卷成 O 形，放松嘴唇，感受一下额头、头皮、眼睛、下巴、舌头和嘴唇的放松，越来越放松。

现在绕着脖颈慢慢地转动你的头，感受紧张点随着你的头的移动而移动……然后沿着另一个方向慢慢地转动你的头。放松，让你的头恢复到舒适的直立姿势……现在耸肩；把你的肩膀向上举到你的耳朵上……保持住……把你的肩膀放下来，感觉放松通过你的脖子、喉咙和肩膀扩散。

现在，收紧你的腹部，保持住。感受紧张……放松……现在把你的手放在你的肚子上。腹部深呼吸，把你的手向上推。保持……放松……感受放松的感觉，当气流冲出……现在拱起你的背部，没有紧张。使你身体的剩余部分尽量放松。把注意力集中在你腰背部的紧张感上……现在放松……让紧张感消失。

收紧你的臀部和大腿……放松，感受不同……现在伸直和收紧你的腿，脚趾向下弯曲。体验紧张感，放松，伸直绷紧双腿，脚趾向脸弯曲。放松。

当你继续缓慢而深沉地呼吸时，感觉全身的温暖和深度放松的沉重。

在 PMR 训练中，询问来访者每个肌肉群的放松感觉是很重要的，如肌肉是否感到沉重，刺痛，温暖，等等。

要求来访者观察放松的体验将有助于帮助他们区分紧张和放松状态，还将有助于理解本节后面解释的被动松弛的过程。

有些人抗拒上面的教学顺序，认为过于冗长和繁杂。如果是这样的话，可以向他们介绍这个不到 5 分钟的简短版本。

• **铁腕姿势**：握拳；收紧肱二头肌和前臂。坚持 7 秒钟，然后放松。重复这一过程。注意放松的感觉。

• **像核桃一样的脸**：皱眉；收紧眼睛、脸颊、下巴、脖子和肩膀。坚持 7 秒钟，然后放松。重复这一过程。注意放松的感觉。

• **转动的头**：将头顺时针转一圈，然后反转。

• **像弓一样的背部**：向后伸展肩膀，同时轻轻地拱起背部。坚持 7 秒钟，然后放松。重复这一过程。注意放松的感觉。

• **两次**：腹式呼吸。

• **从头到脚**：收紧小腿、大腿和臀部的同时，将脚趾向后拉向头部。坚持 7 秒钟，然后放松。

• **芭蕾舞演员式**：脚趾向脸绷紧，同时拉紧小腿、大腿和臀部。坚持 7 秒钟，然后放松。注意放松的感觉。

被动放松。这个过程也称为被动紧张或放松无紧张，遵循相同的顺序和放松相同的肌肉群作为简短 PMR。指导来访者观察每个目标肌肉群，注意任何紧张的地方。然后让他们深吸一口气。当他们开始呼气时，他们应该对自己说"放松"，然后继续放松，消退目标区域的任何紧张。每一步都应该重复一次，并鼓励每个人去寻找他们在 PMR 中获得的放松感。

虽然可以理解大多数人不愿意在任何公共场所进行更长时间的 PMR，但被动放松的优势在于，它可以在没有任何人注意的情况下进行，因此可以在任何地方使用。此外，来访者可以将流程简化，将注意力集中在习惯保持张力的单个肌肉群上。

应用放松训练

Öst（1987）开发了应用放松训练来快速放松患有严重恐惧症的来访者，以及患有非特异性应激障碍和入睡困难者。Öst 的方法最大的优势是它可以快速释放压力。虽然应用放松需要几周的练习来学习，但这项技术本身可以在 1～2 分钟内显著降低唤醒。

第一步，PMR。培训过程从 PMR 开始——推荐使用简短版本。每天练习 3 次，至少一周。

第二步，被动放松。这种方法应该再坚持一周。鼓励每个人在移动到下一个目标组之前，确保每个肌肉组都感到非常放松。此外，指导他们注意紧张感是否开始蔓延到先前放松的肌肉。如果是这样，应该再次放松。

第三步，线索控制放松。只有在掌握了被动放松的方法后，才能开始这个过程。事实上，每一个由线索控制的练习阶段都是从被动放松开始的。之后，在深层肌肉放松的状态下，将注意力转移到呼吸上。当来访者有规律地深呼吸时，他们应该在吸气时对自己说"吸气"，在呼气时对自己说"放松"。鼓励他们把"放松"这个词从脑海中挤出来，同时每一次呼吸都带来一种更深层次的平静与和平。在每天 2 次的练习中，线索控制呼吸应该至少持续 5 分钟。

第四步，快速放松。对于这种方法，每个人选择一种特殊的放松线索——最好是他们一天中经常看到的东西。例如，手表、通往浴室的走廊、镜子或艺术品等。每次注意到提示对象时，指示他们遵循以下顺序：

- 用"吸气/放松"的方式做深呼吸。
- "扫描"身体是否紧张，关注需要放松的肌肉。
- 每次呼气时排空目标肌肉的紧张感；逐渐放松身体每一个受影响的部位的紧张感。

我们的目标是每天快速放松 15 次，这样人们就可以在自然、无压力的情况下训练自己放松。如果他们经常看不到放松的提示，那么应该增加一个或更多的提示，直到他们达到每天 15 次的练习机会。

第五步，应用放松。训练的最后阶段是在面临威胁的情况下使用快速放松。个人将使用与上述相同的技术。他们会观察自己的压力生理症状——心跳加速、颈部紧张、感觉发热、胃痉挛等——并将这些作为启动放松的线索。一旦发现线索，他们就会立刻行动：

- 深呼吸，对自己说"吸气"，然后说"放松"。
- "扫描"身体是否紧张。
- 集中精力放松目前不需要的肌肉群。

由于压力提示可以在任何时候出现——站着、坐着或走着时——重点必须是释放目前不活动的肌肉群的紧张。如果站着，胸部、手臂、肩膀和面部的紧张感可以得到释放；如果坐着，腿部、腹部、手臂和面部的紧张感可以得到释放。

Öst 的放松疗法为临床医生提供了一种多功能的干预手段，因为它可以在任何时间、任何地点使用——无论当前的活动是什么。

正念

正念是许多较新的行为治疗（正念减压、接纳承诺疗法、辩证行为治疗、正念认知治疗等）的组成部分。共同的目标是让人们从对过去和未来的关注（思维反刍和担忧的根源）中解脱出来，并将他们的意识锚定在当下（Kabat-Zinn，1990，2006）。本质上，正念过程启动了注意力的重新分配，从未来的威胁或过去的丧失和失败到现在的感觉体验，从认知过程到特定的感觉。

身体"扫描"冥想。这种简单的、当下的练习鼓励人们不加评判地观察身体内部的感觉，从脚趾到头。以下步骤，代表了身体"扫描"过程（改编自 Davis 等，2008）：

1. 首先要意识到你胸部和腹部呼吸的起落。你的注意力可以在呼吸的波浪中冲浪，让它开始锚定你的此时此刻。

2. 注意你的脚底。注意那里的任何感觉。简单地说，不要去评判或试图改变它，仅仅观察这种感觉。几分钟后，想象你的呼吸流入你的脚底。当你吸气和呼气时，你可能会经历一个开放或柔软和紧张的释放。只是观察。

3. 现在把你的注意力转移到脚的其余部分，一直到脚踝。注意你身体这部分的任何感觉。几分钟后，想象你的呼吸一直流到你的脚上。用你的双脚呼吸，简单地注意这些感觉。

4. 以这种方式向上伸展你的身体——小腿、膝盖、大腿、骨盆、臀部、下背部、上背部、胸部和腹部、上肩膀、颈部、头部和面部。花点时间去真正地感受身体的每一部分，注意到任何感觉的存在，而不是强迫它们或试图使它们不同。让呼吸进入身体的每一个部分，当你进入下一个区域，就放下上一个区域。

5. 注意你身体任何部位的疼痛、紧张或不适。只是以一种不带评判的方式与感觉在一起。当你呼吸时，想象你的呼吸打开任何紧绷的肌肉或疼痛的区域，创造更多的空间。当你呼气时，想象紧张或疼痛从你身体的那个部位流出。

6. 当你的注意力到达头顶时，最后一次"扫描"你的身体，看看是否有任何紧张或不适的地方。然后想象你的头顶上有一个呼吸孔，很像鲸鱼或海豚用来呼吸的气孔。从头顶吸气，把你的呼吸一直带到脚底，然后再回到你的全身。让你的呼吸洗去任何紧张或不舒服的感觉。

呼吸计数冥想。这种经典的内观冥想有三个组成部分：

1. 观察呼吸。可以通过感知或观察呼吸过程（从喉咙后部向下的冷空气、肋骨和横膈膜的扩张等）或将注意力集中在运动的横膈膜上来实现。

2. 数呼吸。每次呼气都要数，最多 4 次或 10 次，这个过程会重复一段固定的时间。Thich Nhat Hahn（1989）提出了一个简单的替代方法：在吸气时记下"in"，在呼气时记下"out"。

3. 当一个念头升起时，简单地记下这个念头——也许对自己说，"念头"——然后返回，观察呼吸。

在教授这个过程时，要强调念头的出现是不可避免的；这不是失败或错误，因为大脑不喜欢空白。这种冥想的目的是尽快注意到念头，然后将注意力返回到呼吸上。

日常生活中的正念。关注当下是一种个人可以通过关注与特定日常经验相关的感觉来发展的实践。

·**正念行走** 包括观察或计算一个人的步幅，注意腿部的感觉和手臂的摆动，空气对脸部的感觉，脚对地面的压力，等等。当念头出现时，注意力就会慢慢地回到这些生理感觉上。

·**正念喝水** 包括注意到自己手上的热度、脸上的蒸汽、嘴唇和舌头上的热流、喉咙后面的热气等。当想法再次出现时，注意力被重新导向喝水体验。

·**其他** 正念练习还包括刷牙、吃麦片、吃水果、洗碗、洗澡、开车、锻炼等。每周增加一项新的正念活动，直到来访者每天都有大量的此类练习。

可视化

可视化过程引起注意力的重新分配，从战斗或逃跑的感觉和相关的认知过程，到向副交感神经系统发出释放紧张信号的无威胁性图像。最常见的基于图像的放松运动是特殊（或安全）场所的可视化（Achterberg et al., 1994；Siegel, 1990）。它已被广泛用于唤醒降低，以及治疗 PTSD 暴露试验后的极端应激反应。

鼓励人们选择一个他们感到安全和宁静的地方，可以是美丽的海滩，高山草地，或者是带给他们快乐的童年卧室。如果没有这样的真实地方存在，鼓励他们创造一个虚构的，但安全和轻松的环境。有些人，尤其是那些有虐待史的人，可能会创造出具有非凡内置保护功能的图像。例如，一名遭受性侵的妇女在海滩上找到了一个安全的地方，那里有 30 英尺高的墙壁，上面覆盖着玻璃穹庐，一直延伸到大海。

一旦可视化被选中，鼓励个体增加细节，包括视觉的（形状、颜色、对象）、听觉的（人的声音、环境中的声音）和运动知觉的（温度、质地、重量、压力感）画面。使用上述三种感官模式是至关重要的，这样图像将足够丰富，以影响唤醒水平。引导几次特别场所可视化的演练，在前后做压力量化评估（0～10）来验证有效性。鼓励来访者下一周进行每天2 次的练习以达到熟练应用。

特殊场所可视化可以与其他放松练习相结合，产生附加效果。增强技巧包括腹式呼吸、被动放松（专注于特定的紧张肌肉群）、线索控制放松等。例如，在想象一片宁静的草地时，人们也可以深呼吸或放松肩膀区域的紧张情绪。

自我诱导

自我诱导技术以交感肾上腺系统和迷走神经张力为靶点，利用自体暗示创造深度放松。为减少压力和规范关键的身体功能，笔者开发了以下自我诱导的口头词汇，并将其分成五组。

组 1
我的右臂很重。
我的左臂很重。
我的两只胳膊都很重。
我的右腿很重。
我的左腿很重。
我的两条腿都很重。
我的胳膊和腿很重。

组 2
我的右臂很暖和。
我的左臂很暖和。
我的两只胳膊都很暖和。
我的右腿很暖和。
我的胳膊和腿都很暖和。

组 3

我的右臂沉重而温暖。

我的双臂沉重而温暖。

我的两条腿沉重而温暖。

我的胳膊和腿沉重而温暖。

我在呼吸。

我的心跳平静而有规律。

组 5

我的右臂沉重而温暖。

我的胳膊和腿沉重而温暖。

我在呼吸。

我的心跳平静而有规律。

我的太阳穴很温暖。

我的胳膊和腿都很温暖。

我的额头很凉。

组 4

我的右臂沉重而温暖。

我的胳膊和腿沉重而温暖。

我在呼吸。

我的心跳沉重而有规律。

我的心口是温暖的。

每个人应该一次学习一组。既可以录音，也可以记住。通常建议来访者每天练习 2 次，并给他们一周的时间来掌握每一组。因为每一组都包含了前一组的主题，所以没有必要重复前一组的主题——每个人正在做的组可以是他（或她）的全部焦点（还有其他的自我诱导口语词汇可以用来平静精神和特定的身体状况；参见 Davis et al., 2008）。

实施自我诱导的指导纲要如下：

· 闭上眼睛。

· 重复每个语句（暗示）4 次，慢慢地（安静地）说，在语句之间停顿几秒钟。

· 当重复一个语句时，个体应该"被动地专注于"语句中提到的身体部位。这意味着在不分析它的情况下对经验保持警觉。

· 当思维游离时——这是正常的——注意力应该尽快回到语句上。

·"自发放电"的症状（刺痛、电流、无意识运动、感知体重或温度的变化等）是正常的、短暂的。鼓励个体注意它们并回到语句中。

选择一个放松程序

人们不可避免地更喜欢某些唤醒降低的技巧，所以建议教授来访者 4~5 种技巧，这样他们就能确定哪种方法对自己最有效。对于非特异性压力，从呼吸技巧开始，包括呼吸计数冥想，然后进行肌肉放松和可视化（增加选择）。

如果一个人的健康受到压力的影响，那就从放松开始，直接针对肌肉紧张——PMR、自我诱导或身体"扫描"冥想。对于慢性疼痛和特定肌肉群的问题，可以尝试 PMR（如果可以的话），最终是被动放松，以及身体"扫描"冥想。如果思维反刍或担忧是临床症状的一部分，那么可以使用正念练习来平静精神活动。

在工作或其他公共场所受到压力困扰的人，最好接受实用的放松训练，因为它几乎可以用于任何场合，并快速影响唤醒水平。情绪失调的问题，包括广泛性焦虑症，可以用呼吸技巧来治疗（腹式呼吸、应用放松和呼吸计数冥想）。首先，让来访者每天定时进行呼吸计数冥想，以减少基线唤醒。然后介绍腹式呼吸法或应用放松法，以便在情绪急剧上升时使用。特殊部位的可视化技术可以辅助解决几乎所有的目标问题，对于焦虑型压力尤其有用。

放松"剂量"的考虑

大多数放松技巧需要每天练习 2~3 次，至少练习 1 周，才可能掌握。减少一般性唤醒的技术（PMR、正念、自我诱导、特殊场所可视化）应该在一天中有规律地安排（如与去洗手间之类的事件相关，或由智能手机发出提醒）。一旦掌握了这些技巧，当压力症状出现时，就可以使用这些技巧来处理不可预知的压力波动（腹式呼吸、应用放松和被动放松）。

矛盾的反应

有些人，尤其是有创伤史的人，对放松训练的反应是焦虑和高度警惕的，这是自相矛盾的，对于 PMR 和一些呼吸练习来说尤其如此。当这种情况发生时，最好的方法是切换到另一种降低唤醒的策略（自我诱导和正念有时会有更好的耐受），或调整放松剂量，从 10~20 秒开始，然后逐渐增加。

（王彦芳　史俊研　译）

参 考 文 献

Achterberg, J., Dossey, B. M., & Kolkmeier, L. (1994). *Rituals of healing: Using imagery for health and wellness*. New York: Bantam Books.

Allen, L. B., McHugh, R. K., & Barlow, D. (2008). Emotional disorders: A unified protocol. In D. Barlow (Ed.), *Clinical handbook of psychological disorders: A step-by-step treatment manual* (4th ed., pp. 216–249). New York: Guilford Press.

Beck, A. T. (1976). *Cognitive therapy and the emotional disorders*. New York: International Universities Press.

Benson, H. (1997). *Timeless healing: The power and biology of belief*. New York: Scribner.

Bourne, E. (1998). *Overcoming specific phobia: A hierarchy and exposure-based protocol for the treatment of all specific phobias*. Oakland, CA: New Harbinger Publications.

Cannon, W. (1915). *Bodily changes in pain, hunger, fear and rage: An account of recent researches into the function of emotional excitement*. New York: D. Appleton.

Craske, M. G., & Barlow, D. H. (2006). *Mastery of your anxiety and worry* (2nd ed.). New York: Oxford University Press.

Craske, M. G., Kircanski, K., Zelikowsky, M., Mystkowski, J., Chowdhury, N., & Baker, A. (2008). Optimizing inhibitory learning during exposure therapy. *Behaviour Research and Therapy*, 46(1), 5–27.

Davis, M., Eshelman, E. R., & McKay, M. (2008). *The relaxation and stress reduction workbook*. Oakland, CA: New Harbinger Publications.

Deffenbacher, J. L., & McKay, M. (2000). *Overcoming situational and general anger: A protocol for the treatment of anger based on relaxation, cognitive restructuring, and coping skills training*. Oakland, CA: New Harbinger Publications.

Hayes, S. C., Strosahl, K. D., & Wilson, K. G. (2012). *Acceptance and commitment therapy: The process and practice of mindful change* (2nd ed.). New York: Guilford Press.

Hirsch, J. A., & Bishop, B. (1981). Respiratory sinus arrhythmia in humans: How breathing pattern modulates heart rate. *American Journal of Physiology, 241*(4), H620–H629.

Huguet, A., McGrath, P. J., Stinson, J., Tougas, M. E., & Doucette, S. (2014). Efficacy of psychological treatment for headaches: An overview of systematic reviews and analysis of potential modifiers of treatment efficacy. *Clinical Journal of Pain, 30*(4), 353–369.

Jacobson, E. (1929). *Progressive relaxation.* Chicago: University of Chicago Press.

Kabat-Zinn, J. (1990). *Full catastrophe living: Using the wisdom of your body and mind to face stress, pain, and illness.* New York: Delacorte Press.

Kabat-Zinn, J. (2006). *Coming to our senses: Healing ourselves and the world through mindfulness.* New York: Hyperion.

Krantz, D. S., & McGeney, M. K. (2002). Effects of psychological and social factors on organic disease: A critical assessment of research on coronary heart disease. *Annual Review of Psychology, 53*(1), 341–369.

Kwekkeboom, K. O., & Gretarsdottir, E. (2006). Systematic review of relaxation interventions for pain. *Journal of Nursing Scholarship, 38*(3), 269–277.

Linden, W. (1990). *Autogenics training: A clinical guide.* New York: Guilford Press.

Linehan, M. M. (1993). *Cognitive behavioral treatment of borderline personality disorder.* New York: Guilford Press.

Mahesh Yogi, M. (2001). *Science of being and art of living: Transcendental meditation.* New York: Plume.

Masi, N. (1993). *Breath of life.* Plantation, FL: Resource Warehouse. Audio recording.

Meuret, A. E., Rosenfield, D., Seidel, A., Bhaskara, L., & Hofmann, S. G. (2010). Respiratory and cognitive mediators of treatment change in panic disorder: Evidence for intervention specificity. *Journal of Consulting and Clinical Psychology, 78*(5), 691–704.

Nhat Hahn, T. (1989). *The miracle of mindfulness: A manual on meditation.* Boston: Beacon Press.

Öst, L.-G. (1987). Applied relaxation: Description of a coping technique and review of controlled studies. *Behaviour Research and Therapy, 25*(5), 397–409.

Pelletier, K. R. (1977). *Mind as healer, mind as slayer: A holistic approach to preventing stress disorders.* New York: Delta.

Sadigh, M. R. (2001). *Autogenic training: A mind-body approach to the treatment of fibromyalgia and chronic pain syndrome.* Binghamton, NY: Haworth Medical Press.

Schultz, J. H., & Luthe, W. (1959). *Autogenic training.* New York: Grune and Stratton.

Selye, H. (1955). Stress and disease. *Science, 122*(3171), 625–631.

Siegel, B. S. (1990). *Love, medicine, and miracles: Lessons learned about self-healing from a surgeon's experience with exceptional patients.* New York: Harper and Row.

Smyth, L. D. (1999). *Overcoming post-traumatic stress disorder: a cognitive-behavioral exposure-based protocol for the treatment of PTSD and other anxiety disorders.* Oakland, CA: New Harbinger Publications.

Wells, A. (2011). *Metacognitive therapy for anxiety and depression.* New York: Guilford Press.

Wolpe, J. (1958). *Psychotherapy by reciprocal inhibition.* Stanford, CA: Stanford University Press.

第十六章　应对与情绪调节

Amelia Aldao，PhD　　Andre J. Plate，BS

定义和背景

　　情绪调节（emotion regulation）是指个体为了应对环境带来的各种挑战而调整情绪的强度和（或）持续时间的过程（Gross，1998）。这一构想源于应对的文献，确切地说是聚焦情绪的应对（emotion-focused coping）（Lazarus et al.，1984）。自 1998 年 Gross 的情绪调节过程模型发表以来，情绪调节策略的基础（Webb et al.，2012）和临床研究数量（Aldao et al.，2010）呈指数增长。两种常用的调节策略是认知重评（cognitive reappraisal）[重新解释想法或情境，以改变情绪体验的强度和（或）持续时间；参见第二十一章]和接纳（acceptance）（体验当下思想、情感和生理感受，并以不加评判的方式观察它们；参见第二十四章）。来访者在日常生活中使用这些情绪调节策略时有时会遇到困难，部分原因在于策略的有效性是随语境变化的（Aldao，2013）。

重评和接纳

　　改变特定的思维方式可以改变情感体验——阿伦·贝克（Aaron T. Beck）在 20 世纪 60 年代早期正式提出非常具有影响力的抑郁症认知疗法时，提出了这一概念（A. T. Beck，1964）。通过认知重建和重评，鼓励来访者通过批判性地评估支持和反对自动思维及主导信念的证据，从而产生认知替代，调整适应不良的思维。研究发现，重评在治疗后有所增加（Mennin et al.，2015），这些变化导致了治疗的改善（Goldin et al.，2012）。

　　越来越多的从业者和研究人员关注于接纳困难情绪、身体感受或其他经历的重要性，而不是改变它们。例如，接纳承诺疗法（ACT；Hayes et al.，1999）是基于这样一种观点，回避情感体验往往是有害的，尤其是当它在不同语境中变得固定时（如悖离长期价值），这样就会形成一种心理上的僵化。这种僵化可能会导致精神障碍的发作、维持和（或）恶化。例如，一个人每天下班后喝酒可能是为了缓解紧张，增加愉悦感，或者两者兼而有之。不管情况如何，这个人可能更容易做出与自己的价值相冲突（例如，对他的配偶和孩子表现出情感上的亲近）的行为（即酗酒）。ACT 及相关疗法，如辩证行为治疗（Linehan，1993）、教授患者接纳的技巧，可以帮助患者以开放和好奇的心态体验对酒精的渴望，而无须采取行动。患者的接纳技能很容易在治疗后得到增加，这些变化通常可以介导长期的临床改善（Gifford et al.，2011）。

通过教授重评和接纳，临床医生可能会帮助患有广泛性焦虑症和抑郁症的女性更好地认识到自己痛苦情绪和忧虑的存在以及它们的作用。这样可能会帮助她注意到，她的焦虑体验是以特定的思维模式（如焦虑）、生理感觉（如肌肉紧张）和不适应行为（如易怒，对引起焦虑的情况的僵化回避）为特征的。通过培养对情感体验的觉察和接纳能力，她可能在以后的治疗中更好地采用灵活的思维模式。例如，她可能会认为她的担忧仅仅是一种可以改变的想法，或是暂时的、会随时间流逝而消失的感受。她可能客观地承认她的肌肉紧张是一种身体上的感觉，虽然不舒服，但并非有害。反过来，这可能会减少她的回避，增强她重新评估适应不良认知的能力，并增加她对长期适应行为的投入。

然而，值得注意的是，向来访者传授这些情绪调节策略可能颇具挑战性。特别常见的是，在治疗过程中患者很容易学会重评和（或）接纳，但在面对现实生活中的压力源时，他们却很难运用这些方法。为了有效地教会来访者在日常生活中灵活地运用情绪调节策略——并因此提高认知行为方法的有效性——帮助患者将从治疗室学到的知识推广到外部世界变得至关重要。为此，我们求助于情绪科学领域的最新研究成果，这些成果越来越关注情绪调节策略的使用和影响的语境因素（Aldao，2013；Aldao et al.，2015；Kashdan et al.，2010）。

语境的作用

来源于语境的两个主要变异，可以阐明调节策略的一般用途。第一，每一种策略（如重评、接纳）都可以通过采用广泛的调节手段以不同的方式实施。例如，关注于情境的积极方面，重新构想未来的结果，与情境保持距离，甚至接纳经验的各个方面（McRae et al.，2012），称之为调节转换（regulatory drift）。第二，给定的策略可能在每个语境中具有不同的功能，称之为多效性（multifinality）。

调节转换

荟萃分析结果表明，在实施策略的过程中，即使微小的差异也会对情绪产生不同的结果（Webb et al.，2012）。在这方面，Webb 及其同事发现了在实验室研究中通常使用的三种类型的重评：①重评情绪刺激（例如，重新解释一个消极的情境，更多地看到它积极的方面）；②重评情绪反应（例如，重塑一种情绪反应，以减少其负面影响）；③采用不同的视角（例如，从第三方的角度观察情绪和事件，或者通过认知解离以脱离自己的想法）。每一种重评都对情绪唤起产生不同的影响。例如，重评情绪刺激比重评情绪反应在降低情绪结果方面更为有效。

患有精神障碍的人往往难以认识到不同的语境可能需要不同的调节目标（Ehring et al.，2010）。来访者往往难以识别和标记自己的情绪（Vine et al.，2014），这可能会降低他们一开始对可能需要控制的情绪的觉察。这可能有助于解释为什么情绪识别中的问题与各种不良行为相关，如酗酒、攻击性和自残（Kashdan et al.，2015）。最后，即使一个人意识到了他们所经历的情境和情绪，他们仍然可能倾向于使用提供快速的、容易的、短期缓解的调节策略，即使这是以牺牲长期结果为代价的（Aldao et al., 2015; Barlow, 2002; Hayes et al., 2006）。例如，一个患有强迫症的人可能会学习重评她对接触地铁扶手的污染的担忧，从"我碰了脏东西，我将染上一种疾病"到"我接触了一些脏的东西，但是我染上这种疾病的概率非常低"。这样她就可以接受不确定性了。然而，当地铁突然加速，让她失去平衡，她需要抓住栏杆以免摔倒，她可能会倾向于使用一种更加不适应的重评方式。她可能会回应她的强迫性想法说，"我碰过脏的、被污染的东西，但我的朋友在这里，所以只要我向她寻求我不会患病的保证，我就会很安全"。这种类型的重评可能会跟第一种情境一样，能够在短时间内降低焦虑，但随着时间的推移，它会导致一种错误的信念，即需要依赖朋友和忙于寻求保证（例如，适应不良的安全行为），这可能会阻止正确学习的机会（即触摸扶手并不意味着她会生病）。然而，值得注意的是，安全行为的使用并不总是有害的（Rachman et al., 2008），这表明，对其长期后果和干扰价值的可能性进行仔细的功能分析是至关重要的。

多效性

给定的策略在不同的语境与情绪、认知和行为结果有不同的功能关系，这就是所谓的多效性（Nolen-Hoeksema et al., 2011）。例如，社会压力可能会改变压力和适应性情绪调节之间的联系。因为大量的情绪调节发生在与他人的关系上，所以这并不奇怪（Hofmann, 2014; Zaki et al., 2013）。例如，在最近的一项研究中，我们发现青少年对重评的使用效果与灵活的生理反应有关（如迷走神经降低），即对压力的反应只有在高水平的人际压力下才会发生（如同伴侵害）。当人际压力较低时，重评与不良的生理反应相关（Christensen et al., 2015）。在另一项研究中，只有当参与者面临无法控制的压力时，重评才会降低抑郁症状。如果压力源是可控的，使用重评会导致更高水平的抑郁（Troy et al., 2013）。

此外，有证据表明，接纳和心理健康之间的相关性可能是语境的作用。Shallcross 等（2010）发现，当社区参与者报告经历了高水平的压力时，他们习惯性接纳与 4 个月后较低水平的抑郁症状相关。对于低压力水平的参与者而言，接纳和抑郁症状之间没有联系。

如果某一策略的有效性取决于其实施的特定语境，那么将策略与某一特定类型的语境相匹配可能是非常重要的（Cheng et al., 2014）。来访者可能会遇到这种匹配的困难，原因有很多。正如前面所讨论的，他们可能很难确定一个情境的目标和（或）他们所经历的情绪，因此，也很难确定应该使用哪种调节策略。此外，他们可能会在不同的情况下坚持使用相同的策略。来访者可能会固执地使用他们选择的策略。在这方面，最近一项以消防员为样本的研究发现，在不同情绪强度（低、高）下，较低水平的策略转换（重新评估、分散注意力）与创伤暴露和 PTSD 症状之间存在正相关关系。也就是说，在那些缺乏调节灵活性的参与者中，创伤和症状之间的联系是很强的。相反，在具有较高情绪调节灵活性的参与者中，这种联系并不存在（Levi-Gigi et al., 2016）。因此，这些发现表明，情绪调节的灵活性可能是暴露于创伤和心理症状经历之间关系的一个关键因素。

也许这种涉及重评的低调节灵活性是由于个人对自己有效调节情绪的能力缺乏信心。在这方面，最近的一项研究发现，在社会压力的语境下，被告知情绪可塑的健康参与者与被告知情绪不可塑者相比，会更自发地进行重评（Kneeland et al.，2016）。

即使明确指示个体使用不同的监管策略，个体也可能缺乏灵活性。在这方面，Bonanno 及其同事已经证明，心理障碍（如创伤、复杂性哀伤）患者在面对唤起情绪的图片时，很难按照指示增强或抑制他们的面部表情（Bonanno，2004；Gupta et al.，2010）。

个体可能会进一步难以整合关于他们使用调节策略的反馈。最近的一项研究考察了在观看唤起情感的图片时，从重评到注意力分散的转换。研究发现，当参与者在观看最终转变策略的图片，对内部刺激反应强烈时（定义为高度的皱眉肌活动，这反映了皱眉），更多的转换与较高的生活满意度相关。相反，当参与者对内部反馈的反应较弱时，更多的转换与较低的生活满意度相关（Birk et al.，2016）。换言之，基于内部反馈的转换与较高的生活满意度相关，而与反馈松散耦合的转换（即偶然的）则与较低的生活满意度相关。这些发现强调了在做出调节选择之前，对有关环境和我们对环境的反应的有意义的信息进行合并的重要性。因此，精神病理学与难以识别及标记的情绪反应（Vine et al.，2014）和身体感觉（Olatunji et al.，2009）有关。

情绪调节灵活性的教学

基于以上回顾的情绪科学研究，本节提供了一系列建议，以帮助个体增强他们情绪调节的灵活性，并将他们在心理治疗中所学到的知识推广到治疗室之外的生活中。

第一步是追踪情绪、思维目标以及情感和行为结果在不同情况下的变化。帮助来访者平衡短期和长期的情绪调节结果是非常重要的。否则，他们可能会倾向于使用那些提供及时解脱但会干扰长期功能的策略。要做到这一点，把"每日功能失调思维记录"（A. T. Beck，1979；J. S. Beck，2011）修改成"情绪调节地图"是有帮助的；这张工作表（见本章末）可以帮助来访者更清楚地觉察到自己的情绪反应和随后的结果。我们建议从以下栏目开始这张地图：①情境描述；②所经历的情绪（有益的和无益的）及其强度；③所使用的调节策略；④调节的短期结果；⑤调节的长期结果。你也可以使用这个情绪调节地图来设置练习，帮助你的来访者灵活地调节他们的情绪（Aldao et al.，2015）。这里有一些灵活性的技术可以扩展这张地图。

练习不同类型的重评。经典的每日功能失调思维记录（A. T. Beck，1979）包含了一系列的问题，个体可以问自己，以重评歪曲的思维（例如，"有什么证据表明这个想法是正确的？""有没有其他更有帮助、更现实的思考方式？"）。这些问题可以帮助个体通过对每一个不适应的想法做出反应来创建个性化的情绪调节地图。

练习不同类型的接纳。鼓励个体练习接纳和从困难情境的不同体验方面学习，如身体的感觉、行为的冲动、记忆或情绪。例如，个体可能会带着不愉快的生理感觉、怀着冷静的好奇心坐着，不寻求改变或操纵它们，但随后会把头脑中出现的这些感觉转移到记忆中。

调节广泛的情绪。以对个体来说问题较少的情绪状况来重复前面的步骤。例如，你可以要求那些主要是焦虑的、经历低水平愤怒的个体重评和接纳引发愤怒的情况。这也将促进他们在生活中不同领域的情绪调节策略的发展，从而引发情感反应。

反向调节。大多数情况下，个体希望能够调低消极情绪，调高积极情绪。然而，这反映了一种狭隘的情绪调节方法。有时，它对于增加负面情绪（例如，在交流中表现出自信会增加愤怒）和（或）减少正面情绪（例如，在严肃的工作会议中忍住大笑；Tamir et al.，2008）是非常有用的。因此，练习反向调节各种情绪是很重要的。

跨社会语境的调节。鉴于有证据表明社会压力是情绪调节和适应性功能的特别重要的调节因素（Christensen et al.，2015；Troy et al.，2013），以及最近有研究将严格的人际情绪调节与精神病理学联系起来（Hofmann，2014；Hofmann et al.，2016），你可以要求来访者在社会压力不同的情况下采用不同的情绪调节策略。你也可以让来访者邀请朋友和（或）家人来帮助他们在特定的环境下实施特定的策略。虽然最终个体需要自己调节，但这种跨社会语境的调节在治疗的早期阶段可能特别有用。它也可能有助于个体确定某些特定的个人和（或）关系是否使他们更可能或更不可能实施不同形式的调节。此外，这还可能有助于他们确定是否过于依赖某个指定的人或某种类型的互动。这可能表明了一个僵化的安全行为。

策略之间的转换。鼓励个体进行试验，让他们尝试一种基于情绪调节地图的情绪调节策略，但这种策略在特定的情况下可能不太有效。要求他们从策略表中选择另一种策略，并使用新策略重复试验。这种新策略会产生相似或不同的效果吗？对于这样的练习，你可能要从情绪唤起较少的情况开始，或者使用个体在不那么痛苦的情况下感到更有自我效能感的策略。通过这种方式，个体可以在更安全的环境中探索不同的调节选项，直到他们发展出更完善的调节技能，并逐步扩展到更具挑战性的环境。接下来，你还可以扩展到监视使用每种策略的长期效果和适应性。

结论

认知行为方法教来访者使用策略，如重评和接纳，以更具适应性和功能性的方式管理他们的情感体验。然而，在现实世界中灵活运用这些策略可能相当困难，这些困难可能有助于解释 CBT 并非对每个人都有效的事实（Vittengl et al.，2007）。在本章中，我们转向情绪科学的最新研究来寻找答案。越来越多的文献表明，来访者遇到的将情绪调节知识从临床推广到日常生活中的困难，可能源于情绪调节的语境依赖性。通过帮助来访者更灵活地调节他们的情绪，治疗师正在瞄准那些会带来更大成功和增强循证治疗有效性的过程。

情绪调节地图

使用这个工作表（表 16-1）来记录你在压力情境下的情绪，以及你所使用的情绪调节策略。参考本表来评估使用这些情绪调节策略的短期和长期结果。然后评估每种策略的有效性，并相应地调整你以后选择使用的策略。记住，对于你体验到的不同情绪，尝试和练习不同的策略是很重要的。这样做会影响你在多种情况下调节各种情绪的能力。

表 16-1　情绪调节地图

1. 情境描述	2. 体验到的情绪和强度	3. 使用的调节策略	4. 调节的短期结果	5. 调节的长期结果
越具体越好。 你在做什么？ 什么触发了你的情绪反应？ 在什么时候？ 你和谁在一起？ 你在哪里？	描述你体验到的情绪。 给每种情绪的强度评分（0~100分）。	列出你使用的情绪调节策略。 非常详细地描述你是如何使用每种具体的情绪调节策略的。	使用这些策略后，立刻发生了什么？ 你的情绪是如何变化的？它们增加还是减少了你的情绪？ 你的想法、身体感觉和行为有哪些变化？	使用这些策略能够帮助你实现长期目标吗？如何实现？ 未来你会如何以不同的方式调节自己的情绪？

（史俊研　赵　婧 译）

参 考 文 献

Aldao, A. (2013). The future of emotion regulation research: Capturing context. *Perspectives on Psychological Science, 8*(2), 155–172.

Aldao, A., Nolen-Hoeksema, S., & Schweizer, S. (2010). Emotion-regulation strategies across psychopathology: A meta-analytic review. *Clinical Psychology Review, 30*(2), 217–237.

Aldao, A., Sheppes, G., & Gross, J. J. (2015). Emotion regulation flexibility. *Cognitive Therapy and Research, 39*(3), 263–278.

Barlow, D. H. (2002). *Anxiety and its disorders: The nature and treatment of anxiety and panic* (2nd ed.). New York: Guilford Press.

Beck, A. T. (1964). Thinking and depression: II. Theory and therapy. *Archives of General Psychiatry, 10*(6), 561–571.

Beck, A. T. (1979). *Cognitive therapy of depression.* New York: Guilford Press.

Beck, J. S. (2011). *Cognitive behavior therapy: Basics and beyond* (2nd ed.). New York: Guilford Press.

Birk, J. L., & Bonanno, G. A. (2016). When to throw the switch: The adaptiveness of modifying emotion regulation strategies based on affective and physiological feedback. *Emotion, 16*(6), 657–670.

Bonanno, G. A. (2004). Loss, trauma, and human resilience: Have we underestimated the human capacity to thrive after extremely aversive events? *American Psychologist, 59*(1), 20–28.

Cheng, C., Lau, B. H.-P., & Chan, M.-P. S. (2014). Coping flexibility and psychological adjustment to stressful life changes: A meta-analytic review. *Psychological Bulletin, 140*(6), 1582–1607.

Christensen, K. A., Aldao, A., Sheridan, M. A., & McLaughlin, K. A. (2015). Habitual reappraisal in context: Peer victimization moderates its association with physiological reactivity to social stress. *Cognition and Emotion, 31*(2), 384–394.

Ehring, T., & Quack, D. (2010). Emotion regulation difficulties in trauma survivors: The role of trauma type and PTSD symptom severity. *Behavior Therapy, 41*(4), 587–598.

Gifford, E. V., Kohlenberg, B. S., Hayes, S. C., Pierson, H. M., Piasecki, M. P., Antonuccio, D. O., et al. (2011). Does acceptance and relationship focused behavior therapy contribute to bupropion outcomes? A randomized controlled trial of functional analytic psychotherapy and acceptance and commitment therapy for smoking cessation. *Behavior Therapy, 42*(4), 700–715.

Goldin, P. R., Ziv, M., Jazaieri, H., Werner, K., Kraemer, H., Heimberg, R. G., et al. (2012). Cognitive reappraisal self-efficacy mediates the effects of individual cognitive-behavioral therapy for social anxiety disorder. *Journal of Consulting and Clinical Psychology, 80*(6), 1034–1040.

Gross, J. J. (1998). The emerging field of emotion regulation: An integrative review. *Review of General Psychology, 2*(3), 271–299.

Gupta, S., & Bonanno, G. A. (2010). Trait self-enhancement as a buffer against potentially traumatic events: A prospective study. *Psychological Trauma: Theory, Research, Practice, and Policy, 2*(2), 83–92.

Hayes, S. C., Luoma, J. B., Bond, F. W., Masuda, A., & Lillis, J. (2006). Acceptance and commitment therapy: Model, processes, and outcomes. *Behaviour Research and Therapy, 44*(1), 1–25.

Hayes, S. C., Strosahl, K. D., & Wilson, K. G. (1999). *Acceptance and commitment therapy: An experiential approach to behavior change.* New York: Guilford Press.

Hofmann, S. G. (2014). Interpersonal emotion regulation model of mood and anxiety disorders. *Cognitive Therapy and Research, 38*(5), 483–492.

Hofmann, S. G., Carpenter, J. K., & Curtiss, J. (2016). Interpersonal Emotion Regulation Questionnaire (IERQ): Scale development and psychometric characteristics. *Cognitive Therapy and Research, 40*(3), 341–356.

Kashdan, T. B., Barrett, L. F., & McKnight, P. E. (2015). Unpacking emotion differentiation: Transforming unpleasant experience by perceiving distinctions in negativity. *Current Directions in Psychological Science, 24*(1), 10–16.

Kashdan, T. B., & Rottenberg, J. (2010). Psychological flexibility as a fundamental aspect of health. *Clinical Psychology Review, 30*(7), 865–878.

Kneeland, E. T., Nolen-Hoeksema, S., Dovidio, J. F., & Gruber, J. (2016). Emotion malleability beliefs influence the spontaneous regulation of social anxiety. *Cognitive Therapy and Research, 40*(4), 496–509.

Lazarus, R. S., & Folkman, S. (1984). *Stress, appraisal, and coping.* New York: Springer.

Levy-Gigi, E., Bonanno, G. A., Shapiro, A. R., Richter-Levin, G., Kéri, S., & Sheppes, G. (2016). Emotion regulatory flexibility sheds light on the elusive relationship between repeated traumatic exposure and posttraumatic stress disorder symptoms. *Clinical Psychological Science, 4*(1), 28–39.

Linehan, M. M. (1993). *Cognitive behavioral treatment of borderline personality disorder.* New York: Guilford Press.

McRae, K., Ciesielski, B., & Gross, J. J. (2012). Unpacking cognitive reappraisal: Goals, tactics, and outcomes. *Emotion, 12*(2), 250–255.

Mennin, D. S., Fresco, D. M., Ritter, M., & Heimberg, R. G. (2015). An open trial of emotion regulation therapy for generalized anxiety disorder and co-occurring depression. *Depression and Anxiety, 32*(8), 614–623.

Nolen-Hoeksema, S., & Watkins, E. R. (2011). A heuristic for developing transdiagnostic models of psychopathology: Explaining multifinality and divergent trajectories. *Perspectives on Psychological Science, 6*(6), 589–609.

Olatunji, B. O., & Wolitzky-Taylor, K. B. (2009). Anxiety sensitivity and the anxiety disorders: A meta-analytic review and synthesis. *Psychological Bulletin, 135*(6), 974–999.

Rachman, S., Radomsky, A. S., & Shafran, R. (2008). Safety behaviour: A reconsideration. *Behaviour Research and Therapy, 46*(2), 163–173.

Shallcross, A. J., Troy, A. S., Boland, M., & Mauss, I. B. (2010). Let it be: Accepting negative emotional experiences predicts decreased negative affect and depressive symptoms. *Behaviour Research and Therapy, 48*(9), 921–929.

Tamir, M., Mitchell, C., & Gross, J. J. (2008). Hedonic and instrumental motives in anger regulation. *Psychological Science, 19*(4), 324–328.

Troy, A. S., Shallcross, A. J., & Mauss, I. B. (2013). A person-by-situation approach to emotion regulation: Cognitive reappraisal can either help or hurt, depending on the context. *Psychological Science, 24*(12), 2505–2514.

Vine, V., & Aldao, A. (2014). Impaired emotional clarity and psychopathology: A transdiagnostic deficit with symptom-specific pathways through emotion regulation. *Journal of Social and Clinical Psychology, 33*(4), 319–342.

Vittengl, J. R., Clark, L. A., Dunn, T. W., & Jarrett, R. B. (2007). Reducing relapse and recurrence in unipolar depression: A comparative meta-analysis of cognitive-behavioral therapy's effects. *Journal of Consulting and Clinical Psychology, 75*(3), 475–488.

Webb, T. L., Miles, E., & Sheeran, P. (2012). Dealing with feeling: A meta-analysis of the effectiveness of strategies derived from the process model of emotion regulation. *Psychological Bulletin, 138*(4), 775–808.

Zaki, J., & Williams, W. C. (2013). Interpersonal emotion regulation. *Emotion, 13*(5), 803–810.

第十七章　问题解决

Arthur M. Nezu，PhD　Christine Maguth Nezu，PhD
Alexandra P. Greenfield，Mrs

定义和背景

问题解决疗法（problem-solving therapy，PST）是一种心理社会干预，它训练个体采用并有效地应用适应性问题解决态度（如增强自我效能）和行为（如有计划地解决问题），以帮助他们有效地应对紧急的应激事件（Nezu，2004）。我们的目标不仅是减少精神病理症状，也要积极地增强心理功能，以防止复发和新的痛苦问题的发展。最初由 D'Zurilla 和 Goldfried（1971）提出，PST 的理论和实践已经得到完善和较大的修订，以吸收精神病理学、认知科学和情感神经科学的最新研究。由于治疗方案与它早期的根源相比已经发生了显著的变化，我们使用"当代问题解决疗法"这个术语来强调这些变化（Nezu et al.，2016）。

基于生物–心理–社会的"素质–压力"心理病理学模型，PST 涉及训练人们有效地应对生活压力，这些压力源被认为会产生负面的身心健康结果（Nezu et al.，2016），包括重大的负性生活事件（如亲人去世、慢性疾病、失业）和日常发生的问题（如与同事持续的紧张关系、财务状况下降、婚姻困难）。PST 理论认为，很多被概念化为精神病理症状的东西，都是一种对这些压力源的无效应对。因此，教导个人成为更好的问题解决者，可以减少现存的身心健康问题，并改善对未来压力的适应能力。随机对照试验和荟萃分析（Barth et al.，2013；Bell&D'Zurilla，2009；Cape et al.，2010；Kirkham et al.，2015；Malouff et al.，2007）显示，PST 是一种有效的治疗方法，适用于经历各种心理、行为和健康障碍的人群。

工具箱

根据 PST 方法，某些重大障碍会阻碍问题的有效解决，包括（a）认知超载、（b）情绪失调、（c）情绪相关信息的认知处理偏差、（d）动机不佳和（e）无效的问题解决策略。为克服这些障碍，PST 提供了以下四种主要的问题解决"工具箱"的训练方法：（a）解决多任务的问题；（b）停下来、慢下来、思考和行动（stop, slow down, think, and act, S.S.T.A.）接近问题的方法；（c）健康的思考和积极的意象；（d）有计划地解决问题（参见 Nezu et al.，2013，详见 PST 治疗手册）。

请注意，针对来访者具体问题解决能力优缺点的个案概念化应该确定是否教授和强调工具箱中的所有策略。换言之，在治疗期间，并不是必须使用四个工具箱中的所有材料。相反，治疗师应该使用评估和结果数据来判断应该强调和包括哪些工具。

为了帮助说明这一整体方法，我们首先介绍 Jessica，她是一名来访者，我们对她进行了 PST 评估，认为这一方法适合她，并可能对她有所帮助。本章的其余部分简要描述了 PST 工具，并举例说明了如何将它们应用于 Jessica。

案例研究

Jessica 是一名 30 岁的医科学生，有焦虑和抑郁的家族史。她接受治疗时认为自己无法实现人生目标。她认为，其他人总是"更快乐"，较少担心自己的成就、人际关系或价值。当专注学术目标时，她会变得偏执，并坚信自己永远无法实现这些目标。此外，如果她在事业上有所成就，她就觉得她的个人生活肯定会受到影响，她将永远无法拥有高质量的人际关系，也无法同时体验愉快的休闲活动。

Jessica 的个人浪漫关系通常集中在性兴奋或养育他人上，这常常会阻碍她追求自己重要的人生目标。由此产生的失败感，加上与身边不断进步者比较，造成了压力的恶性循环。

作为正式评估的一个功能，治疗师认为 Jessica 拥有强烈的目标感、创造性和成熟的心智，以及与他人建立爱的联系的渴望。然而，她设法解决问题或达成目标的努力总是被消极的问题导向（羞耻、担忧和悲观）和对有意义的联系的回避所挫败。例如，当她选择和创造的单方面的关系没有得到回应时，她会感到空虚、愤怒、失败和恐惧。由于她对压力的强烈反应（如感到崩溃、抑郁和焦虑），以及她对自身价值和人生梦想的不成功的尝试，治疗师认为 PST 是一种合适的治疗方法。

接下来我们描述主要的 PST 工具时，还会涉及 Jessica 治疗过程中的相关例子。

工具箱 1：克服认知超载

有效解决问题的障碍之一是大脑同时成功完成多项任务的能力有限，尤其是在压力下。为了克服这个障碍，第一个 PST 工具箱包括训练个体使用三种多任务增强技能：外化、简化和可视化。

外化：包括在外部显示信息。这一过程使大脑不再需要主动地记住信息。外化可以包括把想法写下来、画一张图、列一个清单、创建一个录音或者大声说话。

简化：包括将问题分解成更容易处理的部分。为了使用这种策略，来访者被教导只关注最相关的信息：识别更小的、具体的步骤以达到目标，并将复杂、模糊和抽象的概念转换成更简单、明确的和具体的语言。来访者练习使用这个技巧的一种方法是写下问题的简短描述（即应用外化策略），然后要求或想象让一个朋友阅读描述，并就其清晰度给出反馈。

可视化：可以用于多种目的，以帮助解决问题的过程。在使用视觉形象时，来访者被教导要调动他们所有的感官（在相关的时刻）想象看到、闻到、品尝、触摸和听到他们在脑海中创造的体验。可视化的一种形式是问题澄清，在这个过程中，个体创建一个他们所面临的问题或他们希望实现的目标的视觉再现，以获得对它的清晰认识。可视化的第二种形式是想象预演，在这个过程中，个体在他们的头脑中实践计划好的解决方案。当人们对后续如何执行解决方案或行动计划不知所措时，这种可视化形式就变得特别有用。第三种形式是引导想象，一种减少个体的消极唤起的压力管理形式。在这个活动中，治疗师会提供详细的指导，培养个体在精神上到一个放松的、安全的地方旅行的能力，比如一个最喜欢的度假地点。

相关会谈摘录。这段摘要演示了 Jessica 是如何使用一些多任务处理工具来处理焦虑的。

Jessica：我感到不知所措。一想到要和这个我刚开始约会的家伙喝一杯，我的胸口就开始发紧。

治疗师：就像我们所讨论的那样，你是否能够使用多任务处理工具来处理这种不知所措的感觉？

Jessica：是的，我决定使用外部化和可视化相结合的方法——我列出了我的一些顾虑，尤其是想要和他多待些时间。然后我写下希望改变过去与男人的交往方式这一目标——我真的想更诚实地说出对我来说重要的事情。我想象着自己在向他表达我希望能有更多的时间和他在一起。我用可视化来练习诚实、公平和感同身受，不像以前要求的那样，说我理解他日程很忙，对我的日程安排负责也成为了他的一个障碍，但我确实想要有更多的时间出去玩——一些日常活动之类的。他表达了由于我们的日常安排总是不能一致，所以这很困难。他说，他今年真的想存更多的钱，这就意味着要更多地工作，等等。他没有必要说他会做出让步，但我觉得对我而言，仅仅能够跟他表达这一点就很重要——因为我是诚实的。总的来说，实际的约会结果相当不错。我确实感到压力减轻了，更放松了。

工具箱 2：在压力下克服情绪失调和适应不良问题的解决

压力刺激可以产生显著的神经生物学唤起，导致立即出现负面情绪反应。考虑到这些反应产生的速度，这种消极唤起会对一个人的问题解决方式产生不利的影响，比如逃避或冲动，而不是有计划或理性。使用第二个 PST 工具箱——停下来、慢下来、思考和行动（S.S.T.A）——可以帮助个人克服管理这些消极情绪反应的困难。

相关会谈摘录。这段摘录演示了如何描述 S.S.T.A 工具箱，以及它为什么重要。

Jessica：为什么我就不能停止持续地自我怀疑呢？别人能够参加考试或做报告，而不用躲在房间里，不断地担心别人都知道他们有多么不称职。我害怕进行医学考试——要是我失败了或僵住了怎么办呢？

治疗师：让我们看看是否可以使用简化工具来打破这种情况，然后考虑帮助"重新训练你的大脑"的方法，以便让你专注于解决问题而不是担心。你第一个问题的答案很简单，因为你属于人类。每个人都有自我怀疑。你和别人的不同之处在于，你的自我怀疑会导致更多的担忧，从而导致更多的自我怀疑，等等。在几秒钟内，你的兴奋度从 0 增加到 60 多，就像从 30 增加到 100 一样，因为你开始被唤起。重要的是，你要把唤起的程度调低，以便有足够长的时间让你的大脑开始解决问题。这个新工具箱的目标是争取一些时间，让你更加了解自己的感受，并将它们对解决问题的负面影响降到最低。让情绪对你有利是很重要的，通过学习变得更有意识，更好地管理或调节你的负面情绪，并接受你的情绪告诉你的教训。S.S.T.A 可以通过不断的实践得到最好的学习。

Jessica：怎么能帮助我通过我的医学考试？

治疗师：让我们首先使用具象化——让你自己现在就处于这种情况中。想象一下，你正在书房里准备考试。你开始怀疑自己。接下来是什么？

Jessica：我想我可能不会通过这个……我开始觉得我的胃不舒服，我一直在说，一遍又一遍："为什么我不能像其他人一样？为什么我要担心这么多？为什么我这么糟糕？"

治疗师：现在请停止！开始慢慢呼吸，接下来，这是我要教你的几种不同的慢下来的技巧。用这种慢下来的策略来觉察正在发生的事情和你的感受。

Jessica：我很害怕，觉得自己不如别人。

治疗师：通过观察你的内在体验，你发现了什么？你会因为害怕失败而感到正常的不适；但是基于你的过去，你学会了自动地告诉自己这种感觉意味着你有问题。因为这是不真实的，也没有什么帮助，我们将让你训练你自己的大脑，降低这种唤起的程度，这样你的大脑就可以重新专注于学习，而不会受到你的担忧的干扰。这就像在早期给火车踩刹车，不是让火车离开车站，而是试图让它停下来。

（注：Jessica 发现 S.S.T.A 里慢下来的技巧和慢速呼吸对她很有帮助，并报告说她在实际的考试中大约使用了十次，她顺利通过了考试。）

在练习 S.S.T.A 过程中，治疗师指导来访者选择当前的问题，使用可视化来重新体验问题产生的情境，然后遵循这些步骤：

第一步：停下来，保持觉察。当来访者觉察到情绪上的重大变化时，他们首先要学会停下来，这样他们才更能注意到各种行为的体验（例如，大声喊叫、看到 STOP 标志或闪烁的红灯、举手）可以帮助他们"踩刹车"，这样他们就能识别和诠释自己的情绪。

这第一步可以帮助来访者更清楚地觉察到他们对压力刺激的反应，更能理解他们情感经历的意义和本质。治疗师教导来访者识别独特的触发点，并通过停下来关注自己一整天的感受来提高他们的情绪意识；导致情绪、身体感觉和行为发生变化的事件；以及他们强烈的感情。他们被进一步教导使用外化来把这些观察记录下来，这可以帮助他们记住并阐明他们的感受。

第二步：慢下来。因为调节一个人的消极情绪是非常困难的，这个工具箱为个体提供了各种各样的方法来放慢速度，这样他们就可以继续踩刹车。此外，这些策略可以帮助个体更好地接受或容忍这种唤起，以及更好地理解这种情绪基本上意味着一个问题正在发生，需要解决。这些策略包括从 10 数到 1、腹式呼吸、引导想象或可视化、微笑、打哈欠、冥想、深度肌肉放松、锻炼、与他人交谈和祈祷。鼓励个体使用在过去对自己有帮助的方法。

第三步和第四步：思考并行动。一旦个体能够更好地以较少的唤起和情绪干扰来处理问题，他们就会学习应用一系列的批判性思维步骤来更系统、更理性地处理问题情境。这些步骤包含在工具箱 4 中。然而，当相关和必要时，治疗师可能会为一些患者提供第三个工具箱，一个解决消极思维和低动机的工具箱。

工具箱 3：克服消极思维和低动机

第三种解决问题的工具——健康的思维和积极的意象——旨在帮助那些处理消极思维和绝望情绪的人有效地解决问题。健康思维的 ABC 模型是一种大量借鉴了其他认知和行为策略的方法，通过检测非理性信念、检验行为上的消极认知、修改适应不良的功能失调信念，来帮助个体从认知上重组他们的消极思维。根据这种方法，个体被要求识别（A）引发事件或压力问题，（B）关于这个问题的信念或想法，以及（C）相应的情绪反应，然后检查想法的准确性和不准确性。这些想法可以用更积极的自我陈述来代替。此外，认知解离、接纳和正念方法（参见第二十三、第二十四和第二十六章）也可以在 PST 的这一点上使用。

在会谈中被称为"反向倡导"的角色扮演活动是另一个可以帮助个人克服消极思维的工具。在这个活动中，治疗师会暂时对一个有压力的问题采取消极的态度，并要求来访者临时地扮演治疗师的角色，治疗师的目的是提供负面陈述不正确、不合理或不适应的原因。把一套更适当的信念用语言表达出来的过程有助于个人开始实践采取一个更积极的问题导向，在充分练习消极思维模式的过程中更加意识到更大的认知灵活性的可能性。这个活动也可以在小组中使用，因为参与者可以轮流代表对给定问题的不适应反应和适应反应。

为了增加希望和采用更积极的问题导向，第四种形式的可视化也可能是一种有效的工具。要求来访者想象解决问题的经验（与专注于如何解决问题相比）。这些图像还可以链接到个体的价值（参见第二十五章），以进一步增加个体的动机。此外，通过形象化地把大的目标简化为更小、更容易实现的目标，个体可能会更专注于有计划地解决问题。

工具箱 4：促进有效解决问题

最后的工具箱侧重于教授四种有计划地解决问题的技能。第一个是问题定义，通过这种定义，个体可以在尝试解决问题之前，了解问题的本质。在向个体描述这个过程时，使用类似于定义问题过程的路线图的隐喻可能会有所帮助。此外，成功的问题定义还包括寻找关于问题的所有可用信息以及区别事实和假设。演示后一原则的一个有用的练习是，向个体展示从杂志或报纸上获取的一幅模糊的图片。治疗师引导患者看一会儿图片，再把它放在一边，然后写下他们看到或想到的在图片中发生的一切。然后他们浏览列表，连同治疗师的反馈，将对事实的陈述与对假设的陈述区分开来。

问题定义还包括用清晰明确的语言描述问题的事实，个体可以使用多任务工具箱中的外化和简化策略来实现。来访者制定现实可行的目标是非常重要的。如果目标一开始看起来过大而难以完成，个体可以使用简化策略将问题分解成更小的问题，同时仍然记住最终目标。一旦个体明确了一个或一组目标，他们就会被教导找出实现这些目标的障碍。最后一项活动尤其重要，因为个体如果不克服大多数障碍，是无法成功地解决给定问题的。

相关会谈摘录。这段摘录演示了如何帮助个体更好地定义问题。

Jessica：由于我在医学院要轮班，我没有自己的时间。我不喜欢晚上在医院工作，我会觉得很累，只想睡觉。我开始想，我将永远不会有任何高质量的人际关系或个人生活。

在花了一些时间回顾 Jessica 崩溃的感觉，以及她认为障碍的存在是她永远不会有个人生活的有效证据之后，她和她的治疗师开始合作，确定增加个人时间的目标。

Jessica：如果我能每周出去一次，为自己做些事情，让自己感觉更平衡，这会给我更多的希望。

治疗师：太好了。所以，让我们把它分解成更具体的"平衡"对你意味着什么的问题。

Jessica：不是和学校或医学有关的，而是一些让我感觉更强壮、更健康、与人更有联系的东西。

治疗师：所以，我们的目标是每周为自己做一次事情，让自己感觉更平衡，也就是"感觉更强壮、更健康、更多地与人联系"？

Jessica：好吧，但是据我的日程安排，我就是不明白……

治疗师：看到你在做什么了吗？你走在了我的前面。在你想变得消极之前，我们甚至还没定义完这个问题。我们确实需要确定实现目标的障碍，以便确定克服这些障碍的解决方案。我知道你的障碍是有压力的、真实的……如果它们不存在，你可以去实现你的目标。有时，我认为对你来说最大的障碍之一是尊重和确认这些障碍是重要的。让我们开始列出这些障碍吧。

Jessica：好吧，所以我只有很少的时间。也许一周就两到三次，我就可以抽出几个小时离开医院。

治疗师：好吧，时间有限……这当然是个挑战。

Jessica：我的几个朋友经常有不同的日程安排。

治疗师：另一个重要的障碍是，尤其是对于你这个年纪的人来说，他们正在建立自己的事业。

Jessica：我的生活中没有男人，也没有时间安排很多约会。

治疗师：好吧，没有其他重要的人，在这个时候，你可以依靠什么？

Jessica：金钱。

治疗师：有限的资金又是一个障碍。还有其他的吗？

Jessica：下班的时候我很累，这让我的心情很糟糕，我甚至没有动力去制订计划。

治疗师：这个列表为我们提供了一个全面的问题定义。让我们来回顾一下这些障碍，它们真正强调了这个问题对你来说有多大的压力。我真为你的努力而感到骄傲。这些障碍包括有限的时间、有不同日程安排的朋友、没有重要的人可以依靠、有限的资金，以及第一次不接电话时的消极情绪。

Jessica：所以你似乎明白为什么这是一个棘手的问题。（叹了口气。）

在这个问题定义步骤的最后，Jessica 有了一种被倾听的感觉，她的目标被支持，她的障碍被识别和确认。对于她和治疗师来说，重要的是要认识到，当进入解决问题工具箱的下一个方面时，Jessica 将产生创造性的方法来实现她的目标和解决她的障碍。例如，处理随叫随到后情绪低落这种障碍的一种方法是计划睡几个小时，避免在那个特定的时间计划活动（因为她的情绪可能会破坏她最好的意图，增加她崩溃的感觉）。

第二种有计划地解决问题的技能是找到替代方案（generating alternatives），这涉及通过头脑风暴想出一系列可能的解决方案，以更接近目标和克服确定的障碍，从而提高认知灵活性（参见第二十一章）。创建一个解决方案选项池可以增加个体找到最佳解决方案的机会，帮助他们感到更有希望，减少非黑即白的想法及冲动行为的倾向。有三个主要的头脑风暴原则用来培养一个人的创造力：数量导致质量（即越多越好）、推迟判断（即在产生一大堆想法之前不要下判断）和多样性提高创造力（即想想各种各样的想法）。当来访者感到思路卡住时，治疗师可以建议结合两个或多个想法来形成一个新的想法，接受一个想法并稍微修改它以产生一个新的方法，思考其他人如何解决问题，或者想象自己或其他人正在克服实现目标的各种障碍。可以用各种各样的假设问题来练习这种基本的创造性技能，比如关于一个人可以用一块砖做什么的想法。它也可能有助于创建一个有具体障碍的更现实的问题，如个体在搬到另一个社区后，如何与陌生人聚会，同时解决如害羞或有限的资金等障碍。通过将头脑风暴的原理应用到没有充满情绪的场景中，来访者可以通过练习来提高找到替代方案的技能，然后再将其应用于更有感情色彩的现实世界问题，他们来治疗就是为了克服这些问题。

决策是第三个有计划地解决问题的任务。它包括最初筛选出明显无效的解决方案，对其余的解决方案进行一系列可能的结果预测，对预测的结果进行成本效益分析，并制定一个解决方案以实现明确的解决问题的目标。在权衡各种解决方案想法的利弊时，教导个人使用以下标准：解决方案能够克服主要障碍的可能性、个人能够执行解决方案的可能性、各种个人后果（如时间、努力、身体健康）和各种社会后果（如对家庭和朋友的影响）。他们还要考虑短期和长期的后果。因此，一个解决方案应该包括评价较高的备选方案。

在最后一个有计划地解决问题的活动、解决方案的实施和验证中，个体观察和监测所选解决方案的效果，确定问题是否被成功解决，并在努力解决问题而没有成功时对困难部分进行障碍排除。此外，对于个体来说，在参与到有计划地解决问题的过程中来增强自己的能力也是很重要的，尤其是对于那些认为自己解决问题的能力很差，而且怀疑自己是否有成功解决压力问题能力的人。例如，去最喜欢的餐厅，买一件新衣服，或者只是"自我表扬"一下。

工具箱的使用

尽管每个工具箱都是以线性的方式被介绍和学习的，但 PST 的大多数课程都旨在整合这些策略，以便个体能够将它们应用到当前充满压力的生活挑战中。在实际应用中，PST 不只是作为一种标准的治疗方案，而更多的是作为一种灵活实施的策略——基于可靠的临床判断——关注于个体目标领域的实践和提高。例如，我们花了大量时间帮助 Jessica 更好地调节在遇到问题时的消极情绪，控制认知超载，减少绝望的感觉。

（史俊研　赵　婧　译）

参 考 文 献

Barth, J., Munder, T., Gerger, H., Nüesch, E., Trelle, S., Znoj, H., et al. (2013). Comparative efficacy of seven psychotherapeutic interventions for patients with depression: A network meta-analysis. *PLoS Medicine, 10*(5), e1001454.

Bell, A. C., & D'Zurilla, T. J. (2009). Problem-solving therapy for depression: A meta-analysis. *Clinical Psychology Review, 29*(4), 348–353.

Cape, J., Whittington, C., Buszewicz, M., Wallace, P., & Underwood, L. (2010). Brief psychological therapies for anxiety and depression in primary care: Meta-analysis and meta-regression. *BMC Medicine, 8*(Article 38).

D'Zurilla, T. J., & Goldfried, M. R. (1971). Problem solving and behavior modification. *Journal of Abnormal Psychology, 78*(1), 107–126.

Kirkham, J., Seitz, D. P., & Choi, N. G. (2015). Meta-analysis of problem solving therapy for the treatment of depression in older adults. *American Journal of Geriatric Psychiatry, 23*(3), S129–S130.

Malouff, J. M., Thorsteinsson, E. B., & Schutte, N. S. (2007). The efficacy of problem solving therapy in reducing mental and physical health problems: A meta-analysis. *Clinical Psychology Review, 27*(1), 46–57.

Nezu, A. M. (2004). Problem solving and behavior therapy revisited. *Behavior Therapy, 35*(1), 1–33.

Nezu, A. M., Greenfield, A. P., & Nezu, C. M. (2016). Contemporary problem-solving therapy: A transdiagnostic approach. In C. M. Nezu & A. M. Nezu (Eds.), *The Oxford handbook of cognitive and behavioral therapies* (pp. 160–171). New York: Oxford University Press.

Nezu, A. M., Nezu, C. M., & D'Zurilla, T. J. (2013). *Problem-solving therapy: A treatment manual.* New York: Springer.

第十八章 暴露策略

Carolyn D. Davies，MA　　Michelle G. Craske，PhD

定义和背景

暴露指的是帮助来访者反复面对恐惧刺激，以学习新的、更适应的应对方式，减少与刺激相关的焦虑和恐惧。暴露所针对的刺激可能包括有生命或无生命的物体（如蜘蛛、电梯）、情境或活动（如公开演讲）、认知（如关于污染的侵入性想法）、身体感觉（如心跳加速）或记忆（如一次攻击的痛苦记忆）。

暴露被认为是治疗一系列焦虑和恐惧相关问题的高效行为策略，包括惊恐障碍、广场恐怖症、社交焦虑障碍、创伤后应激障碍（PTSD）和强迫症（OCD；Stewart et al.，2009）。从早期开始，通过使用系统脱敏治疗恐惧症和焦虑症，暴露一直是认知行为治疗的核心（Wolpe，1958）。

理论基础

恐惧（对迫在眉睫的威胁的情感反应）和焦虑（对预期或潜在威胁的一种情感反应）可以在个体与一个对象或情境有直接、负面的经验后发展而来（通过一个被称为经典条件作用的过程），也可以在观察他人的厌恶体验或可怕的行为（称为替代条件），或接收别人威胁的信息之后产生。遵循这些经验，一个曾经是中性的对象或情境可以变得与危险相关，导致恐惧和焦虑、对恐惧刺激的负面预期，以及后续遇到刺激时的相关行为（如回避）。此外，恐惧可以泛化到其他相关的对象或情境。例如，一个女人小时候被困电梯好几个小时，她对封闭的地方变得极度恐惧，以至于如果她感到被困，就会在一系列情况下惊恐发作。她会不惜一切代价避免乘坐电梯，她对电梯的恐惧和回避也会泛化到其他类似的情况，比如待在一个小房间里，坐在礼堂中间，甚至被堵在路上。

回避行为是维持恐惧和焦虑的核心。虽然回避或回避行为可以暂时减轻痛苦，但从长远来看，它们会阻止新学习的发生，从而保持恐惧和焦虑。实际上，暴露是为了消退回避行为，这样适应不良的信念就不会被强化，新的学习就会发生。

暴露是如何起作用的？

暴露依赖于促进新学习的过程。其中一个过程被称为抑制性学习，它已经通过消退的研究得到了广泛的检验。与暴露类似，消退包括反复呈现令人恐惧的刺激，而不产生相关的令人厌恶的结果。通过消退，个体与刺激形成一个新的联系，因此存在两个相互竞争的联系：一个意味着危险的兴奋性联系，另一个意味着安全的抑制性联系。因此，在消退过程之后，个体会对危险和安全相关的刺激产生记忆（Bouton，2004）。以电梯为例，在完成了几次安全乘坐电梯而没有被卡住的暴露后，个体现在有两种不同的与电梯相关的联想：一种是危险信号或被困信号（兴奋性联想），另一种是安全信号（抑制性联想）。许多关于改善暴露的研究都集中在检验增强抑制性学习的方法，以加强和促进抑制性联系（Craske et al.，2014）。许多增强抑制性学习的策略已经经过检验，并在下文"增强策略"中进行了描述。

然而，暴露过程中恐惧反应的减少似乎并不是改善的必要条件（Craske et al.，2008），因此可能不是改变的主要驱力。心理接纳（参见第二十四章）和认知解离（参见第二十三章）可能促进暴露效果（Arch et al.，2012），尤其是有多重问题（Wolitzky-Taylor et al.，2012）或行为回避程度高的人（Davies et al.，2015）。最后，完成暴露带来的自我效能感提高，也可能在促进个体参与和改善暴露疗法方面发挥作用（Jones et al.，2000）。

暴露的类型

暴露可以作为治疗计划中的一个组成部分，也可以作为单纯的治疗方案来实现。许多治疗方案和治疗手册中都包括了暴露、PTSD 的延长暴露治疗（Foa et al.，2007）和强迫症（OCD）的暴露与反应预防（Foa et al.，2012），但无论是在诊断还是在治疗手册中，暴露的基本原则都是相同的。

暴露对来访者自身的恐惧和回避行为是高度个性化的，因此必须由治疗师和来访者共同设计。通常情况下，治疗师和来访者会在恐惧情境等级上达成一致，并在 12～15 个会谈的疗程中完成这张暴露列表，而且要有治疗过程中及两次治疗间歇期布置家庭作业。治疗过程中的暴露允许治疗师帮助设计和模拟暴露，引导和强化行为并衡量其进展。治疗间的暴露对于增加学习和改善临床结果是至关重要的，因为它们允许在没有治疗师的情况下增加暴露频率和实现各种类型的暴露。主要有以下三种暴露方式。

真实暴露：包括直接暴露于现实的环境或物体。例如，一位治疗师有一个害怕公开演讲的来访者，他可能会要求来访者在观众面前演讲；对于一个害怕抽血和（或）注射的来访者，治疗师可能会让她看看抽血的照片或视频，最终让她去诊所抽血。虚拟现实暴露疗法可用于难以进入现实场景的情况。

内感性暴露：是指有意识地诱发身体感觉，如心率加快、头晕或呼吸急促。内感性暴露适用于对身体感觉高度关注而经历恐慌的来访者。常见的内感性暴露包括原地跑步、过度换气、盯着镜子、用吸管呼吸和快速旋转。

想象暴露：当在实际条件中无法获得恐惧情境或图像本身是令人恐惧的刺激物（如 OCD 或 PTSD）时，想象暴露是最有帮助的。在想象暴露的过程中，个体生动地想象和描述一个令人恐惧的场景的细节，使用第一人称和现在时的语言。然后，个体记录并重复倾听这一场景。想象暴露的一个变体是书面暴露，它包括详细地写出一个令人恐惧的场景并反复阅读。想象暴露的例子包括想象被解雇（对于一个过分担心在工作中犯错而被解雇的来访者）或想象在战斗中发生的创伤事件（对于一个患有 PTSD 的士兵）。

实施

在开始暴露疗法之前，治疗师必须清楚地了解暴露对来访者的帮助。全面评估恐惧和焦虑，包括回避行为在来访者的痛苦中所扮演的角色，将有助于治疗师和来访者制订并坚持暴露治疗计划。此外，暴露本身会引发焦虑，因此提供强有力的理由并获得来访者对治疗计划的同意是暴露的一个关键因素。

当介绍暴露的基本原理时，传达的主要观点是回避行为虽然暂时缓解了焦虑，但会增加痛苦，并长期保持恐惧和焦虑。在下面的对话示例中，治疗师首先与一位经历惊恐发作的来访者评估回避行为。

治疗师：当我们感到焦虑或害怕时，我们的自然反应是试图避免或远离让我们产生这种感觉的事物。你会避免哪些情况呢？

来访者：我想主要是开车。过去我至少可以在高速公路上开右车道，但现在我只能在小路上开车。我也会避免开车过桥。

治疗师：在高速公路和桥梁上开车。其他情况呢？有没有什么活动或地方是你不想去的？

来访者：我也不喜欢拥挤的人群。我儿子想让我带他去看一部上周刚上映的电影，但一想到要排队，然后坐在拥挤的电影院……我无法让自己做那些事，最后是我姐姐带他去的。

治疗师：这些行为——避开人群和只在特定区域开车——是焦虑和恐慌情绪的常见反应。回避是对我们认为是威胁或可怕的情况的自然反应。不幸的是，过多的回避会干扰我们的生活，阻止我们做想做的事情。你认为回避行为在哪些方面影响了你？

来访者：对我影响很大。最难的部分是和我的儿子有关。我觉得很糟糕，我不能带他去他想去的地方或和他分享事情。这绝对是最糟糕的部分。

应该从这次对话中注意到几个要点。首先，治疗师提供了关于回避行为的心理教育。其次，治疗师开始将回避行为视为问题（而非焦虑或恐惧本身），因为这些行为将成为暴露的目标。最后，治疗师引出回避行为如何干扰来访者生活的例子。经过适当的确认后，治疗师可以介绍暴露疗法。

治疗师：除了干扰我们的生活，回避还会阻止我们认识到不好的结果并不总是发生，或者并不像我们最初想的那样糟糕。因此，尽管回避有时能暂时缓解焦虑，但从长远来看，它实际上会使焦虑恶化，进而导致更多的回避。因此，这种治疗的重点是通过接近或面对你所回避的情况和感觉来减少回避。我知道这可能会很困难，所以我们将逐步开始，朝着更困难的局面努力。你觉得怎么样？

在与来访者确认，确保她理解了暴露的原因后，治疗师和来访者可以开始使用以下步骤创建一个暴露计划。

1. 创建一个等级结构 设计暴露的第一步是创建一个恐惧情境列表（也称为恐惧等级）和相关的恐惧等级（0～10级，10级是最极端的）。这个列表应该包括引起轻度（3～4级）、中度（5～7级）和高度（8～10级）恐惧或焦虑的各种情况。此外，等级结构还应包括可以通过真实、内感和想象暴露所针对的情况。治疗师和来访者一起创建这个列表，还可以根据需要继续添加。

作为列表生成步骤的一部分，治疗师可以完成对内感暴露的评估，以确定需要处理的身体感觉。治疗师模拟每个内感性锻炼（原地跑步、原地打转等），然后来访者完成练习，目标是持续大约 1 分钟。每次练习后，治疗师都会从来访者那里收集两项评分：恐惧或焦虑程度，以及与焦虑时感受的相似程度。引起高度相似和中至高度恐惧或焦虑的内感性暴露应该被添加到暴露等级中。

2. 选择第一次暴露 没有必要严格遵守等级的顺序，但是最初的暴露应该从较低的水平开始，大约是 3 级或 4 级的恐惧水平。这样可以帮助来访者了解暴露的过程，并建立一些自我效能感，这可能有助于来访者在以后接受更困难的暴露。

3. 确定预期的负面结果 在开始暴露之前，治疗师会询问来访者的期待或预期的结果。这使得治疗师和来访者可以"检验"关于暴露结果的假设，并鼓励来访者成为检验预测和收集证据的"科学家"。重要的是，预期的结果必须是可测试和可观察的。例如，对于上述惊恐发作的来访者，她在接受内感受暴露时验证的一个假设可能是，"如果我再旋转超过半分钟，我就会晕倒"。一旦得到一个可测试的结果，治疗师就可以问："在 0～100 分的范围内，这种情况发生的可能性有多大？"

第二项在暴露前搜集的有用信息是，如果预期的负面结果真的发生了，对负面结果的糟糕程度进行评级。例如，治疗师可以问："在 0～100 分的范围内，如果你因为暴露而昏倒，情况会有多糟？"这个问题对于预期结果可能真的发生的情况特别有帮助（例如，社交焦虑暴露时发生被拒绝的情况），在这种情况下，来访者可能会知道结果并不像他们最初预期的那么糟。

4. 测试预期的负面结果 治疗师和来访者决定最佳暴露，以测试来访者预期的负面结果。重要的是，来访者暴露的时间是预先确定的，不是基于暴露过程中恐惧减轻的程度，而是基于来访者需要学习的内容。例如，对于惊恐发作的来访者，暴露可能包含旋转 1 分钟（表 18-1）。这种方法不仅有助于最大化预期侵害，也鼓励来访者以行为结果为目标，而不是减少恐惧。

5. 在暴露后询问后续问题 每次暴露之后，治疗师都会有针对性地询问来访者所发生的事情。例如，"你最担心发生的事情真的发生了吗？"、"你预期会发生什么，而实际发生了什么？"或"你能承受痛苦或不适吗？"在整个暴露治疗过程中，治疗师识别并强化接近行为（与之前回避情境的行为相反），目的是帮助来访者在焦虑的情况下仍能参与暴露。

表 18-1 惊恐障碍患者的首次暴露练习

暴露前	
目标：	转圈 1 分钟
你最担心会发生什么？	我将晕倒
在 0 到 100 分的范围内，这种情况发生的可能性有多大？	85 分
在 0 到 100 分的范围内，如果这种情况真的发生了，会有多糟糕？	95 分
暴露后	
你最担心的事情发生了吗（是或不是）？	不是
你怎么知道的？	我仍然清醒
你学到了什么？	感到头晕并不一定意味着我要晕倒

注：这是一位惊恐障碍患者第一次暴露练习的例子。其他的暴露也是以同样的方式设计的，通常会随着治疗的进行而增加难度。

增强策略

对暴露过程中抑制学习的研究确定了一些治疗师可以用来改善和加强暴露的策略。我们实验室之前的一篇论文（Craske et al.，2014）详细阐述了这些策略及其理论基础，现将其总结如下。

违背期望——"测试出来"。 这一策略的基本思想是最大程度地扩大预期的负面结果和暴露过程中实际结果之间的差异；它的前提是期望和结果之间的不匹配对新学习至关重要（Hofmann，2008）。治疗师应尽量强调这种不匹配，方法如下：①让来访者在暴露前确定对厌恶结果的具体预期；②设计暴露来检验这种预期；③根据违背预期的需要来确定暴露的时间，而不是根据恐惧程度的降低来确定；④在每次暴露试验结束后，询问来访者，让他们判断自己学到了什么（例如，"你对暴露有什么惊讶的地方？"）。此外，治疗师应避免在暴露前使用认知重建策略，因为这些干预措施设计的目的是降低对负面结果的预期，从而尽可能减少来访者初始预期与实际结果之间的不匹配。

深化消退——"结合起来"。 这一策略将多种令人恐惧的刺激或线索结合在一起，形成一个暴露的环境。在对每个线索进行单独的暴露之后，两种线索可以结合起来，以深化学习过程。例如，想象暴露于一种强迫思维，如"刺伤爱人"的强迫思维，以及在想象暴露于一种触发这种强迫思维的线索，如想象拿着一把刀，然后，自己真的拿着刀，暴露于"持刀刺伤爱人"的强迫思维。内感性暴露也可纳入真实或想象暴露。例如，一个患有社交焦虑症的来访者可能会在演讲前原地跑以提高心率。

强化消退——"直面恐惧"。 这一策略偶尔会包括在暴露过程中产生令人厌恶的或故意的负面结果。例如，在社交场合中增加社交拒绝或故意引起惊恐发作。在这些例子中，暴露不仅可以通过提高暴露的显著性来提高学习效果，还可以为来访者提供学习应对负面结果的新策略的机会。这种策略不应该用在负面结果可能是危险的情况下（例如，你不会暴露于一场车祸）。

变异性——"变变花样"。 这一策略包含可变性的暴露，可增强暴露过程中的抑制性学习，更好地代表来访者在治疗之外将面临的情况。治疗师可以通过多种方式改变暴露。例如，暴露在各种各样的刺激下，改变暴露的时间和强度，在熟悉和不熟悉的地方完成暴露，在一天中不同的时间完成不同层次的暴露，而不是稳步地从较容易过渡到较困难的暴露。

移除安全行为——"扔掉它"。 这一策略消退或阻止安全信号或安全行为，安全行为是减少或最小化恐惧或焦虑的对象或行为。常见的安全信号包括有其他人在场（包括治疗师）、药物、手机、食物或饮料；常见的安全行为包括向他人寻求安慰、避免眼神接触、过度准备、逃避和强迫行为（如洗手或检查）。安全信号和安全行为可能对暴露疗法有害，也可能导致信号和行为本身的干扰或痛苦（例如，过分地打电话给朋友寻求安慰可能会干扰友谊）。因此，治疗师应该鼓励患者消退或逐渐减少使用安全信号和安全行为。

集中注意力——"陪伴它"。 这一策略帮助来访者在暴露期间保持注意力集中。关注暴露刺激有助于来访者观察暴露的结果，防止他们分心和从事安全行为。治疗师可能会鼓励来访者"陪伴它",方法是在真实暴露时引导他们的目光凝视,或者在想象暴露时重新引导他们的描述。

情感标签——"说出来"。情感标签指的是用词语来描述一个人暴露在某种环境中的内容(如"丑陋的蜘蛛")或一个人暴露在某种环境中的情绪反应(如"焦虑"或"害怕")。这种策略是基于社会神经科学的研究,该研究表明语言处理可以减弱情感反应(Lieberman et al., 2007)。要使用这种策略,治疗师应该鼓励来访者在不使用任何策略来更改或改变他们认知的情况下,给自己当时的情绪贴上标签或描述当前的物体或情况。

精神恢复/恢复线索——"带回来"。最后的策略是使用提示(也称为检索线索)来帮助来访者记住他们在之前的暴露中所学到的东西。这种策略最好作为一种预防复发的技巧而不是在治疗开始时使用,因为检索线索可能成为安全信号。作为复发预防的一部分,治疗师可能会鼓励患者在每次遇到之前害怕的刺激时,提醒自己在暴露疗法中学到了什么,或者让他们携带一个物品(如腕带)作为触觉提醒。

应用和禁忌

暴露对治疗大多数焦虑和恐惧相关的问题是有效的。治疗师可以通过诊断性评估或功能分析来评估是否需要暴露,以确定来访者为什么会出现某种有问题的行为。例如,治疗师可能会问,"什么样的情况会触发你的恐惧或焦虑?""当你感到焦虑或恐惧时,你会怎么做?如果你不这样做,你最担心会发生什么?"。对威胁的夸大和对安全或回避行为的高估,表明可能需要进行暴露。暴露对于解决焦虑、恐惧及其相关的不适应问题通常是非常安全和有效的。但是在某些情况下,不宜进行暴露或必须谨慎使用:

• 最近有自杀或非自杀的自残行为。关于高自杀或自残倾向的患者使用暴露疗法的研究数据很少,但建议在患者自杀或自残症状减轻后再使用暴露疗法。

• 危险环境。暴露不应在实际有危险的情况下进行。例如,不要与来访者的虐待伙伴进行真实暴露。

• 一定医疗条件下的内感性暴露。一些内感性暴露会加重某些障碍(如癫痫)。在这种情况下,治疗师应咨询来访者的医生,以适应内感性暴露。

成功的秘诀

任何治疗策略都可能出现问题。下面是一些解决最常见问题的技巧。

重新预测情绪反应。通常情况下,来访者会根据他们的情绪反应预测结果,比如"我会恐慌"或"我会焦虑"。在这些情况下,可能需要进一步探测以得出可观察到的行为或行为预测。例如,治疗师可能会问:"如果你感到恐慌,你最担心会发生什么?"如果这位来访者最大的担忧是焦虑会压倒一切,她可能会预测:"我将会非常焦虑,以至于无法做任何事情。"为了检验这一预测而设计的暴露将包括让来访者在暴露后立即完成一些活动。

避免"读心术"的预测。"读心术"的预测是对别人想法的预测。例如,一位来访者完成了一次公开演讲,他可能会预测,"听众会注意到我很紧张"或者"他们会认为我愚蠢无能"。为了引出一个行为结果，可以尝试以下方法：

• 探究他人的可观察行为。使用上面的例子，治疗师可能会问："如果观众认为你又笨又无能，他们具体会怎么做？"

• 询问参与暴露的其他人的反馈。例如，在公开演讲的暴露之后，来访者可以问听众："我听起来怎么样？你觉得我紧张吗？"在可行和适当的情况下，这种方法是有帮助的。然而，它不应该被过度使用，因为寻求反馈可能成为一种安全的行为。

• 使用视频反馈。视频反馈可以用来检验在暴露过程中对来访者的外貌（例如，"我的脸会变得通红"）或表现（例如，"我会讲话结结巴巴"）的具体预测。这种方法对公开演讲的暴露最有帮助，但是，就像要求反馈一样，它不应该被过度使用。

不要让你或你的来访者的焦虑干扰暴露工作。刚接触过暴露疗法的治疗师可能对在治疗过程中故意引起恐惧和焦虑的想法感到不舒服，这可能是因为他们相信来访者的症状会恶化或来访者会退出治疗。回避自己情绪的治疗师倾向于避免暴露（Scherr et al.，2015），以牺牲来访者的改善为代价。虽然暴露很困难，但我们从几十年的研究中得知，尽管会产生暂时的焦虑或恐惧，但暴露对缓解长期的焦虑和恐惧是非常有效的。以下建议可能有助于防止你的来访者或你自己的焦虑干扰有效的暴露治疗：

• 练习，练习，再练习。与任何新行为一样，进行暴露需要练习。在会谈前，练习你将要请来访者完成的暴露，是增加你对新暴露的舒适度和技巧性的方法。

• 由治疗师来做示范。为你的来访者示范暴露可能是非常有用的，特别是在最初的会谈中。

• 重申暴露的缘由。如果你陷入了困境，试着通过与来访者讨论暴露的原因来回到正轨。

• 努力向上。如果暴露对于来访者来说太难了，不要放弃。从更容易的暴露开始，帮助你的来访者建立自我效能感，然后再进行更具挑战性的暴露。

• 注意安全信号和行为。这些行为和信号有时很难发现。如果你的来访者在一个困难的暴露中报告了较低水平的恐惧，这可能是来访者使用安全行为或安全信号的一个线索。

• 记住，焦虑意味着暴露是有效的。

不要过分强调减少恐惧。虽然在暴露疗法的过程中可能会减少恐惧，但这不是主要目标。相反：

• 强化接近行为。无论恐惧或焦虑是否有变化，都要用鼓励和表扬来加强接近行为和暴露的完成。

• 关注实际效果。在完成一个暴露后，询问来访者一些具体的后续问题，以突出暴露的实际效果，而不是恐惧水平。

• 记住，在暴露过程中减少恐惧对来访者来说并不是必要的。事实上，学会容忍恐惧，在面对困难情绪时采取行动，可能比减少恐惧更重要。

考虑文化适应的暴露。使用符合文化的方法来适应不同人群的暴露可以改善结果（Pan et al.，2011）。

（史俊研 赵 婧 译）

参 考 文 献

Arch, J. J., Eifert, G. H., Davies, C., Plumb Vilardaga, J. C., Rose, R. D., & Craske, M. G. (2012). Randomized clinical trial of cognitive behavioral therapy (CBT) versus acceptance and commitment therapy (ACT) for mixed anxiety disorders. *Journal of Consulting and Clinical Psychology, 80*(5), 750–765.

Bouton, M. E. (2004). Context and behavioral processes in extinction. *Learning and Memory, 11*(5), 485–494.

Craske, M. G., Kircanski, K., Zelikowsky, M., Mystkowski, J., Chowdhury, N., & Baker, A. (2008). Optimizing inhibitory learning during exposure therapy. *Behaviour Research and Therapy, 46*(1), 5–27.

Craske, M. G., Treanor, M., Conway, C. C., Zbozinek, T., & Vervliet, B. (2014). Maximizing exposure therapy: An inhibitory learning approach. *Behaviour Research and Therapy, 58*(1), 10–23.

Davies, C. D., Niles, A. N., Pittig, A., Arch, J. J., & Craske, M. G. (2015). Physiological and behavioral indices of emotion dysregulation as predictors of outcome from cognitive behavioral therapy and acceptance and commitment therapy for anxiety. *Journal of Behavior Therapy and Experimental Psychiatry, 46*, 35–43.

Foa, E. B., Hembree, E. A., & Rothbaum, B. O. (2007). *Prolonged exposure therapy for PTSD: Emotional processing of traumatic experiences therapist guide.* Oxford: Oxford University Press.

Foa, E. B., Yadin, E., & Lichner, T. K. (2012). *Exposure and response (ritual) prevention for obsessive compulsive disorder: Therapist guide* (2nd ed.). Oxford: Oxford University Press.

Hofmann, S. G. (2008). Cognitive processes during fear acquisition and extinction in animals and humans: Implications for exposure therapy of anxiety disorders. *Clinical Psychology Review, 28*(2), 199–210.

Jones, M. K., & Menzies, R. G. (2000). Danger expectancies, self-efficacy and insight in spider phobia. *Behaviour Research and Therapy, 38*(6), 585–600.

Lieberman, M. D., Eisenberger, N. I., Crockett, M. J., Tom, S. M., Pfeifer, J. H., & Way, B. M. (2007). Putting feelings into words: Affect labeling disrupts amygdala activity in response to affective stimuli. *Psychological Science, 18*(5), 421–428.

Pan, D., Huey Jr., S. J., & Hernandez, D. (2011). Culturally-adapted versus standard exposure treatment for phobic Asian Americans: Treatment efficacy, moderators, and predictors. *Cultural Diversity and Ethnic Minority Psychology, 17*(1), 11–22.

Scherr, S. R., Herbert, J. D., & Forman, E. M. (2015). The role of therapist experiential avoidance in predicting therapist preference for exposure treatment for OCD. *Journal of Contextual Behavioral Science, 4*(1), 21–29.

Stewart, R. E., & Chambless, D. L. (2009). Cognitive-behavioral therapy for adult anxiety disorders in clinical practice: A meta-analysis of effectiveness studies. *Journal of Consulting and Clinical Psychology, 77*(4), 595–606.

Wolitzky-Taylor, K. B., Arch, J. J., Rosenfield, D., & Craske, M. G. (2012). Moderators and non-specific predictors of treatment outcome for anxiety disorders: A comparison of cognitive behavioral therapy to acceptance and commitment therapy. *Journal of Consulting and Clinical Psychology, 80*(5), 786–799.

Wolpe, J. (1958). *Psychotherapy by reciprocal inhibition.* Stanford, CA: Stanford University Press.

第十九章　行 为 激 活

Christopher R. Martell，PhD，ABPP

背景

　　行为激活（behavioral activation，BA）是一种单一的行为策略，作为更广泛的认知行为治疗（CBT）的一部分，用于抑郁症的治疗，它本身也是一种完整的治疗方法。当作为广义 CBT 的一部分使用时，它最适宜被称为活动安排或愉快事件安排（MacPhillamy et al.，1982）。作为一种独立的治疗方法，BA 已经从两个众所周知的方案中广为人知。一个方案是基于华盛顿大学的一项大型研究（Dimidjian et al.，2006），该研究始于最初方案（Martell et al.，2001），最终形成了一份新的临床医生指南（Martell et al.，2010）。该方案包含了平均 24 次 BA 会谈，并以灵活的方式呈现，根据每位来访者的特殊需求制定战略优先级和来访者目标。针对抑郁症的行为激活（BATD；Lejuez et al.，2011），作为简短的 BA 方法，是独立和同时开发的。在本章中，我主要关注的是宽泛的 BA（Martell et al.，2001，2010），因为它提供了一种全面的方法来进行治疗，但是在它和两个独立版本之间有许多共同的元素，下文将提到 BATD 的一些特性。

基本的临床技能

　　从"行为激活"这个名字来看，让人们活跃起来似乎很简单。然而，实施 BA 具有一种讽刺的特点，那就是抑郁症患者经常觉得极其困难的正是我们要求他们做的事情：投入活动。因此，治疗师要表现出足够的临床技能，并与患者保持一定的立场，以鼓励他们积极行动，这是非常重要的。

　　共情和温暖。虽然不用说，治疗师应该对他们的来访者共情，但值得重申的是，BA 的工作常常让治疗师精疲力竭。因为我们要求来访者去做对于他们来说比较困难的事情，所以治疗师可能需要想象自己处于患者的处境中，帮助他们把任务分解成可管理的步骤。此外，与患者共情的治疗师可以防止他们在遇到困难时变得沮丧。BA 是一种指导性疗法，治疗师与患者合作，但也为患者可能尝试的活动提供建议，当治疗师表达出真正的温暖和关心时，总是更容易与患者建立良好的工作关系。

　　关注当下。与抑郁症患者工作的治疗师将会认识到患者的情绪如何渗透到他们生活的各个方面，包括治疗过程。因此，BA 治疗师需要清醒地认识到在治疗过程中激活和吸引患者的机会。通过关注治疗的当下，治疗师可以有策略地对行为改善的例子做出回应。虽然治疗师不需要正式的正念训练（Kabat-Zinn，1994），但这种专注于当下的工作肯定与基于正念的治疗方法在帮助患者管理无益的思维反刍方面有很多共同点（Segal et al.，2001）。例如，如果一位患者讲了一个充满希望的故事，治疗师可以热情而自然地来回应。类似地，治疗师可能会改变自己的身体姿势，以配合与患者进行更好的眼神交流，为参与提供自然的社交强化。

在 BA 中，患者被教导要关注当下，而不是关注于过去的失败或未来的担忧，激活要求他们专注于当前正在做的任何事情。即使是非抑郁者，有时也会对某项活动不太注意。我们有多少次在做一件平常的事情，比如洗碗或叠衣服时，却因为在这个过程中思想开小差而忘记了我们所做的事情？当抑郁的人陷入消极思维模式时，练习关注每一个活动的细节和活动发生的周围环境可以使其变得更加积极，从而改善他们的情绪，把他们从抑郁的泥沼中拉出来。

认可。 抑郁的人不仅仅是在抱怨或者是什么都不做；他们正在经历一种快感缺失，甚至连做最基本的事情都困难的生活。因此，治疗师需要认可患者的体验，同时鼓励他们以不同的方式参与活动，这样他们才能摆脱抑郁。Martell 及其同事（2010）将 BA 中的"认可"定义为"表达对患者体验的理解……并基于患者的历史或当前的情境，传达你对他们体验的理解"。

隐性接受。 BA 被认为是一种基于语境的当代行为治疗（Martell et al.，2001），和其他语境行为治疗（Hayes et al.，2012）一样，现代形式的 BA 强调接纳情感和生活中的困难（参见第二十四章）。在 BA 中，接纳是内隐的，而不是显性的；这不是一个直接的目标。然而，当患者被要求在不改变感受的情况下参与活动时，内隐的观点便是他们可以接受消极的感受，即使在感觉不好的时候也能采取建设性的行动。在 BA 中，有一个强烈的焦点是按照目标而不是情绪行事。

技术和过程

BA 故意没有包含很多技术。这是一种极简的治疗方法，其唯一目的是让人们重新参与到活动中来，这样他们就更有可能在日常生活中积极地强化自己的行为。这种观点是，患者越活跃，他们的行为就越有可能得到积极的强化，这意味着他们在类似情况下更有可能继续从事活动。因此，BA 的整个项目，无论是 Lejuez 及其同事（2011）使用的高度结构化的方案，还是 Martell 及其同事（2001，2010）倡导的更具体的方法，都围绕着组织和安排患者在整个治疗过程中参与的强化活动。

价值、强化和活动监测。 当患者从事与他们生活中高度重视的事物一致的活动（例如，做一个好的家长、保持牢固的友谊、事业成功等）或者参与一些之前与改善情绪有关的活动时，最有可能让他们接触到自然强化物。因此，治疗师-患者合作以增加活动的重点在于识别自然环境中可能得到积极强化的活动。为优化这一点，治疗师设计任务，让患者在当前的抑郁状态下完成这些任务，治疗师会排除阻碍患者参与和完成这些活动的障碍。Lejuez 和同事们强调了这样一个事实：与患者价值一致的活动将在环境中自然地得到加强。在他们的 BATD 修订手册（Lejuez et al.，2011）中，作者指出：

在确定活动之前建立价值有助于确保所选择的活动（健康行为）将随着时间的推移得到积极的强化，这是通过与价值相联系而不是被任意选择来实现的。在确定价值和活动时，患者被要求考虑多个生活领域，以确保他们在生活的几个方面而不是一两个获得积极的强化，后者会减少成功的机会。

因此，在开始为患者确定可能具有抗抑郁作用的活动时，与患者进行一些关于他们看重什么或者他们生活中重要的是什么的对话是重要的第一步（Martell et al., 2010）（参见第二十五章关于价值的部分；Hayes et al., 2012）。组织和安排活动的初始任务是让患者在会谈之间至少监测一周的活动。

活动监测包括让患者记录他们做了什么，什么情绪与特定的活动有关，以及他们对这种情绪的感受有多强烈。通过让患者记录活动和情绪，治疗师和患者可以讨论活动和情绪之间的联系，更详细的监控有助于强调各种活动和语境——即使只是几个小时——也可以导致情绪的转变；这些信息在评估一项活动的功能时可能是有用的。患者可以记录每天的每个小时，尽管这通常是不实际的。因此，我要求患者每天大约记录 3 次活动，比如午餐、晚餐和睡觉时间，记录他们在前几个小时或者在一周的特定时间做了什么，感觉如何。

如果患者被告知他们只需要写一两个单词来唤起自己的记忆，以便在治疗期间与治疗师一起回顾，那么他们就更容易完成活动监测。当治疗师与患者一起回顾活动监测时，他们可以了解哪些活动和情况可能与情绪恶化有关，因此可以在一开始就避免，以及哪些活动与情绪改善有关，因此可能是增加活动的良好选择。回顾已带来改善的部分也很有用。然而，重要的是要记住，仅仅因为某项活动让人感觉更糟或更好，仅凭这一信息不足以决定是否应该避免或增加某项活动。例如，一些患者可能会参加一些活动来避免痛苦或悲伤的感觉，而这些感觉对于他们来说可能很重要，最终他们必须要去面对这些感觉，以便治疗产生持久的效果。

活动的组织和安排。几十年来，某些形式的活动安排一直被用于抑郁症的行为治疗和认知行为治疗。愉快活动安排（MacPhillamy et al., 1982）和掌握/愉悦度评分和日程安排（Beck et al., 1979）是活动安排的标准类型。如前所述，识别与患者的价值相一致或与患者情绪的改善相关联的活动，是开始活动计划的好的出发点。Lejuez 及其同事（2011）还让患者根据他们预测的难度制定活动的等级，然后设定一周的目标。Martell 及其同事（2010）与患者合作的前提是，当改变是渐进完成的时候，改变会更容易实现，因此 BA 治疗师使用这个模型时，会格外注重活动的组织，让它更有可能发生；他们还确保有足够的细节，关于活动将发生什么、什么时间、什么地点以及跟谁一起，以增加患者实际能够完成活动的可能性。活动安排不只是告诉患者去做他们不愿做的事情，而这正是抑郁症患者经常从朋友和家人那里听到的话。

新手 BA 治疗师可能会犯这样的错误：把一些看似令人愉快的活动分配给患者，但却与患者的价值观不一致，或者可能不是一开始要找的正确活动。他们经常抓住机会建议患者散步或与朋友喝咖啡。在没有进行功能分析或评估以了解各种活动是如何为患者服务的情况下，说活动可能对患者有益是有一定风险的；这可能只会导致她默认一项规则，而不是参与在她的环境中会自然加强的行为，并有很大的可能性增加和最终改善抑郁情绪。

下面的例子演示了治疗师和患者是如何一起回顾活动监测图表并一起构建初始激活练习的。在治疗会谈后的一周内，来访者要进行这项活动。

Daphne 在到达她的治疗预约前，已经完成了 3 天的活动，并在她的监测图表上记录了她在每项活动中的情绪。治疗师逐一跟 Daphne 讲解了每一个符号。治疗师为 Daphne 强调了两种模式。首先，当 Daphne 独处时，她通常会喝一两杯啤酒，想着自己的失意和失败，她的抑郁指数也达到了最高点。虽然思维反刍可能是注意力的焦点，但在最初的任务中，治疗师注意到了另一种模式。Daphne 给她的朋友 Anna 打电话时，她的心情好了起来。她这周给 Anna 打了好几次电话，每次都把她的抑郁程度降了很多。在记录中，Daphne 把她在和 Anna 谈话时的情绪描述为"快乐"。

治疗师和 Daphne 之前讨论过她在社会关系中最看重的是什么，Daphne 说，她看重"与朋友分享互助和相互理解"。治疗师问在前一周的电话交谈中 Daphne 和 Anna 讨论过什么，Daphne 说 Anna 打算搬到离自己家更近的新公寓，她很高兴有这么一个亲密的朋友住在附近。Anna 目前住在镇子的另一头。Daphne 和她的治疗师随后讨论了下周她可以参加的活动。Daphne 认为，如果她帮助 Anna 搬家，她会感觉好一些，但她也担心自己会失败，因为她最近在一些计划好的活动中都失败了。

治疗师让 Daphne 描述一些她认为在下周可以完成的活动。她说她住在一家出售搬家箱子的商店附近，她觉得买些搬家箱子给 Anna 会是个不错的举动。考虑到 Daphne 最近在家里有很多任务没有完成的现实，她的治疗师问如何分解任务，她会更容易完成。Daphne 意识到，购买这些箱子，然后把它们送到 Anna 那里可能是一个有难度的计划。她还说需要弄清楚 Anna 需要什么样的箱子。Daphne 和她的治疗师把这个活动分成三个小任务。第一，Daphne 会在周二下班后打电话给安娜，问她需要用什么类型的箱子。第二，Daphne 会在周四上午开车去商店，购买尽可能多的且她能买得起的并能放进她小汽车里的箱子。第三，周五晚上 Daphne 会再次打电话给 Anna，告诉她自己买到了什么，然后安排下一周与安娜见面喝咖啡，并把箱子带给她。

治疗师和患者可以在整个治疗过程中使用活动日记或图表，也可以只在最初的疗程中使用，然后同意使用其他方法来跟踪患者的活动。有些患者更喜欢简单地列出活动，并在完成后检查它们。虽然我相信，如果患者能够拿出特定的时间来做某项活动，那么成功的可能性就会更大，但我发现，如果患者更愿意把做某项活动作为每周的目标，而不事先指定时间，那么强迫他们这样做并没有什么帮助。BA 是一种实用主义的疗法，只要遵循基本的行为激活原则和 BA 程序，实践证明就是有效的。治疗师还可以通过了解可能增加患者活动及参与度的情况和结果使治疗个性化。

功能分析。行为激活治疗师更关心的是患者行为的功能，而不是其表面状况。也就是说，BA 并不是要增加那些从旁观者的角度，甚至从患者的角度来看是积极或愉快的活动。相反，BA 关注行为的功能性后果，以及行为在何种条件下随时间的推移更有可能增加频率，因为行为被其结果所强化。因此，BA 治疗师使用临床功能分析，或者更专业地说，是功能评估（A-B-C，或前因、行为、后果）来了解患者的行为，他们也用这种方式教患者了解自己的行为。以下几点说明了功能分析在 BA 中的几种应用：

• 了解患者的常见行为。在 BA 中，功能分析被用于更好地了解患者，帮助他们激活并参与有潜在强化作用的活动或抗抑郁的行为，这些活动最终会被强化（Martell et al., 2010）。治疗师可以对可能控制患者行为的偶然事件有一个大致的了解。一般来说，了解患者在治疗过程中的行为是否处于厌恶控制之下是很有用的。例如，当患者参与一项活动时，主要是为了避免她所经历的不愉快的感觉或情况，或者维持抑郁症的行为正在被正强化，比如患者下班回家后立即躺下，因为这样家人便会坐在他身边，给予他原本不会得到的关注（Lejuez et al., 2011）。

• 识别激活障碍。功能评估也服务于具体的激活作业。患者参与活动有困难是很常见的。如果不是这样，他们可能就不会接受治疗了。教患者理解一个简单的三联项 A-B-C，可以帮助治疗师和患者更好地理解激活的困难。通常情况下，治疗师应该把"前因、行为、后果"的术语换成更容易理解的东西。同样的过程可以向患者描述为"情况、行动和结果"，甚至是"发生了什么？"或"你做了什么？"和"然后呢？"

障碍

激活是很困难的，对每个人都是如此。有些早晨我们很累，不想起床。每一次我们按下延时再响按钮，我们就会遇到一个激活障碍。障碍可以是外部的，或是公开的：例如，计划参加一个活动，但在那天汽车发生了故障。它们也可以是内部的，或是私人的：例如，因为感觉累而不想起床。

激活的障碍往往是特异的，确认对个人来说什么是特别的问题是非常重要的。然而，在 BA 中有两种相对常见的障碍：回避行为和思维反刍。Wolpe（1982）认为，目前我们诊断为抑郁或焦虑的人的许多行为都具有回避的功能。抑郁症患者的许多行为都是被负强化并导致他们回避的，比如厌恶的感觉或他们害怕的情况。首字母缩写词"TRAP"可以帮助患者识别回避行为。患者被要求识别"扳机点"（triggers）、"反应"（response）（治疗师通常通过建议患者注意他们的情绪反应来简化这一过程）和"回避模式"（avoidance pattern）。"模式"这个词表明回避是常见的，但患者不需要在每种情况下都识别具体的行为模式。一旦患者发现了回避，治疗师要求他们"走出 TRAP（陷阱），回到 TRAC（正轨）"（get out of the TRAP and get back on TRAC），在相同的触发（T）情况下，以相同的感受（R），找到另一种应对（alternative coping，AC）行为（Martell et al., 2001）。

在 BA 中，思维被视为私人行为，而不是像认知治疗那样关注内容，BA 治疗师考虑的是思维反刍过程的功能。当患者告诉治疗师他们在反复思考某件事时，或者当治疗师注意到这种情况发生时，患者就会被邀请去尝试两种不同的行为之一。治疗师首先要求患者使用简短的问题解决技巧来陈述问题、头脑风暴解决方案、决定一个尝试，然后来评估结果。如果来访者不能找到问题的解决方案，或者对过去发生的事情耿耿于怀，治疗师就会邀请他们参加一项体验活动。这是一个让他们重新将注意力从思维反刍转向视觉、声音、气味和其他感觉，或任务要素的建议。这也是一种帮助患者真正参与到他们正在从事的行为中去的方法，而不是一边走过场，一边想着其他让人不安的事情而离开当下。

结论

行为激活是一个简单直接的程序，主要用于抑郁症患者，或抑郁症共病的其他患者（Hopko et al., 2005）。关键的过程重点是强化，但关注当下、情感接纳和价值澄清的相关过程也包括在内。BA 的目标是让患者积极参与到他们重视的、有意义的行为中去，并很可能在环境中自然地得到强化。

研究表明，BA 可以以一种非正式的方式进行，遵循一个明确的行为程序（Dimidjian et al., 2006），或者也可以以一种非常结构化、简短的形式来进行（Lejuez et al., 2011）。BA 可以作为一种更广泛的认知行为干预策略（Beck et al., 1979）；在这种情况下，它通常包括简单的识别活动，给患者一种快乐或成就感，它是在一个案例概念化后进行的，旨在改变无益的信念和行为。

虽然 BA 最初被研究用于治疗抑郁症，但几项研究表明，BA 在其他问题上也大有作为，目前正在开展相关研究以扩大其应用。希望未来的研究能够阐明不同人群可能需要的文化适应，受 BA 影响的生理过程，以及 BA 在不同年龄群体中的使用。

（史俊研　赵　婧　译）

参 考 文 献

Beck, A. T., Rush, A. J., Shaw, B. F., & Emery, G. (1979). *Cognitive therapy of depression*. New York: Guilford Press.

Dimidjian, S., Hollon, S. D., Dobson, K. S., Schmaling, K. B., Kohlenberg, R. J., Addis, M. E., et al. (2006). Randomized trial of behavioral activation, cognitive therapy, and antidepressant medication in the acute treatment of adults with major depression. *Journal of Consulting and Clinical Psychology, 74*(4), 658–670.

Hayes, S. C., Strosahl, K. D., & Wilson, K. G. (2012). *Acceptance and commitment therapy: The process and practice of mindful change* (2nd ed.). New York: Guilford Press.

Hopko, D. R., Bell, J. L., Armento, M. E. A., Hunt, M. K., & Lejuez, C. W. (2005). Behavior therapy for depressed cancer patients in primary care. *Psychotherapy: Theory, Research, Practice, Training, 42*(2), 236–243.

Kabat-Zinn, J. (1994). *Wherever you go, there you are: Mindfulness meditation in Everyday life*. New York: Hyperion.

Lejuez, C. W., Hopko, D. R., Acierno, R., Daughters, S. B., & Pagoto, S. L. (2011). Ten year revision of the brief behavioral activation treatment for depression: Revised treatment manual. *Behavior Modification, 35*(2), 111–161.

MacPhillamy, D. J., & Lewinsohn, P. M. (1982). The pleasant events schedule: Studies in reliability, validity, and scale intercorrelation. *Journal of Consulting and Clinical Psychology, 50*(3), 363–380.

Martell, C. R., Addis, M. E., & Jacobson, N. S. (2001). *Depression in context: Strategies for guided action*. New York: W. W. Norton.

Martell, C. R., Dimidjian, S., & Herman-Dunn, R. (2010). *Behavioral activation for depression: A clinician's guide*. New York: Guilford Press.

Segal, Z. V., Williams, J. M. G., & Teasdale, J. D. (2001). *Mindfulness-based cognitive therapy for depression: A new approach to preventing relapse*. New York: Guilford Press.

Wolpe, J. (1982). *The practice of behavior therapy* (3rd ed.). New York: Pergamon Press.

第二十章　人际交往技能

Kim T. Mueser， PhD

背景

人天生就是群居动物。大多数人与他人同住、分担家务，与他人一起工作、进行娱乐活动，并与少数人分享或接近努力建立个人的和身体上的亲密关系。人类独特的沟通能力与合作行为导致了复杂的社会系统的发展，对环境的掌控以及延长生命和提高生活质量的能力。

鉴于沟通对合作行为的重要性，表达思想、情感、需求、偏好和欲望以及对他人的回应等人际交往技能，毫无疑问在社会及其他广泛的生活领域的正常运转中发挥着关键作用。正常运转方面的问题自然会导致不愉快、沮丧和不满足。对服务于临床人群的认知行为治疗师来说，当特定领域的不良社交技能导致了来访者的问题或限制了个人成长的潜力时，识别并教授更有效的社交技能，成为一项至关重要的能力。

理解人际交往技能中的问题

人们渴望与他人更有效地互动，这可以用来激励、改变和提高人际交往的技巧。人们经常寻求治疗，因为他们对自己的人际关系不满意。一个人可能缺少朋友，在社交场合感到焦虑，或者他可能渴望与一个浪漫的伴侣亲密无间。亲密关系中的人可能会因为各种各样的问题而感到不快乐，比如在金钱或抚养孩子上的冲突；缺乏参与或感情；难以表达或回应感觉或欲望；或破坏性的人际关系行为，如言语或身体虐待。

人际交往能力的问题也会导致工作中出现问题，比如难以与顾客交流或对上司的反馈做出回应。在购物、向房东要求维修、与邻居或室友解决分歧等情况下，有限的人际交往能力也会影响一个人的日常生活和独立性。当人们缺乏足够的技能时，获得适当治疗的能力以及管理身心健康状况的能力也会受到损害，因为他们回避健康服务提供者，与服务提供者互动的有效性有限，以及他们获得疾病管理社会支持的能力下降。

有力的证据基础支持人际交往技能培训在改善社会和社区功能方面的有效性（Kurtz et al.，2008；Lyman et al.，2014）。利用这些方法提高人际交往能力，对于那些心理社会功能差的临床人群，如精神分裂症谱系障碍患者、发育障碍患者、自闭症谱系障碍或智力障碍患者尤为重要。

定义

人际交往技能可以定义为特定行为的顺利和无缝整合，这些行为是有效沟通所必需的，对于实现社会性和工具性目标至关重要（Liberman et al., 1989）。四种不同类型的技能通常是有区别的：非语言技能、副语言特征、言语内容和互动平衡。治疗师一般通过关注具体的部分来教授复杂的人际技巧，这些技巧是通过大量的实践和反馈逐步建立起来的。

非语言技能是指语言以外的行为，如眼神交流、面部表情、手势的使用、人际关系的亲近度、身体的朝向等，这些都是在社会交往中传达兴趣、感受和意义的行为。副语言特征是指说话的声音特征，如响度、流利度和通过音调和音高表达的情感（韵律）。言语内容是指说话内容的恰当性，包括用词和措辞的选择，而不管说话的方式。互动平衡指的是两个人之间交流的相互作用，包括回应对方话语的时间延迟，花在谈话上的时间比例，以及对对方所说内容的相关性和回应性。

非语言和副语言行为有时与交流的语言内容不一致，这可能会破坏人的意图。例如，用一种安静的、犹豫的语气和抱歉的面部表情来表达消极的感受，可能会被理解为这个人并不是真的难过，可以忽略这种担心。互动平衡方面的问题，比如精神分裂症患者因信息处理能力下降而导致的反应延迟（Mueser et al., 1991）会干扰谈话的起伏，让谈话对象感到尴尬和没有回馈。相反，频繁地打断或过快地回答会让谈话显得匆忙，这可能会被理解为说话者对对方说的话不感兴趣。

有效的社会交往也需要社会认知技能，包括在不同的社会情境中准确感知和响应相关信息的能力，以及理解文化和环境中常见的沟通"不成文规则"的能力（Augoustinos et al., 2006）。重要的社会信息必须从互动发生的情境语境（例如：环境，如公共环境、私人环境、工作环境、家庭环境；与个人的关系，如陌生人、同事、老板、朋友、家庭成员）和他人的行为中收集。从非语言的副语言线索中准确地感知谈话对象的情绪，理解对方的观点（称为心理理论），是严重精神障碍患者经常受损的关键社会认知技能（Penn et al., 1997）。

影响社会功能的非技能因素

除了人际交往技能，还有许多其他因素会影响社会功能。抑郁和与之相关的绝望、无助和无价值的信念常常会削弱社会驱动力，减少人们与他人联系的努力。仅仅是看起来悲伤，就会使一个人在别人面前显得不那么有吸引力（Mueser et al., 1984），而且与抑郁的人生活在一起会导致抑郁（Coyne et al., 1987）。焦虑会导致社交回避，或者导致人们对无法使用可用技能的担忧。愤怒或沮丧会抑制人们倾听他人观点的能力，导致消极情绪不受约束的表达和人际冲突的增加。

其他精神症状也可能是有问题的。精神分裂症的阴性症状，如冷漠和快感缺乏，当人们认为社会交往需要太多努力或没有回馈时，就会降低社会驱动力（Gard et al., 2007）。情感迟钝（面部和副语言表达能力减弱）和失语症（言语障碍）可能会使人们在社交活动中表现得没有他们实际感觉的那么投入。精神病性症状，如幻觉和妄想，会使人分心或被控制，使他们注意力不集中，反应迟钝或不恰当。轻躁狂和躁狂会对一个人的社会关系造成损害，表现为强制言语、易怒、浮夸、情绪高涨，以及更多地参与有潜在危害后果的活动（如性关系、花钱）。药物使用和依赖可对社会功能产生重大影响，从乙醇对攻击性的抑制作用到操纵亲密关系以维持药物依赖。

环境也能影响人们使用人际交往技能和从技能培训中获益的能力。当有意义的社交活动的机会有限时，就像人们长期住在收容所里的情况一样（Wing et al.，1970），不管个人的人际交往能力如何，持续的社会功能受损是必然的结果。同样，如果运用适当的人际技巧的努力，如表达感情或偏好的努力受挫，就像一个抑郁的人与一个专横的伴侣生活在一起，抑郁的人可能会放弃使用这些技巧，而在关系中保持不满意和不快乐。

人际交往技能训练的历史和理论基础

人际交往技能训练方法可以追溯到 20 世纪五六十年代，它们的临床基础可以在 Salter（1949）、Wolpe（1958）和 Lazarus（1966）的早期工作中找到，这些工作着重于帮助个人克服亲密关系中的害羞和焦虑。其中一些工作的理论来源于先前关于操作性条件反射、塑造和社会学习模型的研究。Skinner（1953）关于正强化和塑造的研究（参见第十一章和第十三章）表明，通过将复杂的行为分解成简单的行为来教授是可能的。Bandura 关于社会示范的研究证明了观察他人在学习新的社会行为中的力量（Bandura et al.，1961）。在角色扮演中，行为预演作为一种促进技能的初步实践和细化的技术，进一步增强了将社会示范和塑造相结合以教授人际交往技能的好处。系统地使用角色扮演，首先是示范技巧，然后让个人参与这些技能的行为演练，接着便形成反馈，从而在相对控制的条件下形成一种有效的教授人际交往技能的方法。之后，患者可以在自然发生的情况下练习这些技能。

简而言之，临床医生提供人际交往技能训练的方法是，首先将一项技能分解成它的组成要素，与患者一起回顾这些要素，然后通过角色扮演示范该技能。在讨论演示之后，患者进行角色扮演来练习该技能，然后临床医生对患者的表现进行积极的、纠正性的反馈。之后，患者进行另一个角色扮演，以进一步提高其表现，接下来临床医生提供额外的反馈，以塑造其技能。临床医生与患者一起进行几个角色扮演，每个角色扮演之后都提供反馈，以进一步磨炼其技能。最后，临床医生和患者就患者将在现实生活中尝试的技能家庭作业达成一致。

人际交往技能培训的形式和逻辑

人际交往技能培训可以以个人、团体、家庭或夫妻的形式提供。在小组形式中，参与者的人数通常限制在 6～8 人，以便有足够的时间让每个人练习技能。小组形式的技能培训通常更有效，因为它提供了接触多个角色示范的机会，以及从其他小组成员那里获得尝试新技能的支持和鼓励。

人际交往技能培训有时是干预的主要焦点，包括针对特定主题领域的技能预先计划的课程。这些项目通常以小组的形式提供，如对严重精神障碍患者的谈话技能训练（Bellack et al.，2004），对成瘾人群拒绝物质滥用的技能训练（Monti et al.，2002），或对有愤怒或有攻击性问题的患者的冲突管理技能训练（Taylor et al., 2005）。课程通常持续 1～1.5 小时，每周进行 1～3 次，课程时间从 2 至 3 个月到一年多不等。

人际交往技能训练也可能是一个多成分项目的一部分，如对边缘型人格障碍患者的辩证行为治疗（Linehan，1993）或自我管理技能的教学项目（参见第十四章）。疾病管理和康复项目（Mueser et al., 2011）提供技巧培训，帮助严重精神障碍患者与治疗提供者更有效地互动，并增加社会支持。家庭治疗项目旨在教导家庭如何帮助所爱的人应对精神障碍，如精神分裂症或双相情感障碍，通常结合沟通和解决问题来减轻家庭压力。此外，还有关于精神障碍性质的心理教育（Miklowitz，2010；Mueser et al.，1999）。

人际交往技能也可以根据需要在个人心理治疗中传授。在这种情况下，技能训练为每次 10～15 分钟，可以分几次进行，也可以在更长的时间内进行更深入的训练。

训练方法

无论采用何种治疗方法或在治疗中的突出程度，人际交往技能训练都使用了一种系统的方法，表 20-1 总结了这一方法。人际交往技巧培训最基本的定义是四种技巧的综合使用，如下所述。

表 20-1　一般人际技巧的步骤

积极倾听
- 看着对方。
- 点头、微笑或说"嗯哼"或"好的"来表示你在听。
- 通过提问来获取更多信息或确认你已经理解了对方。
- 重复对方的主要观点，或者对他说的话做出评论。

表达积极的感受
- 用积极的面部表情看着对方。
- 描述你感到高兴的事情。
- 告诉她你的感受。

发出请求
- 看着对方。
- 解释你希望他做什么。
- 告诉他你的感受。

表达消极的感受
- 带着严肃的表情看着对方。
- 解释你的不满。
- 告诉她你的感受。
- 建议一种未来可以预防的方法。

妥协和谈判
- 解释你的观点。
- 倾听他人的观点。
- 重复或转述他人的观点。
- 建议一个妥协方案。
- 好好谈一谈，直到你们达成一个双方都同意的妥协方案。

赞美他人
- 看着对方。
- 使用积极、真诚的语气。
- 具体说明你喜欢什么。

　　聚焦于具体人际交往技能的核心要素。为了使用塑造方法来教授技能，临床医生必须首先注意目标技能的具体组成部分。非语言和副语言技能应该与交际的语言内容相一致。在特定的情境下，人们经常会纠结于他们应该说什么，为了解决这个问题，把特定技能的口头内容分成几个步骤是很有用的。与非语言或副语言的元素结合的这些步骤可以在塑造技能和角色扮演后提供反馈时被突出。表 20-2 提供了培训一般人际交往技能的步骤示例，临床医生很容易获得广泛的技能课程（Bellack et al.，2004；Monti et al.，2002）。

表 20-2　人际交往技能训练的一般方法

1. 建立技能的基本原理。
 - 简要介绍技能。
 - 通过提问引出学习该技能的原因。
 - 承认所有给出的理由。
 - 根据需要提供额外的理由。
2. 讨论技能的步骤。
 - 将技能分成 3～5 个步骤。
 - 在可行的情况下使用宣传单、海报等。
 - 简要讨论每一步的原因。
3. 在角色扮演中示范技能。
 - 解释你将展示这项技能。
 - "设定"或解释角色扮演场景的背景。
 - 在角色扮演中示范该技能。
 - 角色扮演要简明扼要。
4. 与患者一起回顾角色扮演。
 - 讨论在角色扮演中使用了该技能的哪些具体步骤。
 - 要求患者评估角色扮演的效果。
5. 让患者进行相同或类似情况的角色扮演。
 - 要求患者尝试在角色扮演中使用该技能。
 - 根据需要修改情境，使其对这个人更真实。
 - 如果是小组形式，请其他小组成员观察患者以提供反馈。
6. 提供积极的反馈。
 - 提供具体的、积极的反馈，说明这个人在角色扮演中哪些做得比较好。
 - 赞扬所有的努力，包括关于技能步骤的反馈，以及其他表现良好的方面。
 - 如果是小组形式，在提供额外的积极反馈之前，首先从小组成员那里获得积极的反馈，并切断任何负面反馈或批评。
7. 提供纠正反馈。
 - 给出（或首先从小组成员中引出）患者如何更好地掌握技能的建议。
 - 将反馈限制在 1 条或 2 条建议之内。
 - 以乐观、积极的方式交流建议。
8. 让患者在相同的情境下再进行 1～3 次角色扮演。
 - 要求每个角色扮演者改变 1～2 个行为。
 - 关注最突出和最易变的行为。
 - 如果需要，使用额外的示范来突出人们试图改变的具体行为。

9. 在每个角色扮演之后，提供额外的反馈和建议以改进技能。
   - 首先关注将要改变的行为。
   - 根据需要使用额外的教学策略来促进行为改变（如指导、促进、塑造）。
   - 提供反馈时要全面和具体。
   - 跳过患者执行的最后一次角色扮演的纠正性反馈。
   - 在最后一次角色扮演之后，引出患者对表现的自我评价。
   - 如果技能培训是以小组或家庭形式进行的，请每个成员按照步骤 5~8 进行。

10. 为患者（或小组成员）制定一项任务，让她自己练习该技能。
   - 与患者合作制定任务。
   - 目标是让患者在下次会谈之前至少练习 2 次。
   - 量身定制任务，最大限度地提高与患者的相关性和跟进的可能性。
   - 解决患者在完成任务过程中可能遇到的障碍。
   - 在下节课开始时复习家庭作业。

在角色扮演中使用示范来展示人际交往技能。 虽然在日常实践中没有得到充分利用，但日常人际交往技能的示范是一种强大的技能训练技术。在让患者进行角色扮演练习之前，临床医生先示范一项技能来练习，这会让人放松，减少焦虑，使角色扮演成为心理治疗过程中正常的一部分，作为临床医生和患者共同使用的方法。

一些患者很难通过口头反馈和指导来提高技能。在这种情况下，由临床医生进行额外的示范可能是有用的。在再次演示技能之前，临床医生可以将患者的注意力吸引到特定的行为（如声音大小、感觉的陈述）上，然后患者在角色扮演中再次尝试该技能。在某些情况下，通过在两个连续的角色扮演中的示范来突出特定技能的重要性是很有帮助的，其中一个表现很差，另一个表现很好，然后进行讨论，最后进行角色扮演，患者再次尝试该技能。

使用积极和正确的反馈来塑造社交技能，而不是扮演多个角色。 技能训练方法的基本假设是，提高一个人在模拟环境中执行技能的能力，将有助于将该技能转移到自然发生的社交中。反复练习和磨炼技能不同于在角色扮演中"尝试"一项技能。当患者第一次在角色扮演中练习一项技能时，可能会学到一些东西。然而，最大的学习发生在相同情况下的连续角色扮演中，临床医生针对技能的特定细微差别，来访者尝试做出这些改变，并在安全的会话中培养对技能的舒适性和熟悉性。因此，在最初培训人际交往技能时，临床医生应该让患者参与至少 2 个角色扮演，3 个更好，4 个或更多的角色扮演通常会带来最大的好处。

技能培训的必要条件是让患者在一个会谈中参与相同技能和情况的多个角色扮演，并结合临床医生的示范、反馈和指导来塑造个人的技能表现。确保角色扮演的反馈对患者的学习经验是积极的并尽可能有效，这一点是至关重要的。为激励个体学习新技能，并最大限度地提高她再次尝试的意愿，应该在患者的角色扮演之后立即给出真实的、积极的反馈。反馈应针对具体行为，将注意力放到技能的特定方面，并从一个角色扮演到下一个角色扮演的任何组合技能开始。

纠正性反馈的主要目的是确定患者表现中可以改进的具体方面。然后让患者进行另一个角色扮演，重点是改变这些技能。选择关注哪些领域的变化取决于缺陷的显著性和患者改变的难易程度。例如，当患者的音量很低或他的语气柔和或温顺时，那么声音的响亮、坚定或具有表现力可能是首要的。当一个技能的简单的口头内容的步骤在角色扮演中被省略时，患者通常很容易在下一次角色扮演中添加该步骤。

临床医生要能够在不否定积极反馈所带来的温暖感受的情况下提供纠正性反馈。可以通过简明扼要来做到这一点：提供具体的、实事求是的纠正性反馈；迅速地以积极、乐观的方式建议其如何在接下来的角色扮演中改进自己的表现。在给出积极的反馈后，避免使用"但是"也是有帮助的（例如，"不错!你有一个愉快的面部表情，你很清楚你在那个角色扮演中喜欢什么，但你却忽略了它给你的感觉"）。

制定家庭作业。 角色扮演的人为特性为人们提供了一个独特的机会来学习、练习和完善人际交往技能，而不必考虑行为所带来的社会影响。角色扮演与在现实社会中练习技能不同，在现实社会中，人际交往技能娴熟或欠缺的后果是自然经历的。因此，如果想要患者意识到提高人际交往技能的好处，就需要定期努力帮助其使用这些技能。

完成家庭作业。首先，在建立了课外实践技能的基本原理之后，临床医生和患者应该合作制定家庭作业，以确保可理解、认同和可行性。其次，任务应是具体并包含计划的，如患者将使用该技能的次数，患者将与谁在何种情况下使用该技能，以及患者将如何记住该任务。最后，临床医生和患者应预测后续完成作业中可能出现的障碍，并找出解决这些障碍的方法。

虽然家庭作业是促进技能泛化的标准方法，但对于有重大认知或症状挑战的患者来说，额外的策略是必要的。一种策略是设计真实实践旅行（in vivo practice trips），旨在为患者在自然环境中尝试学习新技能时提供支持性体验（Glynn et al., 2002）。临床医生通常在以小组形式进行技能培训时提供这些旅行，包括定期安排小组到社区环境旅行，在那里患者可以尝试使用他们的技能。

促进泛化的另一个策略是让亲友团参与进来（Wallace et al., 2004）。亲友团是与患者关系密切的人，他们通常与患者有非专业的关系（如家庭成员、密友），而辅助专业人员可能为居家或长期住院的人提供服务。由于他们在会谈之外与患者接触，这些人处于促进和加强患者使用技能的理想位置。为了让这些人参与进来，临床医生需要（在患者允许的情况下）接触亲友团，以便他们能够理解技能培训项目的性质并支持其目标。然后，在定期的会议上，临床医生与支持者分享有关最近目标技能的信息，确定患者使用技能的合适情况，并获得关于患者使用技能或人们努力促进其使用技能的反馈。

变化的过程

在人际技巧培训如何改善社会功能方面，可能涉及多个变化过程。技能培训模式的主要概念是，有效的社会关系需要整合各种社会技能，而未能学习这些技能或由于不使用而丧失这些技能，会导致社会功能不良。基于这一概念，技能培训方法被发展起来。这种方法通过塑造和广泛的实践，培养人际交往技能，帮助患者达到可以在需要时自动地执行技能的程度。虽然在没有干预的情况下，人际交往技能是长期稳定的，但欠佳的社交技能与不良的社会心理功能相关，而技能培训可以提高社交技能和社会功能（Bellack et al., 1990; Kurtz et al., 2008）；社交技能的提高是否会促进社会功能的提高，还有待观察。

有些人有能力表现人际交往技巧，但当机会出现时却不能够运用，这些人似乎能从人际交往技巧的训练中获益。例如，一些患者由于抑郁或对社交失败的预期等因素（Granholm et al., 2013），在社交能力方面的自我效能感较低（Pratt et al., 2005）。技能培训的积极、有效的本质，加上在不同情况下尝试技能的合作过程，可能会鼓励患者使用他们的技能，产生积极的社交体验，挑战他们错误的信念。认知行为社交技能培训项目旨在通过将技能培训与认知行为治疗相结合，以挑战对自我和他人的错误认知，这两种认知都会妨碍追求社会目标（Granholm et al., 2016）。

其他可能有助于人际技巧培训效果的方法是暴露和更好的情感接纳（参见第十八章和第二十四章）。在一个安全的环境中，角色扮演会引起少许的不适，当患者追求他们的社交目标时，反复暴露在这些情境中，可能会减少他们对同样会产生不适的社交情境的回避。

案例研究

Juan 是一名 32 岁的男子，患有分裂型人格障碍，他目前关心的是工作上的问题。Juan 是一名计算机技术人员，他是一家大公司的顾问，为员工的笔记本电脑和个人电脑提供维修和软件更新服务。他对自己在工作中经常感到不舒服表示担心，害怕失去工作。在深入研究 Juan 难以处理的具体工作情境之前，临床医生与他做了两次会谈，了解他的背景信息和更详细的工作经历。

这位临床医生了解到，Juan 在同维修电脑员工交流、回应上司的反馈以及与其他顾问同事社交等方面都存在困难。在 Juan 的配合下，医生安排他进行了一系列的角色扮演，以评估他在这些情境下的人际交往能力。这项评估表明，当 Juan 在为员工维修电脑时很难与他们进行闲聊，在非正式的互动或休息时，也很难与同事交谈。他还发现，对于那些急于修好电脑的员工，他很难做出回应。Juan 不明白他为什么要和员工、同事们交流这么多，他觉得他们应该让他一个人静一静，这样他就能工作了。最后，Juan 很难听取上司的负面反馈，也很难提出改善工作表现的建议。

为了解决这些问题，临床医生确定了几个技能来教 Juan，起初使用为评估而开发的相同的角色扮演场景来教授技能，然后开发了其他的角色扮演场景来促进进一步的会谈中的练习。这位临床医生还花时间与 Juan 讨论了工作中非正式（或"琐碎"）社交互动的重要性，并帮助他将这些情境下的"人际交往能力"概念化为与他的技术专长类似——这只是他工作的另一部分。临床医生有针对性地提高了 Juan 的谈话技巧，以减少他与同事、员工交流时的不适；这些技巧包括找出适合非正式社交的话题（如体育、天气、当地新闻），积极倾听他人，用自己的观点来回应他人的评论，以及优雅地结束简短的谈话。

为了解决员工对电脑维修感到焦虑的情况，临床医生教 Juan 承认他们的担忧，把他们的担忧转述给他们，然后保证他会及时维修来解决他们的担忧。为改善 Juan 回应上司反馈的能力，临床医生教他反思听到上司说的内容，确保他已经正确地理解，寻求他应如何改善自己的表现，并在尝试做出改变后寻求反馈。

技能培训为期 6 个月，分 24 期进行。每 2～3 次会谈他们会引入新的技能，然后在每次会谈的大部分时间角色扮演这些新学到的技能；制订计划，让 Juan 在工作中实践这些技能；使用角色扮演来复习实践作业，并根据需要进行额外的训练；复习以前教过的技能。Juan 乐于接受技能培训，在治疗过程中，他的人际交往能力在目标情境中得到了提高，工作中的不适明显减少。治疗快结束时，Juan 报告说，他被推荐加薪，因为他的上司注意到他的工作有了显著改善。

结论

有效的人际交往技能在亲密关系的质量中扮演着重要的角色，对生活中的其他领域也有很大的影响，比如工作、学校、养育子女，以及自我照顾和独立生活。在特定的领域中，糟糕的人际技巧是造成痛苦和适应不良的一个共同因素，是人们寻求心理治疗的许多问题的基础。教授人际交往技巧是所有从事认知行为治疗的临床医生所需要具备的核心能力。临床医生可以通过系统的训练来教授人际交往技巧，包括将复杂的技巧分解成更简单的组件或步骤，在角色扮演中示范技巧，让患者在角色扮演中练习技巧，在每个角色扮演后提供积极反馈和纠正性反馈，并为患者制定家庭作业，以在会谈之外练习这些技巧。人际技巧培训可以改善社会功能和社区适应，有助于解决职业功能、药物滥用、家庭和（或）夫妻冲突以及与治疗提供者的合作等问题。

（史俊研 赵 婧 译）

参 考 文 献

Augoustinos, M., Walker, I., & Donaghue, N. (2006). *Social cognition: An integrated introduction.* London: Sage Publications.

Bandura, A., Ross, D., & Ross, S. A. (1961). Transmission of aggression through the imitation of aggressive models. *Journal of Abnormal and Social Psychology, 63*(3), 575–582.

Bellack, A. S., Morrison, R. L., Wixted, J. T., & Mueser, K. T. (1990). An analysis of social competence in schizophrenia. *British Journal of Psychiatry, 156*(6), 809–818.

Bellack, A. S., Mueser, K. T., Gingerich, S., & Agresta, J. (2004). *Social skills training for schizophrenia: A step-by-step guide* (2nd ed.). New York: Guilford Press.

Coyne, J. C., Kessler, R. C., Tal, M., Turnbull, J., Wortman, C. B., & Greden, J. F. (1987). Living with a depressed person. *Journal of Consulting and Clinical Psychology, 55*(3), 347–352.

Gard, D. E., Kring, A. M., Gard, M. G., Horan, W. P., & Green, M. F. (2007). Anhedonia in schizophrenia: Distinctions between anticipatory and consummatory pleasure. *Schizophrenia Research, 93*(1–3), 253–260.

Glynn, S. M., Marder, S. R., Liberman, R. P., Blair, K., Wirshing, W. C., Wirshing, D. A., et al. (2002). Supplementing clinic-based skills training with manual-based community support sessions: Effects on social adjustment of patients with schizophrenia. *American Journal of Psychiatry, 159*(5), 829–837.

Granholm, E., Holden, J., Link, P. C., McQuaid, J. R., & Jeste, D. V. (2013). Randomized controlled trial of cognitive behavioral social skills training for older consumers with schizophrenia: Defeatist performance attitudes and functional outcome. *American Journal of Geriatric Psychiatry, 21*(3), 251–262.

Granholm, E. L., McQuaid, J. R., & Holden, J. L. (2016). *Cognitive-behavioral social skills training for schizophrenia: A practical treatment guide.* New York: Guilford Press.

Kurtz, M. M., & Mueser, K. T. (2008). A meta-analysis of controlled research on social skills training for schizophrenia. *Journal of Consulting and Clinical Psychology, 76*(3), 491–504.

Lazarus, A. A. (1966). Behaviour rehearsal vs. non-directive therapy vs. advice in effecting behaviour change. *Behaviour Research and Therapy, 4*(3), 209–212.

Liberman, R. P., DeRisi, W. J., & Mueser, K. T. (1989). *Social skills training for psychiatric patients.* Needham Heights, MA: Allyn and Bacon.

Linehan, M. M. (1993). *Cognitive behavioral treatment of borderline personality disorder.* New York: Guilford Press.

Lyman, D. R., Kurtz, M. M., Farkas, M., George, P., Dougherty, R. H., Daniels, A. S., et al. (2014). Skill building: Assessing the evidence. *Psychiatric Services, 65*(6), 727–738.

Miklowitz, D. J. (2010). *Bipolar disorder: A family-focused treatment approach* (2nd ed.). New York: Guilford Press.

Monti, P. M., Kadden, R. M., Rohsenow, D. J., Cooney, N. L., & Abrams, D. B. (2002). *Treating Alcohol dependence: A coping skills training guide* (2nd ed.). New York: Guilford Press.

Mueser, K. T., Bellack, A. S., Douglas, M. S., & Morrison, R. L. (1991). Prevalence and stability of social skill deficits in schizophrenia. *Schizophrenia Research, 5*(2), 167–176.

Mueser, K. T., & Gingerich, S. (2011). *Illness management and recovery: Personalized skills and strategies for those with mental illness* (3rd ed.). Center City, MN: Hazelden Publishing.

Mueser, K. T., & Glynn, S. M. (1999). *Behavioral family therapy for psychiatric disorders* (2nd ed.). Oakland, CA: New Harbinger Publications.

Mueser, K. T., Grau, B. W., Sussman, S., & Rosen, A. J. (1984). You're only as pretty as you feel: Facial expression as a determinant of physical attractiveness. *Journal of Personality and Social Psychology, 46*(2), 469–478.

Penn, D. L., Corrigan, P. W., Bentall, R. P., Racenstein, J. M., & Newman, L. (1997). Social cognition in schizophrenia. *Psychological Bulletin, 121*(1), 114–132.

Pratt, S. I., Mueser, K. T., Smith, T. E., & Lu, W. (2005). Self-efficacy and psychosocial functioning in schizophrenia: A mediational analysis. *Schizophrenia Research, 78*(2–3), 187–197.

Salter, A. (1949). *Conditioned reflex therapy.* New York: Creative Age Press.

Skinner, B. F. (1953). *Science and human behavior.* New York: Simon and Schuster.

Taylor, J. L., & Novaco, R. W. (2005). *Anger treatment for people with developmental disabilities: A theory, evidence and manual based approach.* Chichester, UK: John Wiley and Sons.

Wallace, C. J., & Tauber, R. (2004). Supplementing supported employment with workplace skills training. *Psychiatric Services, 55*(5), 513–515.

Wing, J. K., & Brown, G. W. (1970). *Institutionalism and schizophrenia: A comparative study of three mental hospitals 1960–1968.* Cambridge, UK: Cambridge University Press.

Wolpe, J. (1958). *Psychotherapy by reciprocal inhibition.* Stanford, CA: Stanford University Press.

第二十一章 认知重评

Amy Wenzel，PhD，ABPP

定义和背景

早在 2000 多年前，希腊哲学家亚里士多德就指出，受过教育的标志是你可以不接受一种观点，但你能够容纳它。如今，所有理论取向的心理健康专业人士都与这样的患者打交道：他们的生活被消极的、主观的想法和信念所阻碍，而这些想法和信念在他们看来是绝对的真理。为了满足这些患者的需求，认知行为治疗（CBT）家族中的治疗方案包含了识别和处理消极想法及信念的策略。

认知重评是一种策略，是指人们重新解释刺激的意义，以改变他们的情绪反应（Gross，1998）。认知重评是许多 CBT 方案中使用的一种传统的认知重评方法，或称为指导和系统的过程，临床医生通过这个过程帮助患者认识并在必要时修改与情绪困扰有关的无益想法。这是 Beck 认知治疗方法中关键的策略干预（Beck et al.，1979）。与重新解释和改变思维相反，认知解离是在这些想法存在的情况下，仍能与自己的想法保持距离的能力（Hayes et al.，2012），这种能力可以让人不执着于自己的想法（参见本书第二十三章）。定期运用认知重评和认知解离，可以提升心理灵活性，或是充分活在当下并从事有价值活动的能力，而不管一个人正在经历的想法是什么。在本章中，我将通过对认知重组技术的描述来阐述认知重评。然而，这一章同时也展示了如何将专注于解离和当下觉察结合起来，以实现心理上的灵活性。

越来越多的研究关注认知重评在治疗中达到预期结果的机制。Beckian CBT 最核心的原则是，认知是生活经验与情绪和行为反应之间的中介变量（Dobson et al.，2010）。当然有一些数据支持这一观点（Hofmann，2004；Hofmann et al.，2007）。同时，也有研究不支持这一前提：①这些研究没有包括必要的变量和统计检验，以明确证明中介变量（Smits et al.，2012）；②情绪困扰症状的变化先于中介变量的变化（Rohde et al.，2010）；③问题性认知的变化不能预测结果（Burns et al.，2001）；④非 CBT 条件下（如药物治疗）与 CBT 条件下的问题性认知变化同样巨大（DeRubeis et al.，1990）。最近的研究提出了这样一种可能性，即认知重评通过去中心化的过程发挥作用，或认识到思想只是心理事件而不是需要特定行动过程的真理（Hayes-Skelton et al.，2013）。

认知行为治疗师与患者一起使用认知重评可以针对三个层次的认知：①在特定情况下出现的想法（自动思维）；②条件规则和假设（中间信念），即指导人们解释事件和做出行为反应的特有方式；③人们对自己、他人、世界或未来的核心信念或基本信念（J. S. Beck，2011）。以 Lisa 为例，她是一位患者，她描述了一个令人不安的情况，她没有被邀请参加朋友的准妈妈派对。她下意识的想法可能是"我的朋友不喜欢我"。这种下意识的想法可能与一个条件假设有关，如"如果一个人真的是朋友，那么她会邀请我参加重要的社交活动"，另一个是核心信念，如"我不受欢迎"。随着时间的推移，通过认知重评，患者能够看到，他们在特定情况下的自动思维反映了他们的潜在信念。认知重评帮助患者放慢他们的思维，以认识到适应不良的思维（即不正确的、夸张的，或虽然正确但无益的思维），采取战略行动，以确保他们的想法是尽可能正确和有用的，或者认识到他们的想法仅仅是心理活动，对现实没有影响，他们有能力过自己想要的生活。在以下内容中，笔者将介绍如何进行认知重评：认知行为治疗师经常使用的认知重评方法。

实施

认知重评通常分为三个步骤：识别、评估和修正无意识的想法或潜在的信念。以下内容提供了实现这些步骤的指导。

识别适应不良的思维

当临床医生注意到患者情绪上明显的负性变化时，他们会问："刚才你脑子里在想什么？"当患者确认一种想法时，临床医生会询问他们正在经历什么样的情绪。这些步骤有助于进一步加强认知和情绪之间的联系，也为患者提供了一种可以将思维足够放慢的练习，以便他们能够识别与情绪困扰相关的关键想法。一旦患者确定了一种或多种情绪，临床医生通常会要求他们用 0 到 10 的 Likert 量表（例如，0=非常低的情绪强度；10=可以想象到的最强烈的情绪强度）或使用百分比（如 30%、95%）。在某些情况下，临床医生要求患者（使用类似的量表）评估他们对自动思维的信任程度。在认知重评过程的早期，患者对他们的情绪强度进行评级是很重要的，因为他们将在之后使用这些评级来评估认知重评的有效程度。

虽然这个练习看起来很简单，但实际上对许多患者来说是很困难的。大多数人都没有练习过放慢他们的思维，以识别与情绪困扰相关的关键想法。因此，这种简单的想法辨识操作具有潜在的治疗效果，主要有 3 个原因：①强化了认知模型并说明它在患者的生活中持续的相关方式；②对导致精神健康问题加剧的心理过程产生了觉察；③阻断了一些患者可能出现的负性思维的"失控列车"。当患者遇到识别想法困难时，认知行为治疗师可以询问他们，根据情绪反应"猜测"自己在想什么，或者提供一系列选项供患者选择。他们也可以通过语言的形式来评估图像而不是思想，因为一些患者报告说他们有关于未来的可怕结果的图像，或关于过去的令人不安的记忆。

随着时间的推移，患者会获得识别和处理自动思维的技能。在这一点上，许多认知行为治疗师将把工作重点放在潜在信念的层面上（即中间信念的条件规则和假设，核心信念）。识别潜在信念的方法有很多。患者可以识别出他们在治疗过程中形成的自动思维中固有的主题。治疗师可以使用"箭头向下技术"，反复寻找患者自动思维的含义，直到患者得到一个非常基本的含义，以至于它下面没有更多的含义（Burns，1980）。回想一下之前 Lisa 的例子，当她意识到自己没有被邀请参加朋友的准妈妈派对时，下意识地认为"我的朋友不喜欢我"。使用箭头向下技术，她的治疗师问她："你没被邀请意味着什么？"Lisa 回答道："这意味着我们从一开始就不是朋友。"治疗师继续问道："如果你们从一开始就不是朋友，这对你来说意味着什么？"Lisa 回答道："这意味着我对朋友的投入比他们对我的多。"治疗师继续说："如果你对朋友的投入比他们对你的投入更多，那又能说明什么呢？"Lisa 哭了，开始颤抖，然后她回答出一个核心信念："这意味着我完全不受欢迎。"当患者在治疗过程中表现出明显的情绪变化时，如流泪、颤抖、厌恶眼神接触等，这又提供了一条线索，表明他们已经确定了一种强大的信念，这种信念隐藏在他们的自动思维之下。

评估适应不良的思维

一旦患者意识到这些想法和信念有可能加剧情感痛苦，他们就可以开始考虑他们的想法的准确性和有益性，以及他们对自己的想法过分重视的程度。尽管许多临床医生将这一过程描述为"有挑战性的"适应不良的思维，但更好的做法是采取更中立的立场，如临床医生和患者是共同检查证据的侦探，或评估数据的科学家，然后得出结论（即假设验证法）。大多数临床医生发现对于绝大多数患者来说，他们的想法中都存在少量或者一些事实，所以不要预先假设他们的想法是完全不正常的，这一点非常重要。许多临床医生更倾向于追求"平衡"的思想，平衡是通过承认和容忍患者想法中正确的部分并修正错误的部分来达到目的（但应该指出的是，其他医生，尤其是那些受训于接纳立场的医生，使用认知解离来干预，促进了与适应不良的思维的距离，而并不改变思维的内容）。

没有一个公式是临床医生可以用来评估适应不良思维的。相反，临床医生注意到，他们是站在合作经验主义的立场，或是"与患者联合开公司"的立场上，采取科学的方法研究患者的想法和行为并得出结论。临床医生不是告诉患者如何思考，而是使用引导发现法，他们会问一些有指导意义的开放式问题（如苏格拉底提问法），并建立新的经验，以促使患者评估他们的想法，发展一种替代方法来看待生活环境。在下面的内容中，我将描述典型的苏格拉底式提问法。

也许评估不适应思维最通用的方法是提问，如"有何证据支持这种想法或信念？""有何证据与这种想法或信念不一致？"接受这类苏格拉底式提问的患者常常发现，他们只关注支持适应不良思维的证据，而忽视了大量与这种思维或信念不一致的证据。一旦他们考虑到与自己想法相关的所有证据，他们通常会发现最初的想法或信念过于悲观、自我贬低或主观臆断。尽管许多临床医生在这方面取得了很大的成功，但仍有两点需要注意。首先，患者有时会找出支持他们想法的证据，但这些证据不是真实的，或者他们把这些证据看得过于重要。例如，当要求 Lisa 提供朋友不喜欢她的证据时，她列出了没有被邀请参加准妈妈派对的事实。虽然这个陈述可能是事实，但她对这件事有一个负面的解读，她把被邀请参加准妈妈派对等同于被朋友喜欢，然后得出结论说朋友不喜欢她。因此，有时患者识别的证据可能需要进行认知重评。其次，与强迫症患者打交道的临床医生被鼓励使用证据检查（Abramowitz et al., 2013），因为这一工具本身可以成为一种强迫，他们使用这一工具使强迫性自动思维相关的焦虑最小化。

当患者在生活中遇到困难时，他们往往将其归咎于自己的缺点，而这反过来又会加剧他们的情绪困扰。重新归因是一种认知重评技术，在这种技术中，患者学会考虑事件发生原因的多种解释，而不是仅仅（错误地）关注自己的问题或自己做了什么。使用这种技术的临床医生提出了一个苏格拉底式的提问："对于这种不幸的情况还有其他的解释吗？"当 Lisa 的治疗师使用"重新归因"方法时，鼓励她考虑没有被邀请参加准妈妈派对这件事的其他解释时，她承认她的朋友有一个大家庭，而且通常只有家人被邀请参加这样的活动；很可能是另一个人，而不是她的朋友在组织派对并邀请客人；而且她和她的朋友最近有一次充满温暖和愉快交谈的午餐约会。使用"重新归因"的临床医生有时会和他们的患者一起画一个饼图，让他们以图形的形式分配对困境的各种解释。

所有的临床医生都遇到过这样的患者，他们把事情灾难化，或者担心可怕的事情将来会发生在他们或家人身上。CBT 的一个传统是开始一系列苏格拉底式提问，临床医生要求患者找出最坏的、最好的和最现实的结果。在许多情况下，患者发现最现实的结果与最坏的结果相比，往往与最好的结果更接近。然而，一些患者，尤其是焦虑症患者，在使用这个工具时，并没有体验到相应情绪痛苦的减少，他们声称最坏结果的微小可能性对他们来说太难以忍受了。然而，这些患者中的许多人在评估他们如何应对最坏结果时反应良好，甚至可能制订一个万一最坏结果发生时他们该怎么做的"去灾难化"计划。虽然这个工具可以帮助管理焦虑和促进问题解决，但应该注意的是，它也有助于减少不确定性，即使对风险和不确定性的耐受性可能是最适合这些患者的技能。

有时，患者会沉浸在自己的内心体验中，难以将逻辑与情绪困扰区分开来。为了与问题情境保持一定的距离，临床医生可以提出苏格拉底式提问："如果你的朋友处于这种情况，你会告诉他（或她）什么？"患者经常发现，他们会告诉朋友一些不同的事情，而且比他们告诉自己要平衡，这可以促使他们评估为什么对待自己与对待他人不同。

临床医生必须认识到，并非所有的自动思维都是消极和错误的；在某些情况下，自动思维代表了一个非常真实和困难的现实。在这些情况下，不要问引导性的问题来评估这些想法的准确性。然而，临床医生可以鼓励患者评估他们的想法对他们的情绪、他人、解决问题和接受程度有多大帮助。因此，临床医生可能会问苏格拉底式问题，如"专注于这种自动思维的结果是什么？""改变你的想法有什么结果？""专注于这个想法的优点和缺点是什么？"考虑这些问题的患者通常会意识到，比起接受充满压力或令人失望的生活环境，他们的反思反而会加剧情绪压力，让自己陷入与这些环境斗争的困境中。临床医生可以帮助这些患者专注于当下，与自己的想法保持距离（如认知解离）。为了获得心理上的灵活性，他们会减少对自己想法的重视程度，从而使自己即使面对令人苦恼的想法也能按照自己的价值生活。

苏格拉底式提问只是促进对适应不良的思维进行评估的一种方式。也许最强大的工具是行为试验，在这个试验中，患者在他们自己的环境中，前瞻性地、不加评判地检验他们适应不良思维的准确性和含义。再次以 Lisa 为例。如果她进一步揣测她的朋友，她预测如果自己主动安排一次午餐约会，她的朋友将会拒绝。如果她认为这个预测是真的，Lisa 很可能不会主动去联系，将开始离开她的朋友。她可以在会谈之间进行一项行为试验，该试验要求她邀请朋友再进行一次午餐约会，然后用这次经历得出她的思维准确程度的结论。

因为他人对患者的反应是无法控制的，所以他们的预测总是有可能发生的。因此，认知行为治疗师设计了一种"双赢"的局面，即实验结果要么提供证据证明患者的想法是错误的，要么证明患者能够忍受与消极结果相关的痛苦。

到目前为止，以上所描述的技术可以用来修改潜在的信念，以及特定情境下的自动思维。然而，还有一些专门针对信念修正的重新评价策略（J. S. Beck，2011；Persons et al.，2001）。例如，患者可以保留一个积极的数据日志，这使他们能够积累在日常生活中所产生的支持适应性信念的证据。例如，Lisa 可以保存一个朋友主动与她联系的实例的生活日志。作为信念的历史检验为来访者提供了一次讨论的机会，以评估支持他们生活中散在的不适应和适应性信念的证据。当他们开始对自己的信念进行历史检验时，许多患者意识到他们已经放弃了与已激活的适应不良信念不一致的重要生活经历，即使他们目前正在经历许多问题。认知行为治疗师也使用经验角色扮演来重组关键的早期记忆，假设这些记忆导致适应不良信念的形成。例如，一个患者可能会扮演两个角色，如她现在的自己和她在关键的负性生活事件发生时的自己，她现在的自己会应用认知重评工具来帮助年轻时的自己以一种更良性的方式解释生活事件（参见第二十二章）。

修正适应不良的思维

在评估了思维的准确性和有用性之后，如果患者意识到它是有问题的，那么其中一个选择就是去修正它。修正的自动思维通常被称为替代性反应、理性反应、适应性反应或平衡反应。我更喜欢"平衡反应"这个词，因为在患者面对的生活环境中，通常既有消极的一面，也有积极的一面。把自动思维重组成一致积极的思维有可能和最初的自动思维一样不准确。因此，平衡反应必须是可信和令人信服的，同时考虑到一个情况的积极和消极方面。这就是为什么把认知重构等同于积极思考是错误的，因为认知重评的目的是达到平衡的、现实的、可接纳的思维，而不是积极的思维本身。

临床医生鼓励患者根据他们从指导性评估中得出的结论来设计平衡反应。这些平衡反应往往比最初的自动思维要长。这样做的原因是，自动思维往往是快速的、评估性的和评判性的，如 Lisa 的"我的朋友不喜欢我"。平衡反应会考虑到细微差别，因为人们在生活中面临的大多数情况都是多方面的。因此，一个平衡反应可能包含以下方面的重点：对支持或不支持自动思维证据的评估、重新归因练习、去灾难化计划或利弊分析。当 Lisa 回答治疗师的苏格拉底式提问时，她得出了以下平衡的回答：

我因为没有被邀请参加准妈妈派对而感到失望是可以的，因为我想和我的朋友分享这个特殊的时刻。但我知道，对于她的大家庭来说，这样的事情仅局限于家庭成员。她和我最近一起吃了午饭，我们似乎很享受彼此的陪伴。我们甚至还约好了另一个午餐聚会。这里正在发生的事情是我的不良信念已经被激活，最具适应性的行动方案是让自己和这种信念保持距离，以便我继续和她做好朋友，这对我很重要，这增加了我们两个培养亲密友谊的可能性。

虽然平衡反应通常反应时间相对较长，但有时，有某些临床表现，如反复惊恐发作或自杀危机的患者，需要一个相对直接、容易记住的反应。

在建立一个平衡反应后，患者重新评定他们情绪痛苦的强度。他们通过比较在初始自动思维和平衡反应下的情绪困扰等级，以确定认知重评练习是否能帮助他们感觉更好。在大多数情况下，临床医生不应该期望情绪困扰的评分下降到 0，因为患者通常面临的生活环境对于大多数人来说是不愉快或困难的。然而，练习的目的是将评级降低到患者认为可控的，并允许他们采取熟练行动的水平。如果在构建了一个平衡反应之后，患者提供了他们对原始自动思维的信任程度，那么在他们完成认知重评练习之后，他们应该指出现在对原始自动思维的信任程度。从培养心理灵活性的角度来看，作为患者，在经历这个过程时，也可以练习关注当下，注意到自己适应不良的思维，并采取措施与自己的想法保持距离。他们开始认识到不适应的想法并不一定要改变，即使这些想法存在，他们也可以过上有质量的生活。

类似地，适应不良的信念可以通过前一节中描述的干预措施修改为更平衡、更适应的信念。临床医生鼓励患者发展出一种平衡的、令人信服的、可信的适应性信念（Wenzel，2012）。回想一下 Lisa 的核心信念："我不受欢迎"。如果她有过从别人那里得到负面反馈的经历，那么像"我是受欢迎的"这样的适应性信念听起来可能就不像真的了。"和其他人一样，我也有优点和缺点"和"我有很多东西可以给朋友，即使我偶尔会犯错误"是她能做到的更平衡的信念的例子。

工具

认知重评通常是在患者和临床医生的对话中口头进行的。此外，临床医生经常使用一种或多种辅助工具来帮助来访者组织他们的工作，并在会谈之外记住他们工作的成果。笔者将在以下内容中描述这些工具。

思维记录

思维记录是一份表格，患者在上面完成认知重构过程。患者通常会从三栏表开始，他们会在上面记录一些增加他们情绪困扰的情况，以及随之而来的认知和情绪体验。当他们获得识别自己思维的技能时，他们就会转而使用五栏表，在最初的三栏表上增加两栏——第一栏记录平衡反应，第二栏重新评定情感体验的强度。在会谈之间，患者通常会做思维记录，以便于在日常生活中产生的一些自动思维工作。思维记录背后的想法是，它允许患者进行认知重评的"实时"应用，这样他们最终可以捕捉并重评无用的认知，而不必把它们写下来。

应对卡片

一张应对卡片可以提醒患者在会谈期间所做的工作，以便患者在会谈之外进行查阅；通常，这些提醒会写在纸上、索引卡或名片上。应对卡片是通用的，并可以根据每个患者的需求量身定制。例如，经历反复出现的自动思维的患者可以与他们的治疗师在会话中设计一个令人信服的平衡反应。然后，在应对卡片上，他们可能会在一边写下最初的自动思维，在另一边写下平衡反应。其他一些患者更喜欢被提醒去评估他们的自动思维，所以他们会在应对卡片上列出问题，如"什么证据支持我对这种情况的想法？"或"什么证据不支持我对这种情况的看法？"，还有一些患者更喜欢列出具体的证据来反驳反复出现的自动思维。

技　术

在 21 世纪，认知行为治疗师发现许多患者更喜欢用科技手段来记录他们的想法，而不是把它写在纸上。Microsoft Word 和 Excel 文件提供了很大的灵活性，因为患者可以使用定制的提示来识别和评估自己的想法。还有一些患者把他们的想法记录在移动设备上，以便在忙碌时捕捉和重评自动思维。此外，还有许多应用程序（即 APP）为患者提供了一个模板，让他们用智能手机或平板电脑记录自己的认知重评工作。这些应用程序可以通过在应用程序商店中搜索"CBT"来找到。

结　论

认知重评适用于一系列心理健康状况，包括（但不限于）抑郁、焦虑障碍、强迫症和相关障碍、创伤和压力相关障碍、饮食障碍、成瘾，以及对慢性疼痛、癌症和糖尿病等疾病的适应。它甚至也适用于精神障碍患者，不一定要直接挑战妄想思维，而是帮助他们以更柔和的视角来看待他们对自己持有的失败主义态度，以及过上高质量生活的可能性（Beck et al., 2013）。认知重评也被纳入多项适用于认知能力仍在发展的患有精神障碍的儿童（Kendall et al., 2006），以及因创伤性脑损伤导致认知能力受损的患者（Hsieh et al., 2012）的 CBT 方案中。然而，对这些群体，它通常以更容易理解的方式来实现（如开发单一的应对说明，识别和标记思维中的错误），而不是本章中描述的更复杂的方式。

许多患者表示，认知重评是一项生活技能，他们希望自己在更年轻时，还不需要找认知行为治疗师时就已经学会。其有效性的证据在于，患者能够在多大程度上管理情绪反应，有效地解决问题，适应工作，并通过更平衡的方式思考来达到有质量的生活。然而，重要的是要认识到，并不是在所有情况下都适合进行认知重评，在没有意义的情况下进行认知重评有可能干扰其他有效的 CBT 过程。例如，那些已经以准确和现实的方式看待自己处境的患者，通常会从促进问题解决、痛苦忍受和（或）接纳的干预措施中得到更多的帮助。在这些情况下，强迫进行认知重评可能会令人困惑，甚至无效。此外，如前所述，一些患者使用认知重评的方式是强迫性或加强回避或不耐受负面影响的。如果不认识到这些问题会因认知的重新评价而恶化，就可能会增加复发或复发的概率。

关于认知重评，通过减少适应不良认知的频率或程度来具体影响结果的程度，其证据是不一致的。Hayes-Skelton 和 Graham（2013）的研究提升了承认其积极作用的可能性。有趣的是，Hayes-Skelton 和同事报告的数据表明，除认知重评外，去中心化可能是许多治疗方法中改变的重要机制，如正念、基于接纳的方法，甚至应用放松疗法（Hayes-Skelton et al., 2015）。在未来的研究中，找到提高认知重评能力的方法以促进去中心化是非常重要的。一种可能性是，鼓励患者在进行认知重评之前，使用接纳技术，正如有研究表明，自我同情后的认知重评比单纯的认知重评更能降低抑郁程度（Diedrich et al., 2016）。随着认知行为治疗师持续地对患者进行认知重评，他们这样做的目的应是促进去中心化并提高心理灵活性，而不仅仅是关注改变适应不良的想法和信念，这一点对于认知行为治疗师是很重要的。

最后，鼓励临床医生采取科学家–实践者的方法，通过批判性地思考它为患者服务的功能来评估认知重评提高治疗的程度。这意味着临床医生从患者个体身上采集观测和定量数据，不仅要检查认知重评减少负面情绪和改善功能的程度，也要检查任何意料之外的负面影响，如强化了对确定性的需求或不惜一切代价避免不舒服影响的信念。当认知重评有助于处理（而不是回避）生活问题，容忍不确定性和痛苦并能接纳时，它就会成为提高生活质量的有力工具，并让患者接受临床医生提供的全部认知和行为策略。

（史俊研　赵　婧　译）

参 考 文 献

Abramowitz, J. S., & Arch, J. J. (2013). Strategies for improving long-term outcomes in cognitive behavioral therapy for obsessive-compulsive disorder: Insights from learning theory. *Cognitive and Behavioral Practice, 21*(1), 20–31.

Beck, A. T., Grant, P. M., Huh, G. A., Perivoliotis, D., & Chang, N. A. (2013). Dysfunctional attitudes and expectancies in deficit syndrome schizophrenia. *Schizophrenia Bulletin, 39*(1), 43–51.

Beck, A. T., Rush, A. J., Shaw, B. F., & Emery, G. (1979). *Cognitive therapy of depression.* New York: Guilford Press.

Beck, J. S. (2011). *Cognitive behavior therapy: Basics and beyond* (2nd ed.). New York: Guilford Press.

Burns, D. D. (1980). *Feeling good: The new mood therapy.* New York: Signet.

Burns, D. D., & Spangler, D. L. (2001). Do changes in dysfunctional attitudes mediate changes in depression and anxiety in cognitive behavioral therapy? *Behavior Therapy, 32*(2), 337–369.

DeRubeis, R. J., Evans, M. D., Hollon, S. D., Garvey, M. J., Grove, W. M., & Tuason, V. B. (1990). How does cognitive therapy work? Cognitive change and symptom change in cognitive therapy and pharmacotherapy for depression. *Journal of Consulting and Clinical Psychology, 58*(6), 862–869.

Diedrich, A., Hofmann, S. G., Cuijpers, P., & Berking, M. (2016). Self-compassion enhances the efficacy of explicit cognitive reappraisal as an emotion regulation strategy in individuals with major depressive disorder. *Behaviour Research and Therapy, 82*, 1–10.

Dobson, K. S., & Dozois, D. J. A. (2010). Historical and philosophical bases of the cognitive-behavioral therapies. In K. S. Dobson (Ed.), *Handbook of cognitive-behavioral therapies* (3rd ed., pp. 3–38). New York: Guilford Press.

Gross, J. J. (1998). The emerging field of emotion regulation: An integrative review. *Review of General Psychology, 2*(3), 271–299.

Hayes, S. C., Strosahl, K. D., & Wilson, K. G. (2012). *Acceptance and commitment therapy: The process and practice of mindful change* (2nd ed.). New York: Guilford Press.

Hayes-Skelton, S. A., Calloway, A., Roemer, L., & Orsillo, S. M. (2015). Decentering as a potential common mechanism across two therapies for generalized anxiety disorder. *Journal of Consulting and Clinical Psychology, 83*(2), 395–404.

Hayes-Skelton, S., & Graham, J. (2013). Decentering as a common link among mindfulness, cognitive reappraisal, and social anxiety. *Behavioural and Cognitive Psychotherapy, 41*(3), 317–328.

Hofmann, S. G. (2004). Cognitive mediation of treatment change in social phobia. *Journal of Consulting and Clinical Psychology, 72*(3), 393–399.

Hofmann, S. G., Meuret, A. E., Rosenfield, D., Suvak, M. K., Barlow, D. H., Gorman, J. M., et al. (2007). Preliminary evidence for cognitive mediation during cognitive-behavioral therapy of panic disorder. *Journal of Consulting and Clinical Psychology, 75*(3), 374–379.

Hsieh, M. Y., Ponsford, J., Wong, D., Schönberger, M., McKay, A., & Haines, K. (2012). A cognitive behaviour therapy (CBT) programme for anxiety following moderate-severe traumatic brain injury (TBI): Two case studies. *Brain Injury, 26*(2), 126–138.

Kendall, P. C., & Hedtke, K. A. (2006). *Cognitive-behavioral therapy for anxious children: Therapist manual* (3rd ed.). Ardmore, PA: Workbook Publishing.

Persons, J. B., Davidson, J., & Tompkins, M. A. (2001). *Essential components of cognitive-behavior therapy for depression.* Washington, DC: American Psychological Association.

Smits, J. A. J., Julian, K., Rosenfield, D., & Powers, M. B. (2012). Threat reappraisal as a mediator of symptom change in cognitive-behavioral treatment of anxiety disorders: A systematic review. *Journal of Consulting and Clinical Psychology, 80*(4), 624–635.

Stice, E., Rohde, P., Seeley, J. R., & Gau, J. M. (2010). Testing mediators of intervention effects in randomized controlled trials: An evaluation of three depression prevention programs. *Journal of Consulting and Clinical Psychology, 78*(2), 273–280.

Wenzel, A. (2012). Modification of core beliefs in cognitive therapy. In I. R. de Oliveira (Ed.), *Standard and innovative strategies in cognitive behavior therapy* (pp. 17–34). Rijeka, Croatia: Intech. Available online at http://www.intechopen.com/books/standard-and-innovative-strategies-in-cognitive-behavior-therapy/modification-of-core-beliefs-in-cognitive-therapy.

第二十二章　矫正核心信念

Arnoud Arntz，PhD

定义和背景

图式（schema）是精神病理学认知理论概念化最重要的认知结构之一。Beck（1967）在认知疗法中引入了图式的概念，指出图式是一种结构，用于筛选、编码和评估施加于机体的刺激。从信息加工的角度来看，它可以被看作是记忆中代表世界、未来和自我的一种广义的知识结构。它被认为控制着诸如注意力（应该关注什么）、解释（刺激有何含义）和记忆（由特定线索触发的内隐或外显记忆是什么）等信息处理元素。图式可以由语言知识和非语言知识组成。

核心信念是图式的核心要素的言语表征，有时也被称为中心假设。一旦图式被激活，选择性注意过程就会让许多可用信息不被处理；然而，当图式激活时，很多意义会被添加到原始数据中去。

由于图式控制信息处理，因此与图式不兼容的信息会被忽视、歪曲或视为不相关，所以图式一旦形成就非常难以改变。在认知理论中，图式偏差潜在于信息处理中。

Piaget（1923）首次将图式的概念引入了心理学。他区分了人们处理与现有图式不相容的信息的两种主要方式：顺应与同化。默认的方式是同化：一个新的经验被转化以适应现有的图式。但是，如果差异太大，顺应就可能会发生，从而改变现有的图式或形成新的图式，以更好地代表现实。精神病理学认知理论的一个基本假设是，同一现象是精神病理学维持的基础：精神病患者依靠同化来保持图式，而不是通过顺应改变他们的图式，心理治疗的任务是帮助患者改变功能失调的图式。

许多关于精神病理学认知模式的研究，以及许多认知疗法的治疗技术，都集中在有偏差的信息处理及其修正上。这有点令人惊讶，因为认知模型表明，最好是关注图式，而不是认知偏差。毕竟，认知偏差的基础是图式，如果改变认知偏差不会导致图式改变，那么这种改变将是脆弱的，复发的风险可能会很大。虽然纠正认知偏差确实可能导致图式改变（顺应），但如果不认同的信息不能被忽视，图式改变或新图式的形成是困难的，因此可能需要有指导性的工作来促进。

在讨论图式变化之前，区分三个层次的信念是有帮助的。其核心是无条件的信念，它代表了对自我、他人和世界的基本假设。例如，"我不够好"、"我很优秀"、"别人不负责任"、"别人很好"和"世界是一片丛林"。核心的第一层由条件假设组成，这些假设是关于条件关系的信念，可以用"如果……，那么……"来表达。例如，"如果让别人发现我真正的样子，那么他们就会拒绝我。""如果我爱上了别人，那么他们就会抛弃我。""如果我暴露出弱点，那么别人就会羞辱我。"所谓的工具信念，代表了如何采取行动以避免坏事情和得到好事情的信念，它构成了外层。例如，"检查他人隐藏的动机""避免表露情绪""做老板"。这种信念的顺序不仅反映了不同类型的信念，而且还区分了表面的东西（反映工具信念的可观察的行为）和表面背后的东西。

认知理论认为，在核心信念发生改变之前，必须先改变由外层工具信念控制的行为和认知策略。在很大程度上，工具信念所遵循的策略决定了患者将进入什么样的情境；他们将如何操纵情境，由此其他人将如何表现；或者他们会得到什么信息。因此，如果不改变策略，与现有条件信念和核心信念不一致的信息将不可用或无法处理，也就不会导致图式更改。

核心信念的起源

图式和核心信念在人很小时，甚至是语言前期就开始发展。众所周知的例子是依恋。基于对照顾者亲近和抚慰行为的天生需求，尤其是在压力时刻，婴儿开始发展依恋表征，这种表征会对以后的发展产生持久的影响，包括自尊、情绪调节和亲密关系。例如，对看护者产生安全依恋的孩子往往会发展出健康的自我价值和对他人的积极看法，这意味着他们倾向于信任他人，并同样尊重自己和他人的需求。经历不安全依恋的孩子往往会对自己和他人产生负面看法。但是后来形成的图式，也就是核心信念，也可以包含非语言意义。虽然我们可以用语言来描述核心信念，但这并不一定意味着它们在记忆中以语言的方式表现出来。其中一个含义是，试图改变信念的纯口头方式可能会失败（患者可能会说："我明白你的意思，但我没有感觉。"），还需要其他方法。

图式形成的第一种方式是通过直接（感官）体验。经典条件反射和操作性条件反射发挥了作用，例如，当一个孩子在表达负面情绪时反复受到惩罚，可能会导致"情绪不好"和"我是一个坏人（因为我经历了这些情绪）"等核心信念。第二种方式是通过模仿：观察别人的行为，这为孩子提供了一个被内化的图式模型。第三种方式是通过口头信息，如故事、警告或指示。最后，由于人们试图理解经验和信息，个人原因在图式的形成过程中起着重要作用。这意味着智力及所有对这些能力产生影响的因素，如发展阶段、文化、教育等，都发挥了作用。但这最后一种方式也意味着某种巧合；人们对新信息的利用有一个机会因素，它被浓缩在一个示意图中。

理解促成这种"有意义的经历"的因素有助于改变核心信念。例如，当受到父母的虐待时，孩子们通常会认为他们自己一定是坏的。童年期和青春期是基本图式的形成阶段，但即使成年期的图式改变更加困难，也并非不可能改变。心理治疗就是这样一种方法。

发现并形成核心信念

在临床实践中，治疗师需要发现并充分阐述患者问题背后的核心信念，以充分解决问题。这是如何实现的呢？

Padesky（1994）提出的一种方法是，治疗师可以直接询问来访者对自我的核心想法

("这说明了你的什么？"），对他人的看法（"这说明了别人的什么？"），对世界的看法（"这说明你的生活/世界/事情一般如何发展？"）。为了找到真正的核心信念并防止回避，在讨论特定问题时激活足够的情感可能是很重要的。

另一种方法是使用一种结构化的认知技术，称为箭头向下技术。起点是自动思维或在具体情况下触发的情绪。然后治疗师会问这个想法或情绪对患者意味着什么（治疗师可能会加上"如果那是真的"），然后继续问，直到发现一个无条件的基本想法，这个想法显然是最初情境中情绪反应的根源。这里有一个例子：

患者：我的升职申请被拒绝了。

治疗师：这对你来说意味着什么？

↓

患者：我没有达到期望。

治疗师：（如果那是真的……）这对你来说意味着什么？

↓

患者：我把一切都搞砸了。

治疗师：（如果那是真的……）这对你意味着什么？

↓

患者：我是个失败者。

治疗师：（如果那是真的……）这对你意味着什么？

↓

患者：我什么都不是。

请注意，治疗师并不挑战患者所表达的中间想法，而是暂时接受它们，直到确定核心信念为止。一个非常类似的过程可以用来引出关于其他人和整个世界的核心信念（"这对其他人意味着什么？"）。

另一种方法是让患者想象出当前问题的根源，并询问他们的感受和想法。例如，治疗师可能会要求被拒绝升职的患者闭上眼睛，再想象一下当他得知自己被拒绝升职时的负面感受。治疗师指导患者尽可能生动地想象场景，然后关注情绪。随后，治疗师指导患者让画面消失，但要保持情绪不变，看看是否有任何早期（童年）记忆自动浮现。如果是这样，治疗师指导患者通过关注知觉细节、情感和想法来重新体验。这些想法可能揭示了核心信念；如果不是，治疗师可以问患者这种经历对他意味着什么。回到那个没有得到晋升的患者的例子，他说他记得父亲在他小时候嘲笑他对某种运动有"愚蠢"的兴趣，让他觉得自己毫无价值，一无是处。类似的意象技术可以用来关注创伤性经历，并发现与这些经历相关的"封装的信念"。

在确定核心信念时，询问患者希望如何看待自己，以及希望他人和这个世界是什么样子是很有帮助的。这些愿望通常与患者的消极核心信念相反。例如，被拒绝升职的患者可能会说，他希望自己被看作有能力的人，受到他人的欢迎和认可，这个世界应该是公正的。

信念和图式问卷也可以作为一个起点来讨论哪些核心信念在分数升高中起作用。探索那些被高度评价的特殊物品也能提供重要的线索。

重要的是，核心信念要以有意义的方式措辞：治疗师应与患者合作，找到最好的构想，问患者在从 0 到 100 的范围内对它的可信度（例如，你如何评价这一信念"我一无是处"），其中 100 是最高可信度。如果评级不是很高，那么这种表述应该进行调整——它还没有反映出核心信念。然而，有时人们有双重信念体系，在某些情况下相信核心信念，而在其他情况下不相信。在这种情况下，获得两个可信度评级是很重要的。例如，一个惊恐障碍的患者可能会说，她完全相信自己有一颗健康的心脏，但体验到特定的身体感觉，如心绞痛时，她认为自己的心脏状况很危险。

改变核心信念

改变核心信念的三种常见方法是推理、实验检验和实证干预。

推理

使用苏格拉底式对话和其他理性的方式来刺激患者反思他们的核心信念，治疗师可以使他们对这些信念产生怀疑，并带来改变。例如，可以回顾支持和反对该信念的论据（正反两方面的技术），重新解释原来的情况或者构建该信念基础的情况等（更多的技术参见第二十一章）。以下三种特定的技术在改变核心信念时可能特别有用。

调查（因果）关系。当来访者强烈相信功能失调的关系时，可以使用这种技巧（Padesky，1994；Arntz et al.，2009）。假设来访者认为工作成就是获得他人喜爱和爱戴的唯一途径，将原因作为 x 轴（工作成功），结果作为 y 轴（被喜爱）画在白板上。来访者画出代表他的假设的对角线。治疗师询问来访者是否同意：如果他的假设是正确的，所有的人都会聚集在这条线上。接下来，治疗师让来访者想想具体的人，工作非常成功的人，工作非常不成功的人，被爱的人，被恨的人。将不同的人放在二维空间中，很明显没有数据可以落在假设的对角线上。这可以帮助来访者重新评估工作上的成功意味着被爱的想法，以及如何实现他最看重的东西，如与家人和朋友保持良好的关系。

责任饼图。改变核心信念的另一种视觉辅助工具是责任饼图，通常在产生过度负责的信念时使用（Van Oppen et al.，1994）。如果来访者有过度负责（或内疚等）的倾向，治疗师可以反复将这一技巧应用于该特定情况。首先，治疗师问来访者他觉得自己有多负责，用百分比表示。接下来，绘制一个饼图，列出在导致特定事件中起作用的所有因素，并给出其中的一部分表示责任百分比。在添加了所有其他因素之后，再将来访者的因素放在饼图中。这些来访者通常没有关于偶然性机会的图式；他们倾向于相信发生的一切都是由故意的力量造成的。因此，为了给偶然因素一个适当的比例，研究这个"机会概率"概念是很重要的。这种技巧通常会导致来访者对问题的责任百分比发生巨大变化。

多维连续评级。此技术可用于来访者进行二分法和（或）一维推理，得出基于更微妙评估的更好结论（Padesky，1994；Arntz et al.，2009）。例如，来访者可能会因为自身的单一属性，说自己对其他人来说没有价值，并且觉得只有两个类别（无价值和有价值）。这项技术首先列出使人变得无价值的特征。接下来，为每个属性绘制一个直观模拟标度尺（visual analogue scale，VAS），其中的锚表示属性上的极端位置。该技术帮助来访者认识到，大多数结论应该基于对多个方面的细致评估。

试图通过推理来改变核心信念存在一定问题：来访者可能在推理能力上有限，并且推理的洞察力可能不会影响核心信念。例如，来访者可能会回答："我明白你的意思，但我感觉不到。"在这种情况下，实验检验和实证干预方法可以帮助改变"感觉水平"。

实验检验

实验可以用来检验信念是否站得住脚。制定明确的预测是很重要的，这样它们就可以与实验的可观察结果相比较。假设一位来访者认为自己有弱点，如果被别人发现，他就会被拒绝。来访者可以通过分享他认为暴露了自己弱点的个人感受来进行测试，然后观察别人的反应。在实验结束前，让来访者写下旧的和替代的信念与预测，以及它们如何被观察，然后让他们写下他们在实验中观察到的结果，这是很有帮助的。这位来访者的功能失调的信念的预测可能是其他人会拒绝他，导致批评、谈话的结束，或者其他人再也不想见到他。另一种预测可能是，其他人会欣赏他的开放态度，并通过说同情的话、分享亲密感觉或继续这段关系来表示接受。应特别注意防止来访者使用干扰试验的安全行为。例如，如果来访者只是随便提到一个"弱点"，而谈话的重点是在另一个话题上，其他人很可能会忽略这句话。来访者后来可能会说，这证明他们拒绝他是因为他的弱点。一个合适的测试应该是当别人完全理解他所说的话时，分享他的"弱点"。

在更严重的情况下，来访者可能还不能形成替代和更实用的信念。在这种情况下，来访者的核心信念似乎是唯一可以考虑的想法。在现有的信念被驳倒之前，最好不要形成可供选择的信念（Bennett-Levy et al.，2004）。

实验检验为信念的支持和反对提供了有力的证据，因此对信念的改变很重要。大多数来访者更相信他们自己的经验而不是抽象的推理。

实证干预

实证方法依赖于人类的想象能力，在感觉、情感、行为和认知渠道被激活的同时，带来新的信息。20世纪60年代和70年代，实验性方法被广泛应用，名声不佳，但如今它们已被广泛地整合到CBT和循证治疗中。下面将讨论三种主要的技术。

意象。研究表明，与语言思维相比，意象与情感的联系更紧密，可以导致更深、更持久的变化（Hackmann et al.，2011；Holmes et al.，2010）。也许改变核心信念的最重要的意象技巧是意象重塑（Arntz et al.，1999），在这一过程中，一个人试图识别过去事件的记忆，这些记忆是核心信念形成的根源，而核心信念通常是在童年时期形成的。识别这些记忆的一个好方法是让来访者闭上眼睛，让他想象最近经历的一个问题。治疗师指导来访者使其尽可能生动地想象这种体验，把注意力集中在感知、感觉和思考上。接下来，治疗师指导来访者坚持这种情绪，但不要去想它，看看是否会出现童年时期的画面（建立情感桥）。接下来，治疗师指示来访者报告年龄和此时情况，并把重点放在来访者的感知（"你在身体里看到、听到、闻到、感觉到什么？"）、情感体验、思考和需求上。换句话说，治疗师邀请来访者从第一人称的角度体验事件的顺序，就好像它发生在此时此地。

如果来访者能回忆起（心理上）创伤性的记忆，并且情绪唤起足够高，治疗师就能介入幻想，进入图像，通过停止虐待和忽视、纠正作恶者、照顾孩子的进一步需求进行干预。换句话说，原始经验的意义是通过幻想中不同结局的经验来修正的。虽然这种方法不会覆盖原始记忆（不会丢失记忆或所发生事情的事实信息），但原始事件的意义往往会发生巨大变化（Arntz，2012）。在不太严重的情况下，或者在后期的治疗中，来访者可以想象自己作为一个成年人进入现场，面对作恶者，照顾孩子。

角色扮演。这种技术可以用于建立几乎所有与创建核心信念或测试它们相关的情况。使用角色扮演的三个例子是历史角色扮演、象征性角色扮演和专注于当下的角色扮演。

在历史角色扮演中，来访者和治疗师扮演的情景来自来访者的过去（通常是童年），这些情景有助于核心信念的形成（Padesky，1994；Arntz et al.，2009）。来访者描述情况和其他人的行为，通常是（但不一定是）父母（为了方便起见，我描述了子-父交互的角色扮演）。然后，治疗师扮演家长，来访者扮演孩子。这通常会导致信念和伴随的情绪的快速激活。有两种选择来解决这些信念：角色扮演重新解释和角色扮演重演。

当孩子们可能误解了父母时，就会采用角色扮演重新解释的方法，这样角色就转换了。治疗师指导来访者扮演家长的角色，并从家长的角度了解他们的想法、情绪和意图。治疗师扮演来访者。然后，他们讨论来访者在父母角色中的经验，并将其与最初的解释进行比较。治疗师强调差异，并刺激来访者重新解释原来的情况。来访者现在有了新的解释，从而对父母表现出不同的行为（如他将更果断地请求关注，因为他意识到他的父亲之所以没有回应，是因为父亲卷入了自己的麻烦，而不是认为孩子毫无价值）。

在角色扮演重设选项中，角色扮演相当于意象重设。角色扮演在干预的恰当时机重新开始，治疗师介入，纠正父母（停止虐待，带来安全）。请注意，此时没有任何人扮演家长（如他或她可以坐在一张空椅子上）。接下来，治疗师照顾孩子，说一些安慰的话，纠正错误的解释，给出一个健康的解释（"这不是你的错。你的父亲有酗酒的问题，失去了对挫折的控制，这就是为什么他打你，说这些可怕的话——不是因为你是个坏孩子。"）在后期的治疗中，或者当与健康者一起工作时，来访者可以作为一个成年人进入游戏，与父母交谈，并照顾孩子（现在没有人扮演了）。治疗师可以充当来访者的教练。

在象征性角色扮演中，治疗师和来访者设置了一个与核心信念有象征性关联的情境，但这种情境从未发生过，也永远不会发生。法院游戏就是一个例子，它是为了挑战关于责任的核心信念而发展起来的（Van Oppen et al.，1994）。在这个角色扮演中，一个具体指控相关的核心信念是如果它被带到法庭（例如，"被告对行人的死亡有负罪感，因为他有侵入性的想法，认为行人可能被行人没有看到的汽车所杀害，但是他并没有采取行动或防止事故发生"）。来访者和治疗师可以扮演不同的角色（公诉人、被告辩护人、法官、陪审团）并交换意见。在（幻想）案例中体验不同的观点有助于来访者重新考虑他们最初的信念。

最后，核心信念可以在专注于当下的角色扮演中得到检验。从某种意义上说，这是一个角色扮演的行为实验，在这个实验中，来访者可以改变角色，从不同的角度看问题，这有助于他们发现自己给别人留下的印象。

多把椅子。这种技术来源于格式塔治疗（Gestalt therapy），可以以不同的方式应用。基本的想法是把不同的观点放在不同的椅子上，让来访者坐在这些椅子上，表达这些观点。

例如，来访者可以在一把椅子上表达自我惩罚的核心信念，表达自我对另一把椅子的影响和需求；在另一把椅子上表达一种新的、健康的观点。在另一个应用中，治疗师可以挑战象征性地放在一张空椅子上的核心信念，而来访者在观察。这样，来访者就可以远离自己的核心信念，而不会因为自己被批评而感受到治疗师的挑战。来访者可以和治疗师一起挑战核心信念，在后期的治疗中，来访者可以独自完成大部分具有挑战性的工作，只需要治疗师的一些指导。在另一种变化中，过去或现在的关键人物被象征性地放在空椅子上，刺激来访者表达他们的观点。

变化的过程

本章所讲述的治疗方法被认为是有临床帮助的，因为它们改变了核心信念（Wild et al., 2008）。更广泛地关注本书中讨论的面向过程的研究，我们需要知道，像意象重塑这样的方法是否也会改变认知解离（参见第二十三章）、自我接纳（参见第二十四章）或正念（参见第二十六章）等过程，但这些方面的最早步骤支持了这种可能性（Reimer, 2014）。

结论

核心信念可以通过许多干预措施来解决，这里采取的立场是使用不同的方法：推理、实验检验和实证干预。来访者对每种干预措施的敏感性可能不同，所以最好能选择干预措施并整合各种方法。在这一章中，我强调了体验不同信息的重要性，而不仅仅是试图用口头推理来说服来访者。这样做的原因是，尽管治疗师和来访者可以用语言表达自己的核心信念，但这些表述并不总是接受口头辩论的。来访者经常需要在感觉和情感层面上经历不一致。

当前关于心理治疗效果的思考是旧的（功能失调的）图式和新的（功能的）图式在检索上的竞争（Brewin, 2006）。换句话说，每遇到一个相关的线索，旧的图式就有可能被激活，而功能失调的核心信念支配着这个人。然而，基础研究表明，有可能改变原始知识表示的意义（Arntz, 2012）。如果是这样，这将对实践产生重要的影响，因为改变原来的表征要比建立一个新的表征来与旧的表征竞争更好。例如，当两种表征必须竞争时，复发的风险要比原来的表征可以改变时高得多。未来的研究将阐明这个问题。

（史俊研　赵　婧译）

参 考 文 献

Arntz, A. (2012). Imagery rescripting as a therapeutic technique: Review of clinical trials, basic studies, and research agenda. *Journal of Experimental Psychopathology, 3*(2), 189–208.

Arntz, A., & van Genderen, H. (2009). *Schema therapy for borderline personality disorder.* Chichester, UK: Wiley-Blackwell.

Arntz, A., & Weertman, A. (1999). Treatment of childhood memories: Theory and practice. *Behaviour Research and Therapy, 37*(8), 715–740.

Beck, A. T. (1967). *Depression: Clinical, experimental, and theoretical aspects.* Philadelphia: University of Pennsylvania Press.

Bennett-Levy, J., Butler, G., Fennell, M., Hackmann, A., Mueller, M., & Westbrook, D. (Eds.). (2004). *Oxford guide to behavioural experiments in cognitive therapy.* Oxford: Oxford University Press.

Brewin, C. R. (2006). Understanding cognitive behaviour therapy: A retrieval competition account. *Behaviour Research and Therapy, 44*(6), 765–784.

Hackmann, A., Bennett-Levy, J., & Holmes, E. A. (Eds.). (2011). *Oxford guide to imagery in cognitive therapy.* Oxford: Oxford University Press.

Holmes, E. A., & Mathews, A. (2010). Mental imagery in emotion and emotional disorders. *Clinical Psychology Review, 30*(3), 349–362.

Padesky, C. A. (1994). Schema change processes in cognitive therapy. *Clinical Psychology and Psychotherapy, 1*(5), 267–278.

Piaget, J. (1923). *Langage et pensée chez l'enfant* (1st ed. with preface by É. Claparède). Paris: Delachaux et Niestlé.

Reimer, S. G. (2014). *Single-session imagery rescripting for social anxiety disorder: Efficacy and mechanisms.* Doctoral dissertation, University of Waterloo, Ontario. Retrieved from UWSPACE, Waterloo's Institutional Repository. (hdl.handle.net/10012/8583).

Van Oppen, P., & Arntz, A. (1994). Cognitive therapy for obsessive-compulsive disorder. *Behaviour Research and Therapy, 32*(1), 79–87.

Wild, J., Hackmann, A., & Clark, D. M. (2008). Rescripting early memories linked to negative images in social phobia: A pilot study. *Behavior Therapy, 39*(1), 47–56.

第二十三章　认　知　解　离

J. T. Blackledge，PhD

定义和背景

　　认知解离（cognitive defusion）是指通过增加对思维内容或字面意义之外的思维过程的觉察，来减少思维的自发情感和行为功能的过程。尽管这个词出现在接纳承诺疗法中（Hayes et al.，2004），最初被称为去字面化（deliteralization）（Hayes et al.，1999），但它与其他过程密切相关，如抽离（distancing）（Beck，1976）、去中心化（Fresco et al.，2007）、正念（Bishop et al.，2004）、元认知意识（Wells，2008）和心智化（Fonagy et al.，1997）。在这个简短的章节中，笔者将广泛地使用这个术语，同时结合其他概念和方法。更广泛地使用该方法似乎是适当的，因为已有一些研究（Arch et al.，2012）表明，认知解离可以调节传统认知行为方法的结果。

　　认知解离技术和策略的设计是为了帮助心理治疗的来访者不那么按照字面意思理解有问题的想法，并使他们在有问题的想法不断减少时能够以更有效的方式行动。例如，一位来访者因各种自我感知的缺点而认为自己不可爱，他可能不会去追求一个非常渴望的浪漫伴侣，或者他可能不会向伴侣充分地表达自我而建立有意义的亲密关系。解离的方法可以帮助来访者减少"我不可爱"或相关的想法。即使这些想法存在，也可以帮助他以各种方式表现，从而建立亲密关系和被爱。

　　在解离及相关过程的结构中嵌入了这样一种假设，即思想或话语可能无法捕捉到所有直接经验的丰富性和深度。即使来访者不能发现人类经验的复杂性，他们通常也会将想法（尤其是令人信服的想法）视为真理的最终仲裁者。当我们与思维"融合"的时候（即当我们从字面上理解它们时），"思维调节行为而不需要任何来自我们直接经验的额外输入"，这时候，"行为的前因就会直接引发行为后果而让人感到无能为力"（Hayes et al.，2012）。打个比方，人类的思想是事件的代表，但这个思想通常是一个三维世界的二维快照。从技术上讲，"认知融合是一个过程，排除其他变量，通过言语事件对反应施加强烈的刺激控制"（Hayes et al.，2012）。解离方法的设计是为了增加认知的灵活性，允许来访者参与其他直接经历的事件，希望能够采取更有效的行为。

　　解离策略和传统的认知重组都基于这样一个假设，即思维会成为有效行动的障碍，并导致潜在的问题情绪反应。然而，传统的认知视角（Beck，1976）强调为了情感和行为变化，改变认知内容的重要性（参见第二十一章），而解离、去中心或元认知觉则更多地强调一个人与自己思维的关系——也就是说，在强调思维产生的语境下。

　　当人们说话时，各种各样的语境因素都存在，而他们的话语只是字面意思。一个人说话有一定的语速——语速既不能太快（就像拍卖商说的那样），也不能太慢（想象一下，如把这个句子的每个音节都拉长数秒）。遵循各种语法规则，以便形容词、副词、名词和动词能正确地表达意思。"正确的"词语需要被用来指讲话中提到的各种"事物"。说到一个富含情感的想法时，韵律、情绪变化和非语言行为通常与所表达的情绪或情感相匹配（例如，想想人们在真正表达愤怒或悲伤时的表情和声音）。也许最重要的是，当说话是按字面意思来理解时，人们关注的是说话的内容，而不是形成和说出这些话的过程（比如，听者会仔细地跟随一个思路，而不是把注意力集中在与形成单词相关的生理感觉或每个音节发出的声音的声学特性上）。如果你在演讲的时候太过专注于演讲的过程，你可能会很快偏离你的思路。

换句话说，因为人们生活在语言刺激–文字语境，所以人们的行为终生被文字形式强化。这种"文字语境"（Hayes et al.，1999）引导着语言和认知事件以与其内容一致的方式运行。思维的形式可以激发特定的情感、认知和行为反应，但只有在产生这种效果和影响的语境中才有效（Hayes et al.，2003 或 Hayes et al.，2012）。解离是故意改变字面意思的语境，违反上面讨论的一个或多个正常条件或语言参数，从而破坏有问题的想法的即时功能，使来访者不按照字面意思的想法行事的方法。

一个经典的解离方法是单词重复，这是 Titchener（1907）在一百多年前首次描述的方法。假设一个人大声说出 "milk" 这个词，结果可能出现各种各样的图像。听众可能会想象一个装满牛奶的杯子，或者想象牛奶喝起来是什么味道，喝起来是什么感觉。读者在阅读下一个句子之前，可能会花一点时间来思考牛奶的各种感知特性。现在，作为练习，大声说出 "牛奶" 这个词，一遍又一遍，大约 30 秒后，再继续下一段。

你可能会注意到，大约 20 秒后，最初由"牛奶"这个词引起的图像和其他感觉基本上消失了。剩下的就是你喉咙和嘴巴的生理感觉，不断发出奇怪的叫声，听起来像 "MALK"。

当我们按照字面意思使用语言时，我们通常不会一遍又一遍地重复同一个单词。这样做违背了文学语境中一个重要的固有的语言参数，并暴露了这个词的正式含义：身体感觉和任意的声音。当在字面意义上说或想时，这个词的作用是产生心理意象和感觉，即使所指的"事物"并不存在。

本章的其余部分将讨论一个可用于治疗的解离技术的抽样，以及对支持解离的经验文献的简要回顾和关于其使用的警告。参见 Blackledge（2015）的书中关于解离治疗方法及其实际应用的内容。

实施

因为使用解离技巧涉及的语言方式与规范明显不同，它们可能会让来访者感到奇怪，并可能令人不快。在建立治疗关系和来访者开始理解这些技巧之前，最好使用更微妙的解离策略。使用"头脑"和"想法"的语言习惯，将想法定义为头脑的产物，并将它们简单地标记为"想法"（而不是明确为对的现实的反映）。可以在第一次访谈时就开始使用，以减少来访者错误想法的融合。以下是一些使用这些语言惯例的例子：

来访者：在我生命的大部分时间里，我都觉得自己在任何地方都不合群——我有点不对劲。

治疗师:（感同身受）"我在哪儿都不合群。我有点不对劲。"这些都是让人难过的想法。当你在想"我有问题"的时候，还有什么其他想法出现吗？

来访者:什么意思？

治疗师:嗯，我猜你可能会想一些具体的你的问题，你过去做错的事情……

来访者:哦，我明白你的意思了。我对事情过于焦虑了。我总是把事情搞砸。

治疗师:这种想法多久出现一次？它是恒定的还是在某些情况下更容易发生？

来访者:我想它不是持续出现的。我认为它更多出现在我和其他人在一起的时候，尤其是那些我喜欢的人或者想让他们喜欢我的人。

治疗师:是的，当压力出现的时候——也就是那些可怕的想法、焦虑、自我怀疑出现的时候？

来访者:完全正确。

治疗师:在这种时候，你还会有什么想法？

来访者:视情况而定。通常我担心别人会怎么看我，担心我会说一些愚蠢的话，担心他们会不喜欢我。

治疗师:我想我明白了。听起来你对做错事有很多悲观的想法——很多关于事情不会有好结果的想法。

这些"想法"和"思维"的惯例实际上在许多形式的治疗中都很常见，它们可能有助于解释来访者在这些治疗中早期所体验到的一些益处。这样的惯例可以很容易整合到评估（和以后的部分）中，允许临床医生同时收集来访者的相关信息，帮助她从不同的角度看待自己的问题。虽然这种语言的使用通常不会对其本身产生深远的影响，但来访者更容易透露痛苦的想法，而且这些想法在使用时不那么具有煽动性，这很常见。同样重要的是，使用这些惯例有助于使来访者更一致地将思维识别为思维，有助于以后使用更强有力的解离技术。

更改其他文字语言参数

来访者的"语境"可以通过多种方式进行破坏，这些方式比使用上一节中的简单语言惯例更强有力。必须强调的是，为了避免治疗无效，侵入性更强的解离技术不应该常规使用，除非治疗师与来访者表现出良好的共情。为了达到同样的目的，来访者应该明白，不是他的个人叙述本身受到质疑，而是治疗师和他正在共同努力，揭示语言和思想一般都是值得怀疑的，我们的头脑声称知道的比他们实际知道的多得多。最后，这些技术通常不是以预先计划的、结构化的方式使用，而是作为一种灵活的、自然的反应，以应对来访者正在为一个问题而挣扎的时候，并且似乎与他的叙述内容相对融合。

单词重复练习。本章前面介绍的单词重复——"milk"练习，可以作为一种相对侵入性的解离练习。探索它的用途的一种方法是把它当作一种实验。

治疗师:我想从另一个角度看看你纠结的问题，看看是否会有不同的事情发生。我不知道如何消除这些困难而熟练的想法，但我确实知道如何从不同的角度来看待这些想法。这个练习最初的时候似乎和我们正在谈论的内容没有太大关系，但是你愿意尝试一些不同的东西作为一种试验吗？我们试验一下，看看它是否有用。

　　在介绍了试验的概念之后，"milk"练习就像几页之前介绍的那样进行了。然后治疗师要求来访者将他的痛苦想法浓缩成一两个词（例如，一个认为自己是坏人的人可能会把这个想法浓缩成"I'm bad"）。就像牛奶的例子一样，治疗师可能会让来访者大声说一次那个词或者短语，注意呈现出的一系列感受和想法。然后，让来访者大声、快速地重复这些话，大约 30 秒后，治疗师再次要求来访者留心出现了什么经历和感觉。通常选择用 30 秒，因为研究表明，在该数量的时间后效益达到了一个渐近线（Masuda et al., 2004）。在这段时间结束时，来访者将会有一个明显不同的体验。与之相关的情感强度可能会有所减弱，他们可能不再那么严肃地对待这个想法，或者至少感觉这个词奇怪或可疑等。一个完成练习的好方法是这样说：

　　治疗师：我想知道"I'm bad"是否很像"milk"——你的大脑很擅长让你认为它是真的时候。它很擅长让你相信"badness"的存在，就像它很擅长让你相信"milk"的存在一样——即使它真的不存在。如果这只是词语的作用呢？词语试图让我们相信它们已经描述了事物的全部真相，而实际上它们只是声音和感觉。

　　"有……"想法。上面讨论的"思想"语言惯例可以更加明确。当来访者被一个令人痛苦或适得其反的叙述所困扰时，请她在叙述每个想法之前说出"我有这样的想法……"这句话，通常可以帮助她消除这些想法。这种技术可能有至少两个原因有助于解离。首先，它明确地把每个想法都标记为"想法"，当一个人字面理解语言时，这是不可能完成的事情。其次，在叙述中每一个想法出现之前都要费力地重复这句话，这样会让事情慢下来，把相对快速的思路——这是文字语境的一个标志——减少到一种更笨拙、停顿的速度，这种速度通常会改变这些想法的体验方式。使用这种技术的治疗师和来访者之间的交流可能如下：

　　来访者：差不多有 20 年了。我就是无法振作起来。我试过了所有我能想到的方法，但都没用。我没救了，而且永远没救了。这是毫无意义的。试图提高自己是没有意义的，因为我做不到。

　　治疗师：我听懂你了。这种情况已经持续了很长一段时间。我想也许我们可以把速度放慢一点。你看起来被这些想法困住了。你愿意从一个不同的角度来看待它们吗，这样也许可能有助于治疗。

　　来访者：我想是这样。什么观点？

　　治疗师：好吧，把我们的每一个想法都看作是有危险的。如果你愿意，我希望你继续告诉我你现在的情况。但这一次，我希望你在说每句话之前都说"我有一个想法"。

　　来访者：我不知道这怎么能让我脱离这种想法。我已经这样想了很久了。

　　治疗师：我听懂你了。这可能不会改变这些想法。但这可能会改变你对这些想法的看法。你愿意试一试吗？

　　来访者：好吧。

　　治疗师：好。所以，你在谈论这些想法是如何让你感到绝望的，它是如何让你的生活无法正常运转的。

　　来访者：我不能。我是说，我之前跟你说过我把和我妻子的谈话搞砸了。我……

　　治疗师：好的，我打断一下。你能说，"我有一个想法是我觉得我把和妻子的谈话搞砸了"。

　　来访者：我有一个想法是我确实把和妻子的对话搞砸了。

　　治疗师：然后，请你对下一个想法以"我有一个想法……"开始。

　　来访者：但是我真的……我是说，我觉得我真的把我和我妻子的事情搞砸了。我不应该那么严厉的……

　　治疗师：还有哪个想法？

　　来访者：我有一个想法我不应该对她那么严厉。

　　治疗师：下一个呢？

　　来访者：我有一个想法我总是这么做，我有一个想法我不明白为什么她还和我在一起。

　　治疗师：很好。

　　来访者：我有一个想法我配不上她……我有一个想法我什么都配不上。

　　治疗师：好。

　　慢慢说、唱歌和"恶搞"。极大地改变说话的速度（Hayes et al., 1999）或以与内容明显不一致的方式表达思想会导致解离。关于改变语速，让来访者以尽可能慢的速度和足够快的语速说话更简单。类似于上述记录的基本原理可以用来介绍这项工作。语速应该非常慢——迅速地数到 5 是一个音节（大约 2 秒）似乎是这种技术的有效速度。如果说得太快，往往会记住太多单词的意思。

　　有很多方法可以帮助来访者表达他们的想法，但如果他准确地表达了他们的情绪，那么这些方法就与他"应该"表达的方式有很大的不同。智能手机上有各种各样的应用程序可以改变说话人的声音质量。这些应用程序会暂时记录下你说的话，然后用另一种声音回放。此类应用程序的一个优点是，一个人可以根据需要在会话之间轻松地使用它们。许多人有多种预设选项[如 "chipmunk"（花栗鼠）、"robot"（机器人）和 "helium"（氦）的声音]，这些选项通常会极大地改变录制声音的音调和音高。应用商店的搜索结果中会显示几十个应用程序，但值得注意的是，许多应用程序并没有显著地改变声音，不足以帮助促进解离。建议提前测试你为来访者推荐的应用程序，帮助来访者在选择的应用程序中找到产生更好解离效果的语音设置。

　　治疗师可以直接要求来访者"改变他的语气"。如果来访者愿意，治疗师可以让他用自己最喜欢的卡通人物或超级英雄（或任何带有非常独特语调的电视或电影角色）的声音说出一个令人烦恼的想法。声音的语气和整体的"感觉"必须至少与最初的情绪基调不一致。例如，用 Christian Bale 的蝙蝠侠声音说出焦虑或不安的想法，或者用米老鼠的声音说出充满悲伤的想法，都可以很容易地促进解离。另一种选择是，来访者可以用欢快的曲调唱出痛苦的想法，用歌剧或其他夸张的或感情前后矛盾的嗓音，或以和想法不一致的文字。这种侵入性的解离技术必须建立在良好的共情治疗关系上，而且来访者明确理解不是嘲笑他的叙述，而只是从不同的角度来看。

　　将思想写在卡片上。把来访者痛苦的想法和情绪一个接一个地写下来，放在来访者面前的桌子或书桌上，可以帮助来访者实现解离。当每个想法都被写在一张单独的索引卡或一张纸上（而不是连续地写在一页纸上）时，这种策略可能会发挥最佳效果，从而在空间上分解叙述，并在视觉上突出每个想法是单独的。即使是对练习的反应或评论，也应该写下来，以强调所有的想法都只是想法，并建立一个更一致的解离方案。就像"我有个想法……"的语言惯例一样，治疗师通常应该小心地写下来访者透露的每一个想法。这有助于抵消自然的社交和治疗性的吸引力，来讨论来访者在文字层面上说了什么。

一旦生成了多个（甚至几十个）卡片，就可以采用多种方式使用它们。当这些想法被写下来并放在桌面上时，让来访者看到这些想法的组合就能起到强大的干扰作用。如果来访者愿意，她可以把卡片折叠起来放在口袋里，因为她从事重要活动时可能会产生类似的想法和感觉。它们可以作为原始经验教训的一个提醒和延伸，并作为一个隐喻经验，即当她从事活动时，麻烦的想法可以简单地携带。

在另一项真实的训练中，治疗师试图在来访者坐着的时候将每张索引卡扔在来访者腿上，尽可能让来访者避免接触各种想法。让来访者回想一下这段经历是什么样子的，这通常包括注意到这段经历有多疯狂，以及最终是如何联系上自己大部分多余的想法的。然后重复这个练习，让来访者简单地把"想法"放在膝盖上。通常情况下，来访者会意识到，他们可以简单地允许一些麻烦的想法以想法的形式存在，他们也不需要为了赶走它们而做出无聊而徒劳的努力。

实证研究

在已发表的研究、治疗结果研究、中介研究和模拟实验室实验中（Blackledge，2015），认知解离干预的效果已经被评估了几十次。认知解离的新方法已经被开发出来，并在理论上以一致的方式起作用（Gillanders et al.，2014）。最近的一项荟萃分析（Levin et al.，2012）表明，解离方法对难以置信的想法和悲痛有持续的积极影响。

提醒

如果没有一个强大的治疗联盟或对治疗的基本原理不清楚，大多数的解离技术有可能使来访者感到无效（Blackledge，2015）。当与其他方法一起使用时，以下这两个额外的说明会对理解治疗很有帮助。

混合使用解离和思维改变策略。 在使用技巧的同时，如果暗示来访者必须对其经历进行不同方式的思考，可能会导致来访者和治疗师的困惑。选择在治疗中使用解离技巧的治疗师应该仔细考虑他们正在使用的其他技巧背后是否存在任何可能造成混淆的直接或隐含的矛盾。如果治疗师决定同时使用具有潜在矛盾假设的技术，这本身就需要一个连贯的理论基础。例如，治疗师可能会要求来访者考虑，学会以不同的方式思考来提供新的情感或行为选择。如果认知改变策略有帮助，那么就使用它们；如果学习如何把想法简单地看成是想法的策略效果更好，那么就使用这些策略。

认知解离。 在现代过程导向的 CBT 的背景下，认知解离是众多心理过程中的一个，可以帮助来访者从消极的想法中"解脱"出来，并在出现心理困扰时促进更大的心理灵活性。迄今为止的模拟成分解离研究表明，解离至少在短期内可以减少心理痛苦。治疗结果的研究也一再表明，随着时间的推移，解离会减少痛苦。然而，在这两种情况下，即使存在心理压力，也始终明确地将解离作为一种体验更充实和更有活力的生活方式。对于一些来访者来说，使用解离技术可能会引起判断和意义的问题，来访者会对何时使用解离技术感到困惑。与价值驱动的治疗策略一起使用（参见第二十五章）可以帮助回答这些问题，即当自动思维阻碍时，解离是一种工具，可以促进来访者自身对价值和意义的追求。

（史俊研　仝玉杰　译）

参 考 文 献

Arch, J. J., Wolitzky-Taylor, K. B., Eifert, G. H., & Craske, M. G. (2012). Longitudinal treatment mediation of traditional cognitive behavioral therapy and acceptance and commitment therapy for anxiety disorders. *Behaviour Research and Therapy, 50*(7–8), 469–478.

Beck, A. T. (1976). *Cognitive therapy and the emotional disorders.* New York: International Universities Press.

Bishop, S. R., Lau, M., Shapiro, S., Carlson, L., Anderson, N. D., Carmody, J., et al. (2004). Mindfulness: A proposed operational definition. *Clinical Psychology: Science and Practice, 11*(3), 230–241.

Blackledge, J. T. (2015). *Cognitive defusion in practice: A clinician's guide to assessing, observing, and supporting change in your client.* Oakland, CA: New Harbinger Publications.

Fonagy, P., & Target, M. (1997). Attachment and reflective function: Their role in self-organization. *Development and Psychopathology, 9*(4), 679–700.

Fresco, D. M., Moore, M. T., van Dulmen, M. H. M., Segal, Z. V., Ma, S. H., Teasdale, J. D., et al. (2007). Initial psychometric properties of the experiences questionnaire: Validation of a self-report measure of decentering. *Behavior Therapy, 38*(3), 234–246.

Gillanders, D. T., Bolderston, H., Bond, F. W., Dempster, M., Flaxman, P. E., Campbell, L., et al. (2014). The development and initial validation of the cognitive fusion questionnaire. *Behavior Therapy, 45*(1), 83–101.

Hayes, S. C., Barnes-Holmes, D., & Roche, B. (2003). *Relational frame theory: A post-Skinnerian account of human language and cognition.* New York: Kluwer Academic/Plenum Publishers.

Hayes, S. C., & Strosahl, K. (2004). *A practical guide to acceptance and commitment therapy.* New York: Springer.

Hayes, S. C., Strosahl, K. D., & Wilson, K. G. (1999). *Acceptance and commitment therapy: An experiential approach to behavior change.* New York: Guilford Press.

Hayes, S. C., Strosahl, K. D., & Wilson, K. G. (2012). *Acceptance and commitment therapy: The process and practice of mindful change* (2nd ed.). New York: Guilford Press.

Levin, M. E., Hildebrandt, M. J., Lillis, J., & Hayes, S. C. (2012). The impact of treatment components suggested by the psychological flexibility model: A meta-analysis of laboratory-based component studies. *Behavior Therapy, 43*(4), 741–756.

Masuda, A., Hayes, S. C., Sackett, C. F., & Twohig, M. P. (2004). Cognitive defusion and self-relevant negative thoughts: Examining the impact of a ninety year old technique. *Behaviour Research and Therapy, 42*(2), 477–485.

Titchener, E. B. (1907). *An outline of psychology.* New York: Macmillan.

Wells, A. (2008). Metacognitive therapy: Cognition applied to regulating cognition. *Behavioural and Cognitive Psychotherapy, 36*(6), 651–658.

第二十四章　培养心理接纳

John P. Forsyth，PhD　　Timothy R. Ritzert，MA

定义和背景

接纳的概念由来已久。最近，它作为一个核心过程被纳入循证心理治疗，包括精神病理学和治疗改变。心理接纳为"自愿采取一种有意开放、接受、灵活和不评判的姿态来对待当下的体验"（Hayes et al.，2012）。这种体验包括心理事件（如思想、情绪、记忆、身体感觉、强烈的欲望/冲动）和唤起心理事件密切相关的环境。心理接纳是诚实迎接生活的赠与，正如事物本来的样子。接纳是一种能力，而不仅仅是一套技术；它是一个过程，而不单单是一个结果。

接纳作为一个术语很容易被误解。它不是放弃，不是容忍，也不是被动地认命。相反，它是一种行为，一种选择。它包括接近（通常是痛苦的）心理事件和相关情况，而不是不必要地试图改变、避免、压制、逃避或拖延。选择接近和开放困难的心理经历，从某种意义上说，是在做一件新的事情。

接纳意味着改变一个人处理心理事件的方式（Cordova，2001），以开放、灵活和同情的态度应对。因此，这项工作的关键部分是改变来访者和其经历的关系。打个比方，接纳的姿态可以通过站起来的简单姿态表现出来，睁大眼睛，有点俏皮，双臂尽量伸展。与这种接纳姿势形成对比的是，尽可能抱紧双臂，紧闭双眼，僵硬地站着。

接纳并不是沉湎于痛苦之中，也不是采取一种巧妙的策略来控制困难的私人内容。相反，接纳是一个过程，旨在帮助来访者放弃无谓的挣扎，活在当下，在个人价值观的指导下做出选择，并采取对他们有意义的、能提高生活质量的行动。当困难的心理体验出现时，接纳就会问："如果这样意味着你可以去做真正重要的事情，你愿意完全不带防御地接受那件事情本来的样子，并带着它继续前行吗？"

研究表明，基于接纳的干预并不是通过直接改变思维和情绪，而是通过减少其对行为的无益影响而产生作用的（Levin et al.，2015）。在此过程中，激发了新的可能性，致力于活力、快乐、意义和目的的自我调节可以催生改变的动力。

为何需要接纳

神经科学告诉我们，人类具有历史延展性。我们的神经系统在做加法，而不是减法。也就是说，除非大脑受损，否则记住的东西就无法消除。如果从这个方面来思考，患者现在所经历的困难只是先前所有经历的产物。

作为历史性生物，我们来到这个世界时就像一个空容器，虽在遗传倾向上各有不同，但基本上都是意识的经验容器。就像厨师制汤一样，生活经验在"容器"中添加各种成分，并且继续这样做。有些成分清晰可辨，例如一次创伤，或者五十岁时的生日聚会。酸甜苦辣，每种成分都有其独特的味道。更多微妙的味道会随机产生于混合物之中。一旦被添加，就没有健康的方法可以移除。可以添加新的成分，但这些新的成分并不会减去既有的成分。

语言和认知（参见第七章）提高了我们了解历史的能力。任何有语言能力的人都无法逃避潜在的痛苦可能性，因为它可以通过语言和认知随时随地进入大脑。颇具讽刺意味的是，尽管心理痛苦是人类经验中正常的一部分（Eifert et al., 2005；Hayes et al., 2012），但当经验被认为是不可接纳时，疼痛很可能会增加。因为它会导致经验性回避（experience avoidance, EA）。经验性回避是一种不愿意体验心理事件的行为，即便逃避或避免这种事件的努力已经造成了行为伤害（Hayes et al., 1996）。经验性回避似乎是许多形式的心理痛苦的基础，正是因为僵硬和不灵活的应用方法，往往会增加疼痛和痛苦，干扰有意义的行动（Chawla et al., 2007；Eifert et al., 2005）。大量证据表明，从长远来看，经验性回避代价巨大、费力且无效（Gross，2002；Wenzlaff et al., 2000）。

虽然控制策略的体外运用较为有效，但该策略常被误用于体内，也就是说人的思想、记忆和情绪无法轻易被控制或被消除。简而言之，如果你意识到不想要它，就表明你已经拥有了它。但人们可以做到的，是改变自己与情感及思维的关系。这就是接纳可以带来真正改变的关键所在。

培养心理接纳

培养接纳的能力包括创造一个新的环境，在其中体验思维和情感。本章接下来的内容将对如何培养接纳提供实际的指导。

直面控制的无效

接纳的一个重要前提，是要帮助来访者认识到，他们无法控制经验的哪些方面，并敞开心扉去做一些新的事情。通常，这可以在第一次或第二次治疗中完成，然后根据需要再次进行。两个简单的问题是这个过程的核心：

· 到目前为止，你为解决这个问题做了哪些努力？
· 根据你的经验，效果如何？短期效果？长期效果？

当以共情和温和的态度进行探讨时，这些问题就会开始暴露出挣扎本身的代价和不可行性。来访者自身的经验往往表明，控制在短期内是有效的，主要在提供心理缓解方面。然而，这样短暂的"蜜月期"是有代价的。即在情感上、身体上以及在放弃做重要事情的时间上。在以下简短的临床对话中，治疗师与一位长期与社交焦虑作斗争的27岁的女性来访者开始引出这一点。

治疗师：当焦虑出现时，你是什么感觉呢？

来访者：嗯……我的胃有一种下沉的感觉，情绪紧张起来，什么也不想做。我只是一个人坐着看电视。

治疗师：如果我没理解错的话，当焦虑出现时，你会做的一件事就是独自坐在电视机前？根据你的经验，这种方式对处理焦虑有什么作用呢？

来访者：（困惑）老实说，这只会起一点作用。真的，我只是坐在那里自怨自艾，其他人都在享受他们的生活……而我不是。

治疗师：所以，什么都不做和看电视似乎都没有帮助，甚至可能让你感觉更糟。而且，你的大脑告诉你，你正在错过机会。你还尝试过什么方法吗？

最后，治疗师可以简单地反映出来访者所说的话（例如，"听起来你的经验告诉你，长远来看，那些看似合理的策略最终会失败，对吗？"）。这样做的目的并不是要让来访者感觉糟糕，而是要揭示挣扎本身的代价，并帮助来访者反思其处理方法是否有效，无论她的想法是什么。

恰当的比喻或练习可以揭示无谓控制的成本，并将来访者引向新的、更有希望的方向。接纳承诺疗法包含许多隐喻，可以随时应用于该目的（Hayes et al.，2012；Stoddard et al.，2014）。例如，可以给来访者一条短绳，在治疗中表演与情绪"拔河"。治疗师与来访者的对话可以引导来访者赢得这场与内心"怪物"（情绪）的拔河比赛，即使这种斗争耽误了做更多有用的事情，如治疗师和来访者都使劲儿拽着绳子的一端时。

治疗师：你的想法告诉你，你需要打败我才能继续前进。现在你在想什么？

来访者：我需要更用力地拉！

治疗师：那不正是一直以来你在做的事情吗？平时也会有这种感觉吗？

来访者：就像这样。

治疗师：（继续拉）你有没有曾经想一劳永逸地赢得这场拉锯战？还要注意，你并没有去你想去的舞会。

这种对话在互动中继续（Eifert et al.，2005；Hayes et al.，2012）；直到来访者最终看到一个替代方案，即放开绳子。然后，这种行为就变成了一种接纳的物理隐喻，以及对抗挣扎的心理技巧。

建议来访者使用一份初始的工作表，记录以下项目：①出现的困难情况、想法和感受；②自己对该事件的反应（包括"拿起绳子"的时刻）；③短期和长期后果（即在与"怪物"拔河时，他们放弃或错过了什么）。

教授观点采择技巧

人们无法真正接纳自己未知晓或未发觉的事物。这也是为什么接纳的关键在于观点采择，或者说学会如何观察心理体验的原貌。化解能力（学会注视思维和情绪，而不是从它们出发；参见第二十三章）可以促进健康的观点采择和接纳。

各种体验性练习可以培养观点采择能力，包括正式和非正式的正念练习（参见第二十六章）。传统的以呼吸为重点的冥想和其他具体的正念练习（Kabat-Zinn，2005）可以培养人们以开放的态度注意到思维和情绪的能力。治疗师可以通过鼓励来访者在治疗过程中以旁观者的身份言语化其自身体验（如"我注意到我有一种想要停止和退出的冲动等"），以此来培养观点采择的能力。治疗师也可以在自己的谈话中示范和塑造与情感开放相关的观点采择（如"我注意到我内心有一种紧迫感……仿佛我需要迅速做一些对你有用的事情"）。

培养自我关爱和仁慈之心

许多来访者对自己的要求非常严苛，并以抗拒、愤怒、自责的方式来应对过往的经历和困难的心理情绪，带来了更多痛苦的感受。接纳不是要求来访者喜欢他们的想法和感觉。相反，我们邀请来访者改变他们与自己体验的关系质量。接纳不是拒绝，而是要求来访者变得柔和、开放，以善意、友好、温柔和仁爱的态度来面对困难。

自我同情和自爱不是一种感觉，它们需要行动实践，无论是在治疗中还是治疗外。它们涉及扩展的意识，即①生活中的痛苦是不可避免的，②所有的人都要面对障碍、问题和痛苦（Neff，2003）。

当开始这项工作的时候，我们经常使用父母处理棘手儿童的比喻：

当孩子不高兴或做错事时，父母了解到大声呵斥或命令孩子停止哭泣经常是无效的，只会使情况恶化。有时，父母会选择一种温和的方式。他们不会仅仅因为孩子表现不好就打骂或惩罚。他们意识到了第一种冲动（用消极的能量来回应）是错误的，他们希望孩子懂得善良和爱，所以他们以一种关心的方式作出回应。那么，以同样的方式对待自己和自己的过往是否也会有所帮助呢？难道自责不是只会让事情变得更糟吗？是时候要改变了。

治疗师甚至可以要求来访者怀抱其痛苦，就像抱着一个新生婴儿一样，用同情心和善意把它紧紧地抱在怀里。引导性冥想练习"轻柔地抱住焦虑"，可以用来培养同情心的反应（Forsyth et al.，2016）。在将来访者带入闭眼的开放觉察状态后，邀请来访者做以下事情：

举起双手，握成碗状，掌心朝上。然后把双手放在你的膝盖上休息。注意手的姿势和形状。它们是开放的，并准备好容纳一些东西。当你感受到之后，要意识到这双手已经被用在很多方面了。它们被用于工作、用于爱、用于触摸和被触摸（持续说其他一些事情）。现在，让自己沉浸在双手所包含的美好之中。

从那个善良的地方，看看你是否能允许，哪怕只是一瞬间，你的一小块（在此说出情绪担忧，如焦虑等），很小很小的一块在那里安顿下来。就像一根飘落的羽毛，想象这块羽毛轻轻地停落在你那双善良和充满爱的手中。

花点时间沉浸其中。这一小块（情感）现在正安放在你善良的双手中。以这种方式抱它是什么感觉？只需注意呼吸，感受你双手的温暖和善意。不需要再做别的任何事情。

培养意愿和正念接纳

意愿是一种选择，对心智和历史提供的任何东西持开放态度。它是一种信仰的飞跃，是对未来的一种开放式探索，一切结果都是未知的。因此，当我们询问来访者是否愿意体验时，虽然不知道当他们踏入未知领域时可能会体验到什么，但我们邀请他们在选择和行为方面进行控制。

我们的目标是让来访者对体验有一种正念的、富有同情心的态度。学习这种姿态要从细微处开始，专注于发展接纳的能力，然后扩展到更困难的部分来逐渐培养。正念练习（Brach，2004；另见第二十六章）提供了一个实用结构来学习如何应用意愿。例如，引导式冥想指导注意力，一次只关注一个领域和区域的情绪、身体感觉、思维等（Forsyth et al.，2016）。可以在治疗中借此来练习正念接纳。一个困难的记忆可以被分解成一系列的想法、图像、身体上的感觉和（或）冲动。每一个片段都可以主动、细心、富有同情地去探索和进行关联（Hayes et al.，2012）。练习，本质上是一种暴露，在意愿和自我同情的语境下进行。

在来访者的价值语境下建立框架

将接纳和来访者的存在与行为的价值系统（参见第二十五章）以及其他形式的积极动机（参见第二十七章）相关联，有助于激发接纳。这样做有助于防止接纳成为一种新的回避或自我安慰的形式。

在进行基于暴露的工作时，在来访者的价值语境下构建接纳尤为重要。其目的是帮助来访者学会改变与过去不愉快的关系，同时扩大行为选择的范围。前面提到的与社会焦虑症患者的简短对话表明，治疗师是如何开始引出这一点的。

治疗师：上一次，我们谈到了在这个周末和你的朋友们出去参加舞会是什么样子。我只是想跟你确认一下，看看你在这方面的情况。

来访者：我不知道……我整个星期都在考虑这个问题，我真的很焦虑。

治疗师：（意识到困难的出现，并将此视为一个机会，做一些类似于暴露的接纳工作。）你现在感觉到什么？比如，你在身体的什么地方感觉到它？

来访者：（指着胃）。

治疗师：这里有什么感觉？

来访者：就像蝴蝶一样……我感到恶心，就像我可能会生病，然后我就会出洋相。

治疗师：我们来看看。你感觉到身体里有什么东西。而且，你的大脑在抗议，它在告诉你这是不可接受的，你也感觉不舒服。让我们花点时间了解一下……想法的出现……看看我们是否能允许它们存在。现在，如果你愿意，我想邀请你做一些事情。

来访者：好吧，你不会想让我再去抓那根绳子吧？（微笑）

治疗师：不，这次没有绳子。相反，我想让我们花点时间看看那里到底有什么。我想请你闭上眼睛，感受一下你的呼吸，就像我们以前做的那样。当你开始感觉到你的呼吸，你的安全避难所，我希望你注意到你胃里的一种感觉。简单地注意它，每呼吸一次，看看你是否能为你内在的感觉腾出更多空间（停顿 30 秒左右）。当你温柔地对待它时，再看一遍，看看这种感觉是否真的是你的敌人。当你看到自己和朋友们一起出去跳舞，享受其中的自由时，你能带着一些善意温柔地拥抱它吗？花几分钟，当你注意到一些空间和温柔时，回到这里，如果你准备好了，慢慢睁开你的眼睛。

然后，治疗师与来访者一起探索其他的感觉、冲动和想法，一次一个，有正念意识和温和的接纳。治疗师反复与来访者核对，评估其意愿，以及在她探索困难内容或障碍时，她的体验中有什么新的或不同的地方，这些困难或障碍已经阻碍她出去跳舞及与朋友联系。

反过来，来访者也受到鼓励，在家练习意愿和正念接纳，先是独自跳舞，最后向有价值的方向迈出一步，出去和朋友一起跳舞。当"焦虑的怪物"出现在舞池中时，她没有"拿起绳子"，而是用善意和同情心对待它。在接下来一周的治疗中，来访者甚至开玩笑说，她"和她的焦虑怪物在俱乐部里跳舞"，她觉得这样做有力量，有活力。

建议、常见陷阱和临床错误

接纳工作对于治疗师来说可能是具有一定挑战性的。下面罗列出了一些建议，以及一些常见的可能遇到的陷阱和错误。

治疗的立场和个人工作。 接纳工作要求治疗师与来访者一起进入困难的地方，同时塑造一个开放、接受和同情的态度。这可能是具有挑战性的，这就是为什么治疗师的经验性回避通常会预示着暴露策略的失败（Scherr et al., 2015）。为了鼓励、示范和支持接纳，治疗师需要在自身的困难心理事件中来练习接纳。没有必要成为接纳大师，因为应对模式实际上更有作用。当我们作为治疗师，努力用善意、同情心和耐心来对待自己的过往和缺陷时，就更容易支持来访者这样做。

避免提供简单解释或应急措施。 虽然在治疗过程中，人们倾向于提供解决方案、解释或承诺让思维和情绪变得更好，但这样做在接纳工作的背景下可能会适得其反。更重要的是要与来访者和他们的体验保持一致，并在开放的基础上做出改变。这并不意味着纵容来访者体验中不成功的事情，认可客户不健康的行为，或"接受"不健康的环境或情况。这意味着从客户经验的有效性出发，让客户的经验引导治疗走向有效。

体验式方法。 体验性练习比单纯的关于如何接纳思维和感受指导更有效（Mc Mullen et al., 2008）。在治疗的背景下，关于接纳的知识性对话很少有帮助。接纳更像是骑自行车：需要通过直接性经验来学习。如果你发现自己在解释接纳，或者试图说服来访者接纳，那就停下来，说"你注意到刚刚发生了什么吗？我们两个人的思想在那里都很活跃（或者类似的话）。"然后回到一些体验性的东西上。

奠定基础，避免在控制背景下使用接纳。 从长远来看，以消除困难为目标的接纳不太可能有帮助。直接接受而不探索不必要的控制的成本可能会适得其反。因为来访者将接纳视为一种"赢得拉锯战"的聪明的新方法，而不是去做"接受"这个词的本质：接纳困难经历中的礼物。在接纳礼物之前，必须有一个体现善意、好奇、同情和开放的态度。

接纳是一个过程，不是一个"一劳永逸"的技术。 通常，人们会倾向关注接纳的技巧，甚至可能以线性的方式去进行，而忽略了接纳是一个功能性的过程。作为一个过程，接纳往往是逐步展开的，并在治疗过程中和一生中以各种方式反复讨论。许多循证的方法（暴露、正念、行为激活）都包含了将接纳作为一个过程来学习的机会。以过程为重点的治疗师将更有可能与来访者成功合作，培养出心理接纳。

在来访者价值观背景中建立接纳。价值奠定了治疗师的艰苦工作，特别是基于接纳的工作。如果没有一个积极的生活焦点，接纳会让人感觉像在泥潭中沉溺，没有方向。我们的目的不是为了痛苦而开放，而是为了培养来访者真正关心的事物。因此，重要的是将这项工作与来访者所关心的事情联系起来，让接受的工作与此相关。

应用和禁忌

一般来说，接纳是最适用于心理世界的体验，而直接改变的努力往往最适用于身体外部的世界。当来访者可以有效地改变某些环境或行为，从而提高生活质量时，就不需要去接纳。例如，如果来访者在工作场所受到种族歧视，接纳这种情况是没有帮助的。相反，可以与来访者一起工作，帮助来访者接纳向人力资源部门报告歧视所带来的焦虑。这同样适用于身体内部的一些体验，但这里我们需要谨慎。如果来访者头痛，而且有经验和数据表明阿司匹林可以缓解头痛而不造成伤害，那么来访者没有理由不服用阿司匹林。相反，患有慢性疼痛综合征的人可能需要学会忍受疼痛，因为阿片类镇疼药物长期影响是无益的。

为了能够做出这种区分，通过考虑以下问题从功能上进行思考可能较为有效：

·这是一个老问题，是来访者历史的一部分，还是一个合理控制和努力改变已基本失败的问题（长期考虑）？

·控制和努力改变的结果是否有扩展和增加活力及功能范围？

·根据来访者处理问题的经验，再做同样的事情会不会带来希望？

·如果来访者不再追求斗争和控制，是否会带来新的机会？

从证据来看，接纳的适用范围比来访者和临床医生最初设想的要广泛。为基于接纳的工作和能力创建一个环境，并对其他选择持开放态度，是非常重要的。一旦来访者培养了一种新的、可能比典型的改变程序更重要的接纳能力，生活本身就可以帮助来访者了解什么时候接纳是最好的，什么时候不是。

结论

心理接纳是根本性的临床改变形式。接纳不是在对现有事物开放之前先进行改变，而是把重点放在现在是否有可能成为一个正常的、完整的、完全的人。尽管许多来访者在接受治疗时似乎被困在一个痛苦和绝望的笼子里，绝望地找寻出路，但接纳却照亮了一直以来都敞开的大门。那里蕴含着无限自由。越来越多的证据表明，接纳能力是心理健康的核心，有助于指导和解释心理治疗对人类多种形式的痛苦的影响。

（史俊研　赵　婧译）

参 考 文 献

Brach, T. (2004). *Radical acceptance: Embracing your life with the heart of a Buddha*. New York: Bantam Books.

Chawla, N., & Ostafin, B. (2007). Experiential avoidance as a functional dimensional approach to psychopathology: An empirical review. *Journal of Clinical Psychology, 63*(9), 871–890.

Cordova, J. V. (2001). Acceptance in behavior therapy: Understanding the process of change. *Behavior Analyst, 24*(2), 213–226.

Eifert, G. H., & Forsyth, J. P. (2005). *Acceptance and commitment therapy for anxiety disorders: A practitioner's treatment guide to using mindfulness, acceptance, and values-based behavior change strategies*. Oakland, CA: New Harbinger Publications.

Forsyth, J. P., & Eifert, G. H. (2016). *The mindfulness and acceptance workbook for anxiety: A guide to breaking free from anxiety, phobias, and worry using acceptance and commitment therapy* (2nd ed.). Oakland, CA: New Harbinger Publications.

Gross, J. J. (2002). Emotion regulation: Affective, cognitive, and social consequences. *Psychophysiology, 39*(3), 281–291.

Hayes, S. C., Strosahl, K. D., & Wilson, K. G. (2012). *Acceptance and commitment therapy: The process and practice of mindful change* (2nd ed.). New York: Guilford Press.

Hayes, S. C., Wilson, K. G., Gifford, E. V., Follette, V. M., & Strosahl, K. D. (1996). Experiential avoidance and behavioral disorders: A functional dimensional approach to diagnosis and treatment. *Journal of Consulting and Clinical Psychology, 64*(6), 1152–1168.

Kabat-Zinn, J. (2005). *Wherever you go, there you are: Mindfulness meditation in everyday life* (10th anniversary ed.). New York: Hachette Books.

Levin, M. E., Luoma, J. B., & Haeger, J. A. (2015). Decoupling as a mechanism of change in mindfulness and acceptance: A literature review. *Behavior Modification, 39*(6), 870–911.

McMullen, J., Barnes-Holmes, D., Barnes-Holmes, Y., Stewart, I., Luciano, M. C., & Cochrane, A. (2008). Acceptance versus distraction: Brief instructions, metaphors and exercises in increasing tolerance for self-delivered electric shocks. *Behaviour Research and Therapy, 46*(1), 122–129.

Neff, K. (2003). Self-compassion: An alternative conceptualization of a healthy attitude toward oneself. *Self and Identity, 2*(2), 85–101.

Scherr, S. R., Herbert, J. D., & Forman, E. M. (2015). The role of therapist experiential avoidance in predicting therapist preference for exposure treatment for OCD. *Journal of Contextual Behavioral Science, 4*(1), 21–29.

Stoddard, J. A., & Afari, N. (2014). *The big book of ACT metaphors: A practitioner's guide to experiential exercises and metaphors in acceptance and commitment therapy*. Oakland, CA: New Harbinger Publications.

Wenzlaff, R. M., & Wegner, D. M. (2000). Thought suppression. *Annual Review of Psychology, 51*, 59–91.

第二十五章　价值选择和澄清

Tobias Lundgren，PhD　　Andreas Larsson，PhD

定义和背景

接受治疗的患者往往受困于艰难的生活，他们的情绪、思维、记忆和身体都出现了问题。在奋斗过程中，他们常常会失去生活的意义和目标。CBT 越来越倾向于通过引导他们的价值选择来解决这一缺陷。

价值和对有价值内容的选择的讨论是接纳承诺疗法（Hayes et al.，1999，2011）、行为激活（参见第十九章）、动机性访谈（参见第二十七章）以及其他循证方法的核心部分。从历史上看，精神治疗中的价值工作属于人本主义心理学的范畴。著名的人本主义者 Rogers 认为，对价值的追求对于自我实现和最终的心理健康至关重要。他通过卡片分类任务，将来访者在接受治疗前后的自我认知与理想的自我进行比较，得出了支持他以人为本方法的数据（Rogers，1995）。Rogers 的观点通过动机性访谈被引入循证治疗中（Miller et al.，2002）。

在认知行为文献中，价值被以多种方式定义（Dahl et al.，2009；Hayes et al.，2011），但是出于本章的目的，我们将采用以下定义，价值是自由选择及言语构建的持续、动态、不断发展的活动模式的结果，它为该活动建立了主要的强化物，这些强化物是价值行为模式本身所固有的（Wilson et al.，2009）。将这个定义拆开来看，看它如何指导我们选择价值，似乎是值得的。

价值是自由选择的。"自由选择"意味着它们是在不受厌恶控制的环境中被选择的。尽可能减少厌恶控制几乎是选择价值的先决条件。人们形成并选择属于自己的价值，治疗师需要小心谨慎，不要暗示自己的价值选择比来访者的选择更可取。

价值是言语构建的持续、动态、不断发展的活动模式的结果。价值不仅仅是行动的直接结果——它是通过言语和符号思维构建的重要结果（参见第七章）。价值是行动系统的一部分，与行动密不可分。它们不是某种可以被发现或依附的实体。

价值为活动建立了主要的强化物，这些强化物是价值行为模式本身所固有的。价值是关于什么是重要的和要追求的。当行为发生时，价值是它们所强化的行为中不可分割的一部分。

例如，想象你和孩子在家中，而你还有很多没有完成的工作。此时此刻，看到你的孩子需要你的关注，你就会放下笔记本电脑，选择全身心地投入与孩子的对话和玩耍中去。如果这一时刻与积极养育孩子的重要性相联系，就会使你下次更有可能做同样的事情，我们可以说，做一个积极的父母是你的价值所在。

价值工作可以在治疗中发挥作用：作为改变的动力，作为衡量行动有效性的标准，并作为发展新行为的指南，价值工作可以在治疗过程中的任何节点进行。价值干预被用来帮助来访者停止恶性的、消极的生命周期，并接触到更有效的行为模式。

实施

我们将使用价值调查靶心图（Bwll's-Eye Values Survey，BEVS）给出一个扩展的工作示例。在过去的十年中，BEVS 也作为一种结果和中介措施被开发和研究。BEVS 测量的价值变化与更高的生活质量及更低的抑郁、焦虑和压力水平有关（Lundgren et al.，2012）。BEVS 评分传达出行为健康（Lundgren et al.，2008）和心理健康领域的变化（Hayes et al.，2010）。BEVS 目前的目标是：①帮助来访者澄清他们的价值；②衡量他们多大程度上依照自己的价值有价值地生活；③为有价值的生活实施障碍并测量他们的感知效应；④创建一个大胆而合理的有价值的行动方案，挑战明确的障碍。在下一部分中，一个来访者-治疗师互动将演示 BEVS 的所有四个部分。

这个临床例子是基于一个 40 岁的木匠 Erik（埃里克）的情况。Erik 一直饱受抑郁和焦虑的折磨，他的背部伤病让他饱受慢性疼痛的折磨，目前他正在康复中。他有两个孩子，他的妻子在儿童日托中心工作。

Erik 走进办公室时，看上去很疲倦。他回答了一些问题，但对眼神交流或肢体语言没有特别的反应。在经过建立融洽关系和收集信息的两次会谈后，治疗师决定帮助 Erik 澄清他根深蒂固的价值，从而增加他生活中新的行动路径的可能性。

治疗师：Erik，我想知道你在与抑郁、焦虑和痛苦的斗争中失去了什么。

Erik：我失去了一切，我的生活……

治疗师：（停顿了一会儿）告诉我更多关于你失去的生活……

Erik：我失去了和孩子们的联系，失去了妻子，失去了朋友，失去了对运动的热爱……无法照顾好自己（它唤起了来访者对过去的回忆）。（看着治疗师）我记得和孩子们一起运动，和妻子谈论生活，和朋友们一起打篮球、一起欢笑。我真的很怀念。

治疗师：好吧，在我看来这里有些很重要的东西。你能仔细看看这个吗？

Erik：当然，如果它能帮助我变得更好，我愿意接受任何事。

Erik 在与抑郁和焦虑的斗争中失去了很多。在下一部分中，我们将演示如何使用 BEVS 探索这个问题：澄清价值观和研究价值观的一致性。

BEVS 可以对生活中的四个重要领域进行可视化表示：工作/教育、休闲、人际关系和个人成长/健康。可以与来访者浏览并使用这里定义好的区域；也可以不使用预定区域，而与来访者一起定义。以下对这四个方面的描述应该可以澄清我们所说的"价值"的含义，并激发我们对价值的思考：

1. 工作/教育　指的是职业目标，关于提高教育和知识水平的价值，以及对你身边或你所在社区的普遍有用感（如做志愿者、管理家务等）。

2. 休闲　是指你如何在生活中玩耍，如何享受自己的业余爱好，或其他你空闲时间做的活动（如园艺、缝纫、指导儿童足球队、钓鱼、运动）。

3. 人际关系　指的是生活中的亲密关系——与孩子、家庭、朋友及社区中人们的社会联系。

4. 个人成长/健康　指的是你的精神生活，无论是有组织的活动还是一个人的精神表达，锻炼，养育子女，以及解决健康风险因素，如饮酒、吸毒、吸烟和体重。

明确你的价值

开始使用 BEVS 时，请来访者描述她在四个价值领域中的价值。治疗师邀请来访者根据她的梦想思考每一个领域，就好像她有可能完全实现她的愿望。她希望在每个领域达到什么样的质量？她对生活的这些方面有什么期望？她的价值观应该反映出她希望如何生活，而不是一个具体的目标。例如，结婚可能是一个目标，反映了成为一个深情、诚实和有爱的伴侣的价值；陪儿子去看棒球赛可能是一个目标，反映了可能成为一个有爱和有趣的家长的价值。

深化价值工作的建议

扩展经验。在过去，你的来访者是否有过有价值的生活？让你的来访者闭上眼睛，做几次深呼吸，回想一下过去的情况，那时生活是美好的，是真正值得过下去的。帮助他在这种情况下看清自己。通过询问情感和图像来加深体验。那时的生活怎么样？你的来访者当时的表现如何？他能看到什么？这些记忆里还有其他人吗？他是如何表现的，他们之间的互动又是怎样的？试着让来访者真正与过去有价值的生活经历联系起来。

别着急。如果你的来访者是开放的，自愿的，并且能够与过去有目的和有意义的生活经验联系起来，就不要急于开始治疗。帮助来访者停留在有价值的语境中。如果你想要帮助来访者在治疗室之外也能做到这一点，那么你就开始这个治疗过程。探索这种价值，感受它，并激发对它的进一步探索。

你会在苦难中找到价值。价值往往存在于苦难之中。例如，如果关系不重要，来访者很少会害怕其他人或被拒绝。这意味着，价值本身，以及有价值的谈话，也可能引发痛苦。慢慢来，承认痛苦和价值通常是紧密相连的。

超越目标。通常来访者可以开始描述目标而不是价值。试着帮助来访者超越目标。如果来访者说他想每周锻炼 3 次，问问他为什么这么做对他很重要。为什么通过锻炼照顾身体很重要。他想怎样进行训练呢。在来访者的行动中，有哪些重要的品质会让你的工作有一个好的体验呢？它们与有意义的生活有什么关系呢？

平衡推进和选择。要知道，有时候有价值的工作并不是前进的最佳方式。如果痛苦太过沉重，有关价值的问题可能会落空。如果你一直在做有价值的工作，但没有成功，那就准备改变方法。你可能需要先做其他的治疗干预，然后再回到价值上来。然而，有时它在推进治疗中是有效的。心理治疗的艺术是与你的来访者在一起，并不断地把你的功能分析牢记于心。你需要弄清楚要怎样做才能为来访者服务。

在接下来的对话中，Erik 和他的治疗师深化了他们的价值工作。

治疗师：在这个练习中，我想让我们更仔细地审视你的价值。你想从哪一个生活领域开始呢？

Erik：对我来说最重要的是与我的孩子们的接触。当然，我妻子也很重要，但我想先说孩子。

治疗师：好的，我们就从这里开始吧。你能回想到一段经历吗？在过去的某个时刻，你像你想的那样和孩子们在一起。什么时候你拥有你想要的和他们的联系和关系呢？不要着急，慢慢想想。

Erik：是的（微笑）。我记得我们在花园里踢足球的时候，我们很愉快，一起开心大笑。我没有想到可能的痛苦，也没有思维反刍，我们只是一起在那里玩。想到这也让我有点难过。我怀念那种关系。

治疗师：这里百感交集，既有喜悦，也有悲伤。那种关系对你来说意味着什么呢？

Erik：对我来说，它意味着整个世界！我能真切地感受到我们之间的关系，这种关系使我快乐及表现出我对他们的爱。

治疗师：如果我们可以努力让这种关系回到你的生活中，你愿意为此努力吗？

Erik：当然，我愿意做任何事！

治疗师：花几分钟时间，简单地写下你想要与孩子们建立的关系。你联想到的经历是什么？那时候你是怎么和他们相处的呢？

Erik 随后写下了关于他的孩子们的价值陈述：

我想做一个好爸爸。我想和我的孩子们一起玩，看看他们，在他们开心和遇到困难的时候，我都能陪在他们身边。我想要积极起来，倾听他们，告诉他们我关心他们。即使我的身体不能像以前那样了，但我爱我的孩子，我需要，也想找到一种和他们在一起的方式。我想让他们知道我非常爱他们。

Erik 和治疗师总是可以在治疗过程中重新审视价值，但在治疗过程中，治疗师将 Erik 的话用于 BEVS 工作。他们已经确立了一种价值以指导治疗，帮助激励 Erik 打破恶性行为模式并建立新的模式。出于本部分的目的，我们将不讨论 BEVS 的所有应用领域。相反，我们将以 Erik 和他的孩子们之间的关系为例，来说明如何澄清价值，并解释价值工作的不同功能。

Erik 和他的治疗师随后研究了 Erik 的行为是如何与他的价值相一致的。

治疗师：现在，看看我们开发的这个靶心图。我们将使用关系区域。圆靶的中间是靶心，代表的是一个积极主动的爸爸：你想和他们在一起，孩子们也想和你在一起。现在，在圆靶上标记一个"×"，这个"×"最能代表你在最近 2 周内的行为与那些价值的一致程度。靶心的"×"表示你已经完全按照你想成为的父亲的方式生活了。远离靶心的"×"表示你没有按照你想要的方式来对待你的孩子。

Erik 和他的治疗师接着讨论了 Erik 想要与孩子们在一起的方式以及他在前 2 周的实际行动之间的差异。他的行为与他的价值不一致，这种差异将成为改变的动力（图 25-1）。

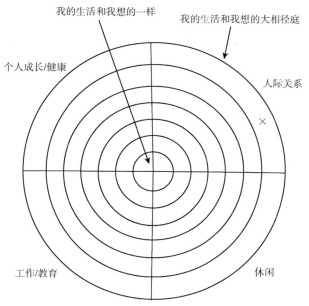

图 25-1　Erik 将他的 "×" 放置于远离靶心的位置

治疗师：在我们之前的谈话中，你告诉我你最近的行为是为了逃避因成为一个不够好的父亲而感到的羞愧和内疚。看着圆靶能告诉你什么？

Erik：它告诉我，我远远不是我想要成为的父亲……这一方面让我难过，但同时我也渴望。我还有其他方面的期待。我想成为靶心。我没有想过我想要成为的父亲的样子，也没有想过我们很久以前在一起的那些时光。我已经被焦虑和不够好的想法填满了。当我想到我今天的样子，发现自己离我想要成为的父亲的目标还差得很远。我想做些改变。

治疗师：这听起来很重要，但也很痛苦——让我们看看你错过了什么。

Erik 的价值和他的行为之间的差异，创造了一个他渴望用有意义和有价值的行动来填充的空间。希望这项工作可以建立一个口头操作，以激励符合他的价值的选择。

治疗师和 Erik 随后检查了改变的障碍。

治疗师：Erik，我想让你再一次接触在你考虑成为你想成为的父亲时出现在你面前的障碍。慢慢来，真正地与它建立联系。

Erik：（泪目）我为自己没有做得更好而感到羞愧……我感到疲惫……绝望……害怕，如果我开始积极行动，这种感觉会增强我的痛苦，以及他们将会拒绝我。

治疗师：感觉和想法交织在一起，担心自己不是你想象中的父亲……我能问你一个问题吗？当这些想法和感觉出现在你的孩子周围时，他们控制你的行为的频率如何？治疗师递给 Erik 一张纸，上面有一行水平线的数字，1 代表对感情的少许控制，7 代表完全控制。治疗师指导他圈出最能代表阻止他成为他想成为的父亲的感觉和想法的频率的数字（图 25-2）。

1　　2　　3　　4　　5　　⑥　　7

一点也不能阻止我　　　　　　完全可以阻止我

图 25-2　Erik 圈出的数字

当与孩子们在一起和 Erik 思考自己作为父亲的角色时，障碍出现了，Erik 开始回避，而不是按照他的价值观行事。回避在短期内减少了恐惧和痛苦，但从长远来看，它可能降低生活质量。他的行为限制了他的人生道路。值得注意的是，作为治疗师，我们需要运用所有的 CBT 知识来克服这些障碍。价值工作是对这项工作的补充和支持。

BEVS 的最后一步是创建一个有价值的行动计划。治疗师要求 Erik 制定出他在日常生活中可以采取的行动，这些行动会让他意识到自己正向着成为他想成为的父亲这一目标迈进。这些行动可以是向着某个特定目标迈出的一小步，也可以只是反映他想成为一个怎样的父亲的行动。通常，采取一个有价值的步骤包括愿意遇到患者之前确定的障碍，并且无论如何都要采取行动。治疗师要求 Erik 至少找出一个他愿意采取的以价值为基础的行动，以便成为他想成为的父亲样子。

治疗师：Erik，你愿意迈出怎样的一步以便你成为你想要成为的那种在场的、积极的父亲，即使面对情感上的困难和思想上的阻碍？这不必是很大的一步，但通常这一步意味着你将稍微挑战一下你的恐惧。

Erik：我想过的一件事是邀请我的大儿子去看一场曲棍球比赛。我们以前做过，但现在我担心自己可能会很累，需要取消约会，所以我还没有开口。我和我儿子 Ludwig 都非常喜欢看比赛，我很确定他还想再去。

治疗师：太好了。我知道这对你很有意义。那么你什么时候可以去看比赛呢？你什么时候问他呢？

Erik：这个周末有一场比赛，我今晚可以问他，因为我们可能需要马上买票。

治疗师：好吧，你今晚去问他，然后一起去买票。你打算怎么和你儿子重新联系呢？

Erik：这样做感觉很好，但也有点可怕。如果我变得焦虑怎么办？如果他拒绝怎么办？

治疗师：在这个过程中，你的恐惧可能会不时出现。当你和 Ludwig 重新联系时，你能允许这些恐惧一起出现吗？

Erik：允许。为了我的儿子，当然可以！

BEVS 工作总结

Erik 满脑子都是令人烦恼的想法和情绪，BEVS 帮助他澄清了自己的价值，以及他的行为在短期和长期将导致的后果。在 Erik 与治疗师接触之前，他的价值观被搁置了。通过他们的共同努力，治疗师和 Erik 让他的价值观再次得到重视，并激发了新的行为。这并不是 Erik 价值治疗之旅的终点——价值的工作通常为干预措施奠定了基础，这些干预措施旨在处理价值付诸行动后出现的障碍。这些方法将在本书的其他部分介绍。

临床上的陷阱

语言是很微妙的。注意你的来访者是如何谈论他们的价值的。像"我真的需要成为一个更好的父亲"或"我必须做这个或那个"这样的表述可能表明价值与回避和痛苦纠缠在一起。

结果可以支配过程。价值工作不是强迫行为。通常治疗师会提出目标或行动，当行动发生时，他们会认为治疗已经成功。关注有价值的行为是如何发生的是很重要的，因为当它们真正被重视时，往往会变成一个来访者行为的自然部分。

尽管去做！如果做得不对，价值工作听起来就像"不管怎样都要忽略你的痛苦，继续前进"。这种咬紧牙关、坚忍克己的改变不是我们作为治疗师想要的。我们希望来访者发展新的技能，并以此过上有意义和心理健康的生活。

目标与价值。这是治疗师，尤其是初级治疗师经常遇到的问题。如果来访者回答的是有具体目标的价值问题，试着在层次结构中向上提升到存在和做事的品质上。

道德与价值。当涉及价值时，我们很容易被正确和错误所困。通过价值工作，我们想帮助来访者制定能够激发行动的宣言，从而过上美好的生活。如果你的来访者陈述了你不愿意支持的价值，你应该考虑将来访者转介给其他治疗师。这种情况并不经常发生，但如果它确实发生了，试着去做对来访者最有利的事。

来访者没有像我知道的那样陈述价值！我们希望发展出与来访者体验紧密相关的价值陈述，以激励来访者在有益的方向上采取行动。语言本身并不有趣。如果你发现自己在和来访者角力，让来访者说出"正确"的词语，停下来，反思一下，让来访者更多地告诉你他关心什么，他在生活中错过了什么，以及什么对他来说是重要的。不要强迫来访者说出你认为有价值的话。这样做不如试着理解并站在来访者的立场上有效。保持好奇心，学会理解你的来访者用来表达他的价值的描述。

来访者障碍变成了治疗障碍。如果你开始认为这个人需要"×"才能向着有价值的方向前进，你很可能会遇到障碍，通常来访者也会遇到障碍。这通常意味着你会认为来访者对障碍的表达是真实的，而它们不是；它们是你需要功能性治疗的那一刻的不灵活和痛苦的表现。试着用你正常的治疗干预解决障碍，探究你是否能找到一种方法来帮助来访者，让价值和表达的障碍共存。

融合的价值成为惩罚自己的新方式。如果价值变得僵硬和令人厌恶，它们就不再是我们所说的价值了。特别是对于很容易感到羞愧或基于表现的自尊的人来说，价值可以成为一种惩罚自己的方式。通常，这本身就是向着有价值的方向前进的障碍。

适用范围

价值工作可以是任何治疗的重要组成部分。即使没有明确指出，治疗师通常也应该在他们对来访者行为及其功能的分析中包含一些价值工作。在制定更传统的治疗目标时，价值通常是有用的。以下是一些常见的临床例子，按问题领域分类。

工作压力。一个精心设计的组织对个体施加的压力是难以估计的。这并不意味着组织是邪恶的，只是在构建组织时，加入了某些功能属性让人们更有效率。这可能会导致一些人制定基于生产力的自我价值规则。如果由于这样或那样的原因，他们产出减少，这可能会影响他们的自我价值感。

饮食失调。进食障碍、暴食症和神经性厌食症的特征是个体试图通过食物摄入控制内在体验，通常是为了达到理想的外观。这实际上是价值的倒错。由于厌恶控制的严重支配，以及这种紊乱在人身上持续的时间——这意味着他们有很多厌恶控制的实践——进食障碍通常需要建立一套价值体系。

行为医学。在行为医学中，价值工作在慢性疾病中尤其重要，如疼痛、糖尿病或癫痫。在处理疾病问题时，价值通常被搁置。重要的是要将价值带回到个人的环境中，以帮助个人找到成长和改变的动力，即使疾病依然存在。

成瘾。在成瘾工作中，过去在有价值的领域（如养育子女）的失败是很常见的，这是由于成瘾支配了当下出现的机会（如照顾你面前的孩子）。有价值的行动在旧病复发时尤为重要。当人们在努力戒掉毒瘾的过程中偏离了有价值的道路时，他们通常会认为"我违反了规则，所以我不妨把它做好！"通过回归价值的对话，人们有可能看到，真正的选择是在戒断/复发/戒断与戒断/复发/失败之间。如果节制、冷静或适度背后的价值仍然存在，那么这个选择就更清晰了（Wilson et al.，2012）。

抑郁症。缺乏与价值一致的强化似乎是维持抑郁的一个关键因素。价值工作用于将行为变化与立即增强的属性联系起来。看来，做更多有意义的事情对抑郁症有帮助，患者做这些事情最好不是因为想摆脱抑郁，而是因为这些事情很重要，使他们向有价值的方向移动，走向更健康、充实、有意义的生活。

焦虑问题。对于焦虑，价值和暴露工作可以携手并进。价值工作可以减少厌恶控制。如果，作为一名治疗师，你做暴露工作时是基于价值而不是为了减少症状，你就不仅仅是在支持非回避行为，你可能在更大程度上帮助减少厌恶控制，构建之前给出的价值定义中的"自由选择"部分。

结论

价值工作可以通过将行为改变与意义和目的联系起来，增强大多数形式的循证治疗。选择和澄清价值似乎是一个关键的过程，广泛适用于各种类型的问题和处理方法。

（史俊研　赵　婧译）

参 考 文 献

Dahl, J., Plumb, J. C., Stewart, I., & Lundgren, T. (2009). *The art and science of valuing in psychotherapy: Helping clients discover, explore, and commit to valued action using acceptance and commitment therapy.* Oakland, CA: New Harbinger Publications.

Frankl, V. E. (1984). *Man's search for meaning: An introduction to logotherapy* (Rev. and updated). New York: Pocket Books.

Hayes, S. A., Orsillo, S. M., & Roemer, L. (2010). Changes in proposed mechanisms of action during an acceptance-based behavior therapy for generalized anxiety disorder. *Behaviour Research and Therapy, 48*(3), 238–245.

Hayes, S. C., Strosahl, K. D., & Wilson, K. G. (1999). *Acceptance and commitment therapy: An experiential approach to behavior change.* New York: Guilford Press.

Hayes, S. C., Strosahl, K. D., & Wilson, K. G. (2011). *Acceptance and commitment therapy: The process and practice of mindful change* (2nd ed.). New York: Guilford Press.

Lundgren, T., Dahl, J., & Hayes, S. C. (2008). Evaluation of mediators of change in the treatment of epilepsy with acceptance and commitment therapy. *Journal of Behavioral Medicine, 31*(3), 225–235.

Lundgren, T., Luoma, J. B., Dahl, J., Strosahl, K., Melin, L. (2012). The Bull's-Eye Values Survey: A psychometric evaluation. *Cognitive and Behavioral Practice, 19*(4), 518–526.

Miller, W. R., & Rollnick, S. (2002). *Motivational interviewing: Helping people change.* New York: Guilford Press.

Rogers, C. R. (1995). *On becoming a person: A therapist's view of psychotherapy.* New York: Houghton Mifflin.

Wilson, K. G., & DuFrene, T. (2009). *Mindfulness for two: An acceptance and commitment therapy approach to mindfulness in psychotherapy.* Oakland, CA: New Harbinger Publications.

Wilson, K. G., Schnetzer, L. W., Flynn, M. K., & Kurtz, S. (2012). Acceptance and commitment therapy for addiction. In S. C. Hayes & M. E. Levin (Eds.), *Mindfulness and acceptance for addictive behaviors: Applying contextual CBT to substance abuse and behavioral addictions* (pp. 27–68). Oakland, CA: New Harbinger Publications.

第二十六章　正　念　练　习

Ruth Baer，PhD

定义和背景

在心理学文献中，正念通常被描述为对当下体验的一种非评判的注意形式；这些体验包括内部现象，如感觉、认知、情绪和冲动，以及环境刺激，如视觉、声音和气味。正念也包括对当前活动的觉察，通常与注意力集中在其他方面的无意识的或机械的行为形成对比。目前很难就正念更精确的定义达成共识，部分原因是这个术语可以用于各种各样的干预，每一种都有自己的理论基础。尽管有这些困难，但仔细阅读现代对正念的心理学描述，其中许多描述都包含两个共同的要素，可以大致描述为一个人做什么和怎么做。表 26-1 中的例子表明，正念通常被认为是一种开放的、好奇的、易接受的、友好的、非评判的、富有同情心并且善良的注意或觉察。

表 26-1　当代对正念的心理学描述：做什么和怎么做

作者	做什么	怎么做
Kabat-Zinn，1994，2003	集中注意力，或者通过集中注意力而产生的觉察……	有目的地，此时此刻，非评判地
		以一种充满爱的，富有同情心的品质，一种开放的、友好的存在感和兴趣
Marlatt et al.，1999	把某人的全部注意力集中于现在的体验上……	此时此刻以一种接纳和友爱的态度
Bishop et al.，2004	注意力的自我调节，使其维持在直接体验上……	以好奇、开放和接纳为特征的倾向……
Germer et al.，2005	觉察到当前的体验……	以接纳的方式：非评判地延展，增加了善意或友好的程度
Linehan et al.，2015	专注于当下的行为……	非评判或依恋，对每一刻的流动性持开放态度

在接纳承诺疗法（ACT；Hayes et al.，2012）中发现了一个更具技术性和基于理论基础的定义，将正念定义为 4 个要素：接触当下、接纳、认知解离与以己为景；这些都是根据接纳承诺疗法和关系框架理论定义的（Fletcher et al.，2005；见第二十三章和二十四章）。虽然概念上很严格，但这种定义正念的方法与"做什么"和"怎么做"的框架大致相同。当下的经历，尤其是思维和感觉，是以一种特定的方式被观察到的：愿意去体验它们的本来面目，认识到它们不需要控制行为，并理解它们并不能定义正在体验它们的人。类似的情况是其他基于正念的干预的核心（Segal et al.，2013）。

许多学者都认为，"做什么"和"怎么做"对于清楚地理解正念是至关重要的。例如，一个人在悲伤的情绪下可能会强烈地感觉到悲伤，但他可能会通过判断这种悲伤的情绪是荒谬的来回应悲伤；批评自己是软弱和愚蠢的；反思悲伤的情绪是如何产生的，以及如何摆脱它；有时试图以危险的方式去压抑、避免或逃避悲伤的感觉。这些反应与正念不一致，从而增加了螺旋式下降成抑郁的风险（Segal et al.，2013）。

悲伤的正念包括密切观察相关感觉，这包括它们在身体的什么部位被感觉到，以及它们是否随着时间而改变。留心观察悲伤的人会带着开放、友好的好奇心和同情的态度去体验，同时允许悲伤存在。当反省的思维模式出现时，正念的观察者会自然地将注意力转向当下的感觉。悲伤正念的目的是鼓励在潜在的适应性反应中做出明智的选择：采取建设性措施解决问题，参与活动提高情绪，或者只是让悲伤顺其自然地存在，而不对它做出会造成伤害或与长期的价值和目标不一致的反应。

实施

基于正念的干预（MBI）有越来越多的支持意见（Khoury et al.，2013）。MBI 的最强有力的证据是接纳承诺疗法（ACT）和与之类似的接纳行为治疗（Roemer et al.，2008）；辩证行为治疗（DBT；Linehan，1993，2015）；正念认知疗法（MBCT；Segal et al.，2013）；正念减压（MBSR；Kabat-Zinn，1982）和基于正念的复发预防（Bowen et al.，2011）。善意的冥想和专注于同情的方法（Gilbert，2014；Hofmann et al.，2011）也获得了很好的支持。每一个项目都包括各种各样的练习以培养正念技能。这些技能中，有些涉及正式的冥想，有些则鼓励注意日常活动的意识。

冥想练习

静坐冥想是一种常用的练习方法，它深深植根于冥想的传统中。保持舒适和放松的姿势，但保持清醒和警觉，参与者通常将他们的注意力集中于一系列内部或外部的焦点上，开始感觉和进行呼吸运动。不刻意控制呼吸，参与者只是观察呼吸的速度和节奏。不久之后，注意力可能就会分散。当这种情况发生时，鼓励参与者认识到自己已经注意力转移了，并且简要地记录下注意力转移到了哪里（如计划、记忆、白日梦），然后逐渐将注意力转移到呼吸上，同时放下对注意力转移的判断和评论。随着练习的继续，注意力的焦点通常会依次转移到其他当下的经历上，包括身体的感觉、声音、思想和情绪。观察这些经验时会充满兴趣、接受和同情心，它们来来回回，无论是愉快、不愉快或者中性的。对观察到的经历进行简短、无声的标记有时是一种鼓励。例如，当他们注意到这些现象时参与者可能会说"疼痛"，"自我批评的想法在这里"或"愤怒的感觉正在产生"。

另一个广泛使用的冥想练习是身体"扫描"。参与者坐着或舒适地躺着，闭上眼，按顺序将注意力集中于身体的许多部分，带着兴趣注意感觉。当他们的思维开始漫游，这是不可避免的，他们注意到这一点，轻轻地将注意力转回到身体，同时放弃判断和自我批评。如果疼痛出现，那么尽可能观察它。以非判断的方式观察冲动的移动。如果参与者选择按照冲动行事，那么请他们以友好的好奇心注意采取行动的意图、行动本身和任何后遗症或后果。身体"扫描"培养几个基本的正念技能，包括以特定方式引导注意力；注意到它何时漫游，亲切地回到当下时刻；并且非判断地带着好奇接纳观察到的经验，无论是令人愉快的，还是令人不愉快的。

基于运动的实践

一些 MBI 使用柔和的瑜伽和正念步行来培养正念觉察，同时移动或伸展身体。邀请参与者带着同情心观察他们的身体感觉，注意他们的思想徘徊，并将注意力转移到感觉上。其目的不是增强肌肉，提高柔韧性和平衡力，或提高身体素质，但这些变化可能会在持续的练习中发生。唯一的目标是练习正念觉察和接纳当下的身心。

日常活动的正念

许多 MBI 告知参与者在日常活动中，如吃饭、开车或洗碗的时候，时刻保持客观的觉察。在其他练习中，当思维游走时，参与者逐渐地将注意力转移到活动上，并对所有观察到的经历，包括不想要或不愉快的经历，采取一种接纳、允许、开放、好奇、善良和友好的态度。在日常生活中，呼吸的正念是另一种鼓励当下觉察的方式。呼吸是正念观察的一个有效指标，因为它能观察到连续的感觉和运动。呼吸不需要自主控制，因此个体可以观察到它本来的样子。此外，呼吸的性质（速度、深度、节律）随着情绪和身体状态的变化而变化。通过观察这些形式，人们可以更加了解他们在日常生活中所经历的情绪和感觉的波动。

对于儿童、发育迟缓或认知障碍的人，有时会使用其他注意目标，如足底（Singh et al.，2003）。这个目标可以帮助参与者学会调节破坏性行为，因为他们可以在操场上或社交活动中注意自己的脚。

呼吸空间

起源于正念认知疗法的呼吸空间是一个三步练习，旨在鼓励参与者在日常生活中应用正念技巧，特别是在有压力的情况下。首先，参与者的注意力转向思想、情感和感觉的内在世界；留意亲身经历，就好像它们是身心的天气模式。然后缩小注意力范围，只集中于呼吸上，接着再扩大到整个身体。呼吸空间是一个 3 分钟的练习，但根据情境需求可以快一些或者慢一些。这不是一个逃避或分散注意力的策略，而是一个走出自动模式的机会，能更清楚地看到现在的情况，并对下一步做出明智的选择。

其他正念练习

一些干预措施已经开发了其他旨在培养正念技能的创造性练习。例如，在辩证行为治疗（DBT）中，可能会给组内的每个人一个物品，如柠檬或铅笔。在仔细观察它的形状、大小、颜色、质地和标记几分钟后，所有的物体都交还给组长，之后组长将它们打乱，放在桌子中间，让参与者看看他们是否能找到刚刚检查过的那个物品。参与者也可能受邀唱一首歌或玩一个游戏。DBT 的传送带练习简短且更富冥想性。参与者闭上眼，想象思维就像一条传送带，将想法、情绪和感觉带入意识。非评判地观察每一个出现的内容，包括消极的想法（这是在浪费时间）和思维游走。ACT 有一个类似的练习称"文件架"（cubby-holing）。参与者简单地想一些感觉、思想、记忆、情感和冲动；然后闭上眼几分钟，观察所产生的体验，用一个词记下每个类别所代表的内容。

仁爱和同情冥想

仁爱和同情冥想与正念密切相关，有时也包括在 MBI 中。参与者通常闭着眼，在坐着不动的时候练习这些动作。参与者通过默默地重复一些短语来表达对自己和他人的善意，如"愿他（我、她、他们）平安""愿他健康""愿他幸福""愿他平静"。最近的一篇综述（Hofmann et al.，2011）得出结论：这类练习虽然不如正念练习研究得广泛，但可能可以有效治疗很多心理问题。

实证支持

在精神健康中，正念练习并不是纯粹为了其本身，而是因为正念技能似乎对心理状况和健康有益。事实上，中介效应研究的系统回顾（Gu，Strauss et al.，2015；Van der Velden et al.，2015）报告称，有一致的证据表明正念减压（MBSR）和正念认知疗法（MBCT）使自我分析的正念技能显著增加，而这些技能的习得与心理健康的改善密切相关。正念技能发挥这些益处的具体心理过程还不太清楚。一些理论模型和相关文献的总结提出了许多潜在机制（Brown et al.，2007；Hölzel et al.，2011；Shapiro et al.，2006；Vago et al.，2012）。这些包括觉察的形式（身体觉察或广泛的自我觉察）、自我调节的形式（注意力调节、情绪调节）以及对自我和内心体验的看法（元意识、去中心化、重新感知）。本章讨论了 MBI 结果研究中，中介效应研究的实证支持机制（Ciarrochi et al.，2010；Gu et al.，2015；Van der Velden et al.，2015）。最佳支持的机制包括认知和情绪反应的变化、重复的消极思维（思维反刍和担忧）、自我同情、去中心化（也称元认知意识或元意识）和心理灵活性。一些研究也探讨了积极情感的作用。这些过程已在各种理论和经验的范围内加以定义和实施，其中一些似乎在概念和功能上重叠。以下各部分对它们进行了总结。

认知反应

按照最初的定义，认知反应是轻度焦虑状态激活功能失调性思维模式的程度（Sher et al.，2005）。认知反应通常是在实验室的任务中进行研究的，在这个任务中，实验者通过让参与者在听阴郁的音乐或类似的过程中细想一段悲伤的经历，从而诱导出一种暂时的焦虑状态。参与者在情绪诱导前后完成功能失调性态度的测量（如幸福需要所有努力的成功，寻求帮助是软弱的表现，个人价值取决于他人的意见）。认知反应表现为在诱导后立即出现的功能失调性态度的增加。在测试中，即使有抑郁发作史的人处于缓解状态，他们对诱发的情绪也表现出更高的认知反应。认知反应性得分越高，未来抑郁发作的易感性也越大（Segal et al., 2013）。

认知反应也可以通过抑郁敏感性的 Leiden 指数-修订版评估（LEIDS-R；Van der Dose, 2002），这份调查问卷，更广泛地将结构定义为倾向于显示不良反应：情绪低落，包括思维反刍、回避困难（忽略任务）、攻击性行为（讽刺、发脾气）和完美主义。与从未患过抑郁症的成年人相比，先前患过抑郁症的成年人 LEIDS-R 评分始终较高；分数还可以预测负面情绪诱导后功能障碍的变化量。最近一项关于社区样本的研究发现，由 LEIDS-R 评估得出，MBCT 导致反应性显著降低，并且这种效果是由参与者在干预期间学习正念技能的程度调节的（Raes et al., 2009）。

情绪反应

一些研究已经表明了正念与减轻压力的情绪反应之间的关系，特别是在负面情绪诱导或其他不愉快的经历之后的恢复时间（Britton et al., 2012）。在一项将 MBCT 与抑郁症部分缓解的成年人等待清单对照的随机试验中，Britton 及其同事（2012）使用 Trier 社会压力测试（Kirschbaum et al., 1993）研究了情绪反应性，测试在治疗前后进行。

这项测试要求参与者在有摄像机和评委在场的情况下做一个 5 分钟的演讲，然后大声地做一个困难的心算任务。情绪反应是通过任务前、任务中、任务刚结束时、任务结束后40 分钟和90 分钟时的压力自我评定测量的。

在 8 周的疗程后，MBCT 参与者在任务前和任务期间的痛苦与治疗前相比没有变化。然而，在 40 分钟和 90 分钟后的评估点上，情绪反应明显减弱，这表明在正念训练后，任务继续引发痛苦，但参与者能更快地从痛苦中恢复过来。等待清单的参与者在 8 周的时间内没有变化，除了他们的任务前得分增加了，这表明他们在第 2 次任务中预期焦虑更严重。

虽然这项研究没有检查参与者在任务后的阶段做了什么，但 MBCT 教导人们友好地接受感觉和情绪的同时，从思想内容中解脱出来，从思维反刍的思维模式中解脱出来。因此，在正念训练之后，参与者似乎能够更好地避免与任务压力相关的一些反应。

重复的消极思维

有几项研究探讨了思维反刍和担忧在 MBI 对心理症状（如抑郁、焦虑和压力）的治疗效果中可能起到的作用。在一篇系统综述中，Gu 及其同事（2015）发现，减少重复的消极思维会显著调节正念治疗效果。Van der Velden 及其同事（2015）报道，作为 MBCT 改变抑郁症的中介者的反刍和担忧的证据是不一致的。然而，他们注意到，虽然在治疗后思维反刍的频率可能并不总是减少，但如果参与者可以从消极思维中解脱出来，思维反刍与之后复发的关系可能会改变。

自我同情

Neff（2003）认为，自我同情有三个组成部分：面对苦难时的自我同情、将自己的困难视为人生重大经历的一部分及"以平衡的觉察保持自己痛苦的思想和感受，而不是过度认同它们"。Gu 及其同事（2015）发现了 3 项关于自我同情作为 MBI 的中介效应的研究，结果相互矛盾。其中两项研究使用了非临床样本，发现 MBSR 导致了自我同情显著增加，但是并没有调节对愤怒表达或焦虑的影响。然而，这 3 项研究中最有力的一项（Kuyken et al.，2010）比较了 MBCT 和抗抑郁药物对复发性抑郁症患者的治疗效果，发现在 8 周的疗程中，MBCT 可以增强自我同情心，从而降低未来 15 个月抑郁发作的可能性。

　　Kuyken 及其同事（2010）也参与了之前描述的认知反应任务的研究，发现在 8 周治疗结束时，MBCT 组的认知反应出人意料地高于药物组。然而，在药物组中，治疗后的认知反应预测了 15 个月后复发的可能性，而在 MBCT 组中，治疗后的认知反应与后来的复发无关。自我同情缓和了这种模式，因此，在接下来的 15 个月，治疗后的认知反应和抑郁复发之间的病理关系，对于自我同情表现出更大的改善的人来说是不存在的。这一发现表明，当功能失调性思维出现时，一种善意的、非评判的反应可能会削弱这些想法与后来抑郁发作之间的联系。

去中心化

　　去中心化也称为元意识或元认知意识，它类似于 ACT 文献中定义的认知解离。Holzel 及其同事（2011）描述了一个类似的构想，意识的内容被认为是不断波动的和短暂的经历。去中心化是 MBCT 文献中使用的一个术语，它指的是思想和感觉被认为是暂时的现象，而不是真实或者重要的现实反映或自身本质的观点。去中心化的观点让人们不那么逐字逐句地思考和感受，不那么受它们的驱使。去中心化已被证明可以调节 MBCT 对抑郁的疗效（Van der Velden et al.，2015）和 MBSR 对广泛性焦虑症的效果（Hoge et al.，2015）。

心理灵活性

　　心理灵活性是 ACT 理论的核心，包括 6 个部分。如前所述，其中 4 个被概念化为正念的元素（接触当下、接纳、认知解离和以己为景），另外 2 个部分（价值和承诺行动）是行为变化过程。因此，心理灵活性是一种有意识地觉察当下并在价值上保持一致的方法，即使在有困难的想法和感觉存在的时候。ACT 包括许多练习和实践，旨在培养正念的组成部分，以及帮助参与者识别他们的价值和从事价值一致行为的策略。大量文献表明，在大范围的成人样本中，心理灵活性的增加调节了 ACT 的有益影响，包括焦虑和情绪障碍、慢性疼痛、自我伤害行为，以及与健康相关的目标，如戒烟和体重管理（Ciarrochi et al.，2010）。

积极情感

　　有几项研究表明正念训练可以增加积极情感的日常体验，这可能是 MBCT 对抑郁症状和复发风险的影响的重要过渡（Geschwind et al.，2011；Batink et al.，2013）。虽然对此发生的过程还没有得到深入研究，但新的正念–意义理论（Garland et al., 2015）表明，正念会导致思想和情感的去中心化，促进对逆境的重新评价和对积极经验的品味，进而增加对生活的有目的的接触。需要对这一有前景的理论进行进一步的研究。

正念过程的总结

如前所述，有关正念机制的文献包括各种概念和理论观点，每种观点都有自己的术语和结构，它们在使用上是重叠的。总体来说，文献表明正念训练教导参与者对自己的内在体验（感觉、认知、情绪、冲动）采取一种新的观点，或与之建立一种新的关系。这一观点包括去中心化和认知解离；接纳或允许；友好的好奇心、善良和同情心；认识到思想和感情都不是事实，不一定会控制行为，也不会定义拥有它们的人。采用这种观点似乎可以减少对压力事件的不良反应，以及相关的不舒服的想法和感觉。例如，对困难经历有觉察的认识可能会防止功能失调的态度和思维反刍的出现；或者，如果出现了这些认知模式，以一种友好和富有同情心的态度对待会更容易地摆脱或解离它们。这可能有助于更快地从压力和痛苦中恢复，增加积极的情感和品味，更清楚地认识到价值和目标，并增加价值一致的行为。图 26-1 总结了当前文献关于正念如何影响心理健康的结论。

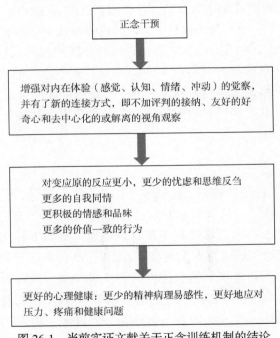

图 26-1　当前实证文献关于正念训练机制的结论

结论

多年来，认知和行为治疗主要关注改变的方法。大量的文献支持改变行为、认知、情绪和环境方面的策略的有效性。直到最近，处理难以改变的痛苦的方法越来越少，当人们试图改变时，困难的想法和感受反而会增强。正念的引入为认知和行为治疗提供了一套原则和实践，帮助人们管理这些经验。因此，正念训练常被描述为一种基于接纳的方法，但它不会促进被动或无助。它培养了一种能力，让你看到当下正在发生的事情，并对如何应对做出明智的选择。

因此，正念觉知可以为本书中所讨论的技巧和方法的有效使用提供基础。正念训练似乎可以帮助来访者认识和承认他们的内在经历（思想、情绪、感觉、冲动），并选择建设性的方式回应它们。在某些情况下，有益的反应可能还包括基于改变的策略，如唤起降低、认知重建、行为激活、问题解决或人际技巧的使用。在其他情况下，解离和接纳技巧可能更有帮助。自我同情、符合个人价值和目标的反应可能会促进内心的繁荣和幸福。因此，从广义的角度出发，正念可能对如何缓解问题、帮助人们茁壮成长是至关重要的。

（赵　婧　仝玉杰 译）

参 考 文 献

Batink, T., Peeters, F., Geschwind, N., van Os, J., & Wichers, M. (2013). How does MBCT for depression work? Studying cognitive and affective mediation pathways. *PLoS One, 23*(8), e72778.

Bishop, S., Lau, M., Shapiro, S., Carlson, L., Anderson, N. D., Carmody, J., et al. (2004). Mindfulness: A proposed operational definition. *Clinical Psychology: Science and Practice, 11*(3), 230–241.

Bowen, S., Chawla, N., & Marlatt, G. A. (2011). *Mindfulness-based relapse prevention for addictive behaviors: A clinician's guide.* New York: Guilford Press.

Britton, W. B., Shahar, B., Szepsenwol, O., & Jacobs, W. J. (2012). Mindfulness-based cognitive therapy improves emotional reactivity to social stress: Results from a randomized controlled trial. *Behavior Therapy, 43*(2), 365–380.

Brown, K. W., Ryan, R. M., & Creswell, J. D. (2007). Mindfulness: Theoretical foundations and evidence for its salutary effects. *Psychological Inquiry, 18*(4), 211–237.

Ciarrochi, J., Bilich, L., & Godsell, C. (2010). Psychological flexibility as a mechanism of change in acceptance and commitment therapy. In R. A. Baer (Ed.), *Assessing mindfulness and acceptance processes in clients: Illuminating the theory and practice of change* (pp. 51–76). Oakland, CA: New Harbinger Publications.

Dreyfus, G. (2011). Is mindfulness present-centred and nonjudgmental? A discussion of the cognitive dimensions of mindfulness. *Contemporary Buddhism, 12*(1), 41–54.

Fletcher, L., & Hayes, S. C. (2005). Relational frame theory, acceptance and commitment therapy, and a functional analytic definition of mindfulness. *Journal of Rational-Emotive and Cognitive-Behavioral Therapy, 23*(4), 315–336.

Garland, E. L., Farb, N. A., Goldin, P. R., & Fredrickson, B. L. (2015). Mindfulness broadens awareness and builds eudaimonic meaning: A process model of mindful positive emotion regulation. *Psychological Inquiry, 26*(4), 293–314.

Germer, C. K., Siegel, R. D., & Fulton, P. R. (Eds.). (2005). *Mindfulness and psychotherapy.* New York: Guilford Press.

Geschwind, N., Peeters, F., Drukker, M., van Os, J., & Wichers, M. (2011). Mindfulness training increases momentary positive emotions and reward experience in adults vulnerable to depression: A randomized controlled trial. *Journal of Consulting and Clinical Psychology, 79*(5), 618–628.

Gilbert, P. (2014). The origins and nature of compassion focused therapy. *British Journal of Clinical Psychology, 53*(1), 6–41.

Gu, J., Strauss, C., Bond, R., & Cavanagh, K. (2015). How do mindfulness-based cognitive therapy and mindfulness-based stress reduction improve mental health and wellbeing? A systematic review and meta-analysis of mediation studies. *Clinical Psychology Review, 37*, 1–12.

Hayes, S. C., Strosahl, K. D., & Wilson, K. G. (2012). *Acceptance and commitment therapy: The process and practice of mindful change* (2nd ed.). New York: Guilford Press.

Hofmann, S. G., Grossman, P., & Hinton, D. E. (2011). Loving-kindness and compassion meditation: Potential for psychological interventions. *Clinical Psychology Review, 31*(7), 1126–1132.

Hoge, E. A., Bui, E., Goetter, E., Robinaugh, D. J., Ojserkis, R., Fresco, D. M., et al. (2015). Change in decentering mediates improvement in anxiety in mindfulness-based stress reduction for generalized anxiety disorder. *Cognitive Therapy and Research, 39*(2), 228–235.

Hölzel, B. K., Lazar, S. W., Gard, T., Schuman-Olivier, Z., Vago, D. R., & Ott, U. (2011). How does mindfulness meditation work? Proposing mechanisms of action from a conceptual and neural perspective. *Perspectives on Psychological Science, 6*(6), 537–559.

Kabat-Zinn, J. (1982). An outpatient program in behavioral medicine for chronic pain patients based on the practice of mindfulness meditation: Theoretical considerations and preliminary results. *General Hospital Psychiatry, 4*(1), 33–47.

Kabat-Zinn, J. (1994). *Wherever you go, there you are: Mindfulness meditation in everyday life*. New York: Hyperion.

Kabat-Zinn, J. (2003). Mindfulness-based interventions in context: Past, present and future. *Clinical Psychology: Science and Practice, 10*(2), 144–156.

Khoury, B., Lecomte, T., Fortin, G., Masse, M., Therien, P., Bouchard, V., et al. (2013). Mindfulness-based therapy: A comprehensive meta-analysis. *Clinical Psychology Review, 33*(6), 763–771.

Kirschbaum, C., Pirke, K. M., & Hellhammer, D. H. (1993). The "Trier Social Stress Test": A tool for investigating psychobiological stress response in a laboratory setting. *Neuropsychobiology, 28*(1–2), 76–81.

Kuyken, W., Watkins, E., Holden, E., White, K., Taylor, R. S., Byford, S., et al. (2010). How does mindfulness-based cognitive therapy work? *Behaviour Research and Therapy, 48*(11), 1105–1112.

Linehan, M. M. (1993). *Cognitive-behavioral treatment of borderline personality disorder*. New York: Guilford Press.

Linehan, M. M. (2015). *DBT skills training manual* (2nd ed.). New York: Guilford Press.

Marlatt, G. A., & Kristeller, J. L. (1999). Mindfulness and meditation. In W. R. Miller (Ed.), *Integrating spirituality into treatment: Resources for practitioners* (pp. 67–84). Washington, DC: American Psychological Association.

Neff, K., (2003). The development and validation of a scale to measure self-compassion. *Self and Identity, 2*, 223–250.

Raes, F., Dewulf, D., van Heeringen, C., & Williams, J. M. G. (2009). Mindfulness and reduced cognitive reactivity to sad mood: Evidence from a correlational study and a non-randomized waiting list controlled study. *Behaviour Research and Therapy, 47*(7), 623–627.

Roemer, L., Orsillo, S. M., & Salters-Pednault, K. (2008). Efficacy of an acceptance-based behavior therapy for generalized anxiety disorder: Evaluation in a randomized controlled trial. *Journal of Consulting and Clinical Psychology, 76*(6), 1083–1089.

Segal, Z. V., Williams, J. M. G., & Teasdale, J. D. (2013). *Mindfulness-based cognitive therapy for depression* (2nd ed.). New York: Guilford Press.

Shapiro, S. L., Carlson, L. E., Astin, J. A., & Freedman, B. (2006). Mechanisms of mindfulness. *Journal of Clinical Psychology, 62*(3), 373–386.

Sher, C. D., Ingram, R. E., & Segal, Z. V. (2005). Cognitive reactivity and vulnerability: Empirical evaluation of construct activation and cognitive diatheses in unipolar depression. *Clinical Psychology Review, 25*(4), 487–510.

Singh, N. N., Wahler, R. G., Adkins, A. D., & Myers, R. E. (2003). Soles of the feet: A mindfulness-based self-control intervention for aggression by an individual with mild mental retardation and mental illness. *Research in Developmental Disabilities, 24*(3), 158–169.

Vago, D. R., & Silbersweig, D. A. (2012). Self-awareness, self-regulation, and self-transcendence (S-ART): A framework for understanding the neurobiological mechanisms of mindfulness. *Frontiers in Human Neuroscience, 6*(Article 296), 1–30.

Van der Does, A. (2002). Cognitive reactivity to sad mood: Structure and validity of a new measure. *Behaviour Research and Therapy, 40*(1), 105–120.

Van der Velden, A. M., Kuyken, W., Wattar, U., Crane, C., Pallesen, K. J., Dahlgaard, J., et al. (2015). A systematic review of mechanisms of change in mindfulness-based cognitive therapy in the treatment of recurrent major depressive disorder. *Clinical Psychology Review, 37*, 26–39.

第二十七章　增　强　动　机

James MacKillop，PhD　Lauren VanderBroek-Stice，MS
Catharine Munn，MD，SC

背景

一个寻求心理治疗的人，显然是想变得更好。基于这一假设的一个推论是，当心理健康专家提供了一种解决问题的方法，特别是在认知行为治疗中，制订了解决问题的行动计划时，患者应该积极接受缓解现有痛苦所需的步骤。然而事实上，心理治疗的过程通常没有那么简单。患者会回避咨询期间规定的活动，不完成治疗程序，缺席治疗过程，或自己停止让其感到痛苦的促进治疗的行为。

造成这种治疗未达标的一个根本原因是，改变行为并不容易。在一定程度上是因为功能失调的行为在起作用，通常还会带来更差的效果。换句话说，不适应行为通常是暂时的解决方案，最终会在恶性循环中加剧。因此，一个不健康行为的内稳态实现了，这些功能性/功能失调性行为变成了一种难以改变的持久惯性。更糟糕的是，患者可能对解决当前问题存在矛盾心理而不进行治疗，但这种矛盾心理并不代表他们对结果漠不关心。患者的矛盾存在于两个方面：渴望改变与现有行为模式的惯性。从弗洛伊德开始，最早的心理治疗形式就认识到了这种矛盾心理所产生的"神经质悖论"。行为治疗师同样认识到，这是对学习行为合理假设的挑战（Mowrer，1948）。从根本上说，这是一个关于难以改变不良行为的问题，即如果一个不良的行为带来了痛苦以及因此想要改变的欲望，而实际的行为改变却不会自然地随之而来，这是问题的根本原因。

在现代语境中，这种无力改变的情况可以被理解为动机问题。从表面上看，患者的动机通常是不言而喻的，因为他们正在寻求治疗。治疗师错误地认为这是一种稳定、坚定的特质。相反，动机的改变被越来越多地理解为一个动态波动的过程，具有周期性的涨落。本章的重点是积极考虑和培养心理治疗中改变动机，并借鉴了大量有关动机的访谈（MI；Miller et al.，2002，2013），一种促进患者改变行为内在动机的疗法。无论治疗方式或精神病理的形式如何，动机都是成功改变行为的必要条件。动机访谈本身或是作为其他心理干预方式，都是一种强大的干预手段。

MI 最初是在成瘾治疗中发展起来的。对于成瘾来说，矛盾心理是该障碍的特点，但它的影响远远超过成瘾治疗本身。本章将介绍 MI 的一些术语和概念，但它不等同于正式培训。Miller 和 Rollnick（2009）明确指出，"MI 很简单，但是不容易"，有证据表明学习 MI 需要的不仅仅是表面的训练（Barwick et al.，2012；Madson et al.，2009；Miller et al.，2004）。

MI 起源于 20 世纪 80 年代早期 William Miller 对乙醇使用障碍的研究，当时发现临床医生的共情比行为治疗的积极效果更能预测治疗结果（Miller et al.，1980）。这一偶然的发现带来了后续的探索，即人际交往过程和临床医生风格如何促进患者的行为改变。MI 最初的描述是作为一种强调移情，以及以人为中心的治疗方法，关注于唤起并加强患者自己对于改变的观念（Miller，1983）。这个方法包含了一个更深层次的理论基础，它强调了两个主要因素。第一个是 Rogers（1959）的人文主义，强调积极且富有共情的环境的价值，在这种环境中，患者可以表达感受和探索问题，而不用担心被评判。第二种观点包括 Festinger（1957）的观点，即当个体的行为与核心信念或价值相冲突时，认知失调就会发生，就会引起恢复行为和信念一致的动机。Bem（1967）提出的自我感知理论（self-perception theory）认为，人们对用语言表达及听到为自己辩护的态度变得更加依恋。回应这些想法，MI 以高度的共情为特征，培养了一种强大的医患关系；用苏格拉底式的风格，引出了患者自己言语的矛盾（唤起，而不是讲述），并引起了患者关注当前的情况和价值之间的差异。更具体地说，MI 结合了移情治疗的风格，有意选择性地加强了有利于患者改变的语言（Miller et al.，2009）。

这一观点与当时主流的成瘾治疗模式大相径庭。20 世纪 80 年代，对药物滥用的患者的普遍观点是，许多人"否认"自己的问题。并且这种归因几乎没有证据支持，但是遗憾的是却一直存在（Chiauzzi et al.，1993；MacKillop et al.，2014）。临床医生通常试图说服患者改变并反对他们的阻抗，通常在不经意间导致患者更加维护现状。MI 的观点在本质上是不同的，假设许多受影响的个体意识到改变的需要，并拥有一定程度的内在动机，一个改变动机的假设便能够得到患者的大力支持。

尽管 MI 是独特的，但其对于改变跨理论模型的出现是有帮助的（Prochaska et al.，1982）。跨理论模型强调变化的动机是一个连续体，重要的是，患者在自己的动机水平上经历了预思考、思考、准备、行动和维持（潜在的复发，使一个人回到早期阶段）的阶段。MI 与这一观点高度兼容，在某种程度上，它适合与动机较弱的患者一起工作，并且可以被理解为是在变化阶段推动他们前进的一种策略（Miller et al.，2013）。

过程与原理

与其说 MI 是一种治疗技术，不如说它是一种与患者互动的方法。要抓住"动机访谈（MI）精神"（Miller et al.，2013），它有以下四个核心原则。第一个原则：医患关系被视为一种伙伴关系。这是专家之间的一种积极协作：临床医生拥有专业知识，而患者是自己的专家。第二个原则：动机访谈精神强调接纳，定义为积极尊重患者的自主权，理解患者的观点，意识到患者的优势和努力（参见第二十四章）。重要的是，接纳并不意味着临床医生必须同意或认可患者的信念和行为。第三个原则：慈悲（compassion），虽然是朝着行为改变和健康的结果，但它涉及真正优先考虑患者的需求、目标和价值。第四个原则：唤起（evocation）原则，即患者已经具备了所有需要改变的品质和智慧，临床医生可以作为向导，帮助患者激发自己的动力和力量以实现目标。

在医患沟通中，有一些相互作用的因素是至关重要的，可用缩写"OARS"表示（Miller et al.，2013），它指的是提出"开放性"（open）问题，"肯定"（affirming）、"向应性"（reflective）倾听，以及"总结"（summarizing）。以"OARS"四个要素为特征的互动风格是临床医生在患者当前情况与其优先项及价值之间产生差异的基础。了解人们看重什么及他们当前的行为如何与价值相冲突，这是解决冲突并让患者改变的关键（参见第二十五章）。这可以通过开放式的问题（例如，"你希望一年后你的生活会是什么样的？十年之后呢？"），或者通过下面讨论的特定技术来实现。

作为一名临床医生，除了要考虑自己说了什么，还要注意自己从患者那里听到了什么。MI 在某种程度上是独特的，因为它为患者的发言提供了即时反馈，可以告知临床医生如何处理问题。"改变性谈话"是指患者考虑改变某一特定行为可能性时使用的任何语言。相比之下，任何倾向于维持现状的语言都是"持续性谈话"。

增加改变性谈话是促进 MI 效果的关键过程（Amrhein et al.，2003；Moyers et al.，2007）。Apodaca 和 Longabaugh（2009）研究了 MI 在使用物质治疗中的改变机制，发现访谈中患者有利于改变的话语和行为价值差异的经验都与更好的结果有关，而临床医生与 MI 不一致的行为（如对抗、指导、警告）与较差的结果有关。

综上可见，改变谈话需要一定水平的认知功能才能有效。最近的一项关于可卡因使用的 MI 研究（Carpenter et al.，2016）发现了交谈中患者改变谈话和积极临床结果的关系，但只有在那些在"关系框架"实验（参见第七章）中能够推导可卡因相关刺激、无意义的词汇和可卡因使用后果之间符号关系的参与者中才有效果。

一些患者认为改变很重要，但对自己改变的能力缺乏信心。此外，在经历了挫折和障碍之后，患者的信心可能会下降。因此，MI 的第二个目标是在整个改变过程中增强患者的自我效能感。唤起患者信心的谈话或语言能力的过程，与唤起更广泛的改变性谈话类似。临床医生倾听并反映包含"可能"、"也许"和"能够"等词汇的陈述。临床医生还会问一些开放性的问题，以引出患者过去成功做出积极的生活改变的例子、来访者如何做出改变、来访者可能遇到的障碍及如何应对这些障碍。

学会在会话中识别这些不同形式的谈话被恰当地描述为"在噪声中检测信号。没有必要消除……噪声，只需跟踪信号"（Miller et al.，2013）。临床医生需要注意患者表达的以下相关话语：表达改变的愿望或意图，对改变能力的乐观，改变的原因或好处，以及改变的需要或问题是如何持续存在的（Rosengren，2009）。持续性谈话可能以捍卫某个立场或行为、打断临床医生说话或脱离谈话的形式出现（如忽视临床医生或显得心烦意乱）。持续性谈话的增加可能是向临床医生发出信号，需要通过放慢速度、重新评估谈话或将患者包括在解决问题的过程中来"处理阻抗"（Miller et al.，2013）。对于临床医生来说，为误解患者而道歉，肯定患者的观点以减少他的阻抗，或将谈话从敏感的话题上转移开而不是加强它，这些可能都是合适的。觉察到这些语言模式是很重要的，因为临床医生的风格会让改变性谈话和持续性谈话的比例发生变化（Glynn et al.，2010），尤其是在物质滥用人群中（Apodaca et al.，2013；Vader et al.，2010）。除了通过出勤率和治疗完成度来衡量患者的治疗参与程度外，在临床工作的其他领域，如心境和焦虑障碍、精神病和共病状态，哪些具体过程有助于积极 MI 的结果仍不清楚（Romano et al.，2015）。

如果 MI 如预期的那样有效，对话将从患者是否想要改变转移到如何完成改变，有时被称为选择点（choice point）或决策点（decision point）。要知道时机是否正确，临床医生应该寻找更多的改变性谈话（与更少的持续性谈话），更有力的承诺语言，更明显的个人决心，有关改变的问题，或者患者已经采取具体步骤来尝试改变的迹象。当患者表现出充分的准备时，临床医生应该直接问他是否准备好开始改变，或者总结他改变的动机，或者提出一个关键的问题（如"那么，你认为你会怎么做？"或者"你想从这里去哪里？"）。

实证支持

关于疗效，早期的研究试图确定影响患者开始正式的、延长的乙醇治疗动机的因素（Miller et al.，1993；Miller et al.，1988）。这些研究涉及单次的干预，主要将 MI 与参照相关饮酒的规范和建议对个人进行的评估反馈相结合（即"饮酒者检查"；Miller et al.，1988）。虽然结果并没有显示 MI 会导致后续正式治疗的高参与率，但总体而言，参与者在随访中表现出明显的、自我导向的饮酒减少。一项类似研究的综述发现，简单的 MI 在减少问题性饮酒的问题上的有效性比起密集干预要好（Bien et al.，1993）。鉴于这些令人鼓舞的发现，MI 的研究被扩展到评估其在不同能力、多种人群和条件下的独立效用。

自这些最初的发现以来，已经有数百项研究评估了 MI 的疗效，其中最有力的证据是物质使用障碍，包括乙醇、大麻、烟草和其他药物的使用（Heckman et al.，2010；Hettema et al.，2005）。在一项大型多中心临床试验中，4 次 MI 产生的效果相当于 8 次 CBT 或 12 步促进的效果（Project MATCH Research Group，1997，1998）。此外，在一个不断扩大的问题行为范围内，MI 在行为结果上已经显现出显著的积极效果，包括减少危险行为（如无保护的性行为、共用针头），促进健康行为（如锻炼、更好的饮食习惯），增加治疗参与度（Lundahl et al.，2009）。在所有研究的问题行为中，尽管 MI 的实施时间更短，但它比标准对照组显然更有效，而且与其他主动治疗一样有效（Lundahl et al.，2010）。

关于治疗形式，MI 可以是一个简短的、独立的干预。但当 MI 与另一种积极的治疗如 CBT 相结合时，效果最好（Burke et al.，2003）。当 MI 与其他干预手段结合使用时，它可以作为增加最初患者参与度的先导，并作为在整个治疗过程中保持动机的策略（Arkowitz et al.，2015）。尽管 MI 的支持性、非对抗性语气可能对某些种族群体更有效，但已经证明了 MI 的积极结果，不论问题的严重程度、性别、年龄和种族（Hettema et al.，2005）。对于较高特质水平的愤怒和依赖性的乙醇滥用障碍患者来说，MI 可能比 CBT 更有效（Project MATCH Research Group，1997）。

工具

关于会话工具，也许最通用和最有效的措施是激励性的"尺子"或"梯子"（Boudreaux et al.，2012；Miller et al.，2013）。这些是评估准备改变、改变的重要性和（或）对改变能力信心的单项问题（从 0 分至 10 分）。它们可以通过口头、书面或电脑进行管理，并提供两种主要功能服务。第一，这些措施可以通过简短有效的方式量化患者的动机。第二，这些措施可以使讨论围绕报告的数字展开。例如，自我效能可以通过询问是什么让患者的信心评分为 8 分（满分 10 分）或者为什么患者的重要性评分为 9 分（满分 10 分）。重要的是，询问是什么使这些值如此之高，而引出改变的陈述（例如，是什么使他们感觉准备好了或者给了他们信心）。然而，反过来也是如此的：问患者为什么他们的评分不高，会引出不改变的理由，因此应该避免改变。

实施 MI 的另一个策略是协作完成决策平衡练习或改变计划。这些是相对较短的过程，它们将问题行为或步骤的成本和收益进行形式化比较，这将在谈话之后进行。决策平衡练习包括协作地完成一个 2×2 矩阵，该矩阵将成本和收益与现状相结合，而不是进行改变。对于患者和临床医生来说，这是一种简单明了的方式，可以阐明并正式确定现有的推动力和反作用力。然而，这个工具中隐含的一个风险是，完全交叉的矩阵包含了对不改变的原因和改变成本的关注。因此，如果不熟练地使用它，可能会引发维持性对话的意外后果。

改变计划是患者在与临床医生讨论时完成的工作表。常见的部分包括个人想要做的改变、这样做最重要的原因、已经采取的步骤、潜在的障碍、可以提供帮助的人，以及成功的标准。改变计划的一个好处是，它为临床医生提供了另一种角度，鼓励患者描述客观的目标。如果期望的改变太过模糊，目标就会被破坏，因为不清楚一个人是否成功，除非从总体上看。例如，"是时候控制一下我的酒量了"就是一个很好的改变性谈话的例子，但是它在很大程度上是没有定义的。相反，"我真的需要在一周内完全不喝酒，周五和周六晚上不超过四杯"既反映了改变性谈话，也反映了可以有针对性实现的明确客观的目标。

可以将这两个工具视为治疗中自然出现的选择点的书档（分界点）。决策平衡练习反映了培养最大的改变动机的关键过程，在患者和临床医生同意将改变作为优先选择之后，改变计划提供了一种识别客观目标和计划的格式。临床医生经常给来访者这些工作表，它们可以作为谈话之间强有力的提示刺激。

更长的策略是关于价值的结构化卡片分类练习（参见第二十五章）。对于这个活动，患者根据列出的价值对他的重要性，将多达一百个提前生成的价值与患者生成的价值进行分类。临床医生通过问一些开放性的问题来跟进患者的活动，引导患者探索为什么所选择的是重要的，以及在患者的生活中如何表达（或不表达）。然后，可以提出当前的问题与患者的个人价值是如何不一致的。这个活动可能需要整整一堂课，它为一个人提供了一种有效的方法来操作个人价值，并考虑与这些价值直接并列的当前问题的影响。

另外两项实施建议也可能有用。首先，一种非常强大的微型技术是在治疗对话过程中整合对客户的直接邀请。例如，这可能出现在临床医生从非结构化的对话过渡到会话更结构化时，如提供有关特定评估效果的客观反馈（如饮酒水平、症状严重程度），就会发生这种情况："接下来，我想给你一些客观的反馈，看看你的饮酒情况与这里的其他学生相比如何。你想看看吗？"（或者"你感兴趣吗？"或者"听起来怎么样？"）这些邀请通常会得到肯定的回答（如果没有得到肯定的回答，也会提供大量信息），并含蓄地强调患者的自主性和代理权，向患者传达继续进行是他们的选择。间断性地直接邀请是传达对患者的尊重和培养合作伙伴关系的一种小技巧。

其次，一种帮助指导临床医生的实施策略是，从动机性行为的角度考虑治疗中行为的功能：表达共情，发展差异，讨论阻抗，支持自我效能（Miller et al., 2002）。例如，制订改变计划和解决特定行为改变策略显然支持自我效能。明确地考虑活动或对话如何适合 MI 领域，对临床新手尤其有用。

动机访谈网站还提供了其他各种工具和措施来支持 MI（参见 http：//www.motivationa

linterviewing.org），但是全面的综述超出了本章的范围。尽管如此，鉴于资源大量而丰富，建议临床医生尽可能地运用它们。

结论

在所有形式的临床干预中，改变动机都是一个关键问题。MI 是一个临床医生思考如何帮助患者自助的框架；这是一种意识到动机波动本质及其在行为改变中的重要作用的心态。

（赵 娟 仝玉杰 译）

参 考 文 献

Amrhein, P. C., Miller, W. R., Yahne, C. E., Palmer, M., & Fulcher, L. (2003). Client commitment language during motivational interviewing predicts drug use outcomes. *Journal of Consulting and Clinical Psychology, 71*(5), 862–878.

Apodaca, T. R., & Longabaugh, R. (2009). Mechanisms of change in motivational interviewing: A review and preliminary evaluation of the evidence. *Addiction, 104*(5), 705–715.

Apodaca, T. R., Magill, M., Longabaugh, R., Jackson, K. M., & Monti, P. M. (2013). Effect of a significant other on client change talk in motivational interviewing. *Journal of Consulting and Clinical Psychology, 81*(1), 35–46.

Arkowitz, H., Miller, W. R., & Rollnick, S. (Eds.). (2015). *Motivational interviewing in the treatment of psychological problems* (2nd ed.). New York: Guilford Press.

Barwick, M., Bennett, L. M., Johnson, S. N., McGowan, J., & Moore, J. E. (2012). Training health and mental health professionals in motivational interviewing: A systematic review. *Children and Youth Services Review, 34*(9), 1786–1795.

Bem, D. J. (1967). Self-perception: An alternative interpretation of cognitive dissonance phenomena. *Psychological Review, 74*(3), 183–200.

Bien, T. H., Miller, W. R., & Tonigan, J. S. (1993). Brief interventions for alcohol problems: A review. *Addiction, 88*(3), 315–335.

Boudreaux, E. D., Sullivan, A., Abar, B., Bernstein, S. L., Ginde, A. A., & Camargo Jr., C. A. (2012). Motivation rulers for smoking cessation: A prospective observational examination of construct and predictive validity. *Addiction Science and Clinical Practice, 7*(1), 8.

Burke, B. L., Arkowitz, H., & Menchola, M. (2003). The efficacy of motivational interviewing: A meta-analysis of controlled clinical trials. *Journal of Consulting and Clinical Psychology, 71*(5), 843–861.

Carpenter, K. M., Amrhein, P. C., Bold, K. W., Mishlen, K., Levin, F. R., Raby, W. N., et al. (2016). Derived relations moderate the association between changes in the strength of commitment language and cocaine treatment response. *Experimental and Clinical Psychopharmacology, 24*(2), 77–89.

Chiauzzi, E. J., & Liljegren, S. (1993). Taboo topics in addiction treatment: An empirical review of clinical folklore. *Journal of Substance Abuse Treatment, 10*(3), 303–316.

Festinger, L. (1957). *A theory of cognitive dissonance.* Stanford, CA: Stanford University Press.

Glynn, L. H., & Moyers, T. B. (2010). Chasing change talk: The clinician's role in evoking client language about change. *Journal of Substance Abuse Treatment, 39*(1), 65–70.

Heckman, C. J., Egleston, B. L., & Hofmann, M. T. (2010). Efficacy of motivational interviewing for smoking cessation: A systematic review and meta-analysis. *Tobacco Control, 19*(5), 410–416.

Hettema, J., Steele, J., & Miller, W. R. (2005). Motivational interviewing. *Annual Review of Clinical Psychology, 1*, 91–111.

Lundahl, B., & Burke, B. L. (2009). The effectiveness and applicability of motivational interviewing: A practice-friendly review of four meta-analyses. *Journal of Clinical Psychology, 65*(11), 1232–1245.

Lundahl, B. W., Kunz, C., Brownell, C., Tollefson, D., & Burke, B. L. (2010). A meta-analysis of motivational interviewing: Twenty-five years of empirical studies. *Research on Social Work Practice, 20*(2), 137–160.

MacKillop, J., & Gray, J. C. (2014). Controversial treatments for alcohol use disorders. In S. O. Lilienfeld, S. J. Lynn, & J. M. Lohr (Eds.), *Science and pseudoscience in clinical psychology* (2nd ed., pp. 322–363). New York: Guilford Press.

Madson, M. B., Loignon, A. C., & Lane, C. (2009). Training in motivational interviewing: A systematic review. *Journal of Substance Abuse Treatment, 36*(1), 101–109.

Miller, W. R. (1983). Motivational interviewing with problem drinkers. *Behavioural Psychotherapy, 11*(2), 147–172.

Miller, W. R., Benefield, R. G., & Tonigan, J. S. (1993). Enhancing motivation for change in problem drinking: A controlled comparison of two therapist styles. *Journal of Consulting and Clinical Psychology, 61*(3), 455–461.

Miller, W. R., & Rollnick, S. (2002). *Motivational interviewing: Preparing people for change* (2nd ed.). New York: Guilford Press.

Miller, W. R., & Rollnick, S. (2009). Ten things that motivational interviewing is not. *Behavioural and Cognitive Psychotherapy, 37*(2), 129–140.

Miller, W. R., & Rollnick, S. (2013). *Motivational interviewing: Helping people change* (3rd ed.). New York: Guilford Press.

Miller, W. R., & Rose, G. S. (2009). Toward a theory of motivational interviewing. *American Psychologist, 64*(6), 527–537.

Miller, W. R., Sovereign, R. G., & Krege, B. (1988). Motivational interviewing with problem drinkers: II. The Drinker's Check-up as a preventive intervention. *Behavioural Psychotherapy, 16*(4), 251–268.

Miller, W. R., Taylor, C. A., & West, J. C. (1980). Focused versus broad-spectrum behavior therapy for problem drinkers. *Journal of Consulting and Clinical Psychology, 48*(5), 590–601.

Miller, W. R., Yahne, C. E., Moyers, T. B., Martinez, J., & Pirritano, M. (2004). A randomized trial of methods to help clinicians learn motivational interviewing. *Journal of Consulting and Clinical Psychology, 72*(6), 1050–1062.

Mowrer, O. H. (1948). Learning theory and the neurotic paradox. *American Journal of Orthopsychiatry, 18*(4), 571–610.

Moyers, T. B., Martin, T., Christopher, P. J., Houck, J. M., Tonigan, J. S., & Amrhein, P. C. (2007). Client language as a mediator of motivational interviewing efficacy: Where is the evidence? *Alcoholism: Clinical and Experimental Research, 31*(s3), 40s–47s.

Prochaska, J. O., & Di Clemente, C. C. (1982). Transtheoretical therapy: Toward a more integrative model of change. *Psychotherapy: Theory, Research, and Practice, 19*(3), 276–288.

Project MATCH Research Group. (1997). Project MATCH secondary a priori hypotheses. *Addiction, 92*(12), 1671–1698.

Project MATCH Research Group. (1998). Matching alcoholism treatments to client heterogeneity: Project MATCH three-year drinking outcomes. *Alcoholism: Clinical and Experimental Research, 22*(6), 1300–1311.

Rogers, C. R. (1959). A theory of therapy, personality, and interpersonal relationships, as developed in the client-centered framework. In S. Koch (Ed.), *Psychology: A study of a science* (Vol. 3, pp. 184–256). New York: McGraw-Hill.

Romano, M., & Peters, L. (2015). Evaluating the mechanisms of change in motivational interviewing in the treatment of mental health problems: A review and meta-analysis. *Clinical Psychology Review, 38*, 1–12.

Rosengren, D. B. (2009). *Building motivational interviewing skills: A practitioner workbook.* New York: Guilford Press.

Vader, A. M., Walters, S. T., Prabhu, G. C., Houck, J. M., & Field, C. A. (2010). The language of motivational interviewing and feedback: Counselor language, client language, and client drinking outcomes. *Psychology of Addictive Behaviors, 24*(2), 190–197.

第二十八章　危机管理和自杀的行为治疗

Katherine Anne Comtois，PhD，MPH　Sara J. Landes，PhD

背景

当在治疗中患者出现自杀倾向时，有两种方法可以参考：自杀风险管理和控制变量的治疗。前者包括最小化自杀和自残的严重风险，管理自杀手段、制订安全计划和产生希望。尽管自杀风险管理很重要，但治疗师经常将其误认为是自杀预防治疗。治疗是治疗师和患者之间长期合作的过程，目标是改变自杀、自残及对生活绝望的因素（如痛苦、孤独或缺乏意义）。

自杀管理和治疗之间的这种混乱经常出现，因为治疗师认为自杀和自我伤害只是他们所治疗的疾病或问题的症状或突发改变。他们认为自杀行为会随着障碍的解决而解决，而自杀本身不需要治疗。

直接针对自杀倾向的管理和治疗更有效。这种方法可有助于解决患者当前的症状/问题，那些在自杀性问题被解决后仍然存在症状者可以成为目标，而不必担心患者在问题解决之前可能会试图自杀或死于自杀。

本章中的原则基于 DBT（Linehan，1993，2015a，2015b）、Linehan 风险评估和管理流程（LRAMP），以及之前的华盛顿大学风险评估和管理流程（Linehan et al.，2012；Linehan Institute，Behavioral Tech，n.d.；Linehan，2014）。本章旨在为自杀倾向的管理和治疗提供一般性指导，但建议对 DBT 和 LRAMP 进行额外的正式培训。

自杀风险管理

自杀风险管理包括许多项目：自杀风险评估、自杀风险决策、安全或危机应对计划及安全手段。下面将详细描述每一种方法。

自杀风险评估

自杀风险的管理始于临床医生与患者共同理解是什么导致了过去的自杀行为，以及当前的自杀想法。同样需了解他们与自杀倾向相关的行为、情绪、认知、身体感觉和冲动。用量表来收集数据是很有用的，如采用访谈或问卷形式的自杀意念量表（Beck et al.，1997；Beck et al.，1979）。该量表对关键领域进行了评分，如对生命和死亡的渴望、自杀企图史、对死亡的恐惧和其他自杀障碍，以及为自杀做的准备。量表评估被证明可以在心理健康门诊患者中预测自杀（Beck et al.，1999）。该评估既可以用于当前的自杀意念，也可以用于最坏的意念，后者是后续自杀的更强预测因素（Beck et al.，1999）。

收集患者所有自杀企图史和非自杀性自伤（NSSI）史是至关重要的。可以考虑两种措施：①自杀企图自残面谈（the suicide attempt self injury interview，SASII；Linehan et al.，2006），是一个结构化的访谈，本质上是一个功能分析，患者需要叙述自残的方法、诱因、后果和功能的问题。②终身自杀企图自残计数（the lifetime suicide attempt self-injury count，L-SASI；Comtois et al.，1999，1996），是 SASII 的一个更简短的版本，检查患者在一生中（或最近一段时间内）自杀行为范围的 SASII 评分量表。L-SASI 量表可以有效地初步评估，可以在 3～20 分钟内完成（取决于自杀行为的数量）。它以几个关于第一次、最近一次和最严重自伤的问题开始，然后从方法、致命性和医疗手段等方面有效地收集自杀企图和自伤的总数。结合 L-SASI 和完整的 SASII，通过最近及最糟糕的自杀企图可以了解到患者全面的行为史，以作为管理决策的基础。

除了收集自杀、自伤史外，临床医生观察患者可能没有意识到的自杀模式也是重要的。患者所处的环境可能强化自杀倾向、NSSI 或自杀性沟通。例如，当青少年伤害自己时，父母可能会有很大的反应和（或）提供必要的帮助，但当青少年没有自我伤害时，父母可能会把注意力转移到其他地方。在青少年发生自杀性沟通或行动之前，父母可能会忽视甚至惩罚青少年寻求帮助的想法，以及忽视他们。因此，这就存在对适应性行为有限的强化，对痛苦和求助的表达的惩罚，对自杀行为的强化。另一个例子是，一位来访者的工作强度很高，直到他感到不堪重负，试图自杀。在自杀行为发生前，配偶可能都不知道她的丈夫觉得自己是一个负担或需要帮助（在这种情况下通常是这样的），然后试图提供支持或移除沉重的任务会在不经意间与自杀行为结合在一起，它们会在未来加强这种行为。这些模式的发展通常患者或其他人没有意识到，这一事实患者需要清楚。但是，重要的是，为了防止自杀，不要忽略这些意外情况，而要理解和改变它们。

自杀风险决策

了解自杀的风险与保护因素后，下一步是确定风险水平和立即治疗。有明确的实证支持表明，门诊的社会心理治疗在减少自杀想法、自杀企图和自杀死亡方面最为有效（Brown et al.，2014；Comtois et al.，2006；Hawton et al.，2000）。目前还没有对住院患者和门诊患者的心理健康治疗的严格的比较研究。仅对住院患者进行了一项随机对照研究（Waterhouse et al.，1990），在随后的自杀企图中没有发现差异。然而，这项研究是有缺陷的，因为研究对象只有低自杀风险的人，而住院干预也是最小的。因此，几乎没有为临床住院治疗的决策提供实证依据。由于住院患者自杀未遂和自杀的基本概率很低，基本不可能预测个人风险。

自杀倾向的循证治疗、临床决策不仅应基于流行病学风险和保护因素，还应基于个体自杀风险的控制变量及其对门诊治疗计划的承诺。那些愿意在短期内采取行动降低近期自杀高风险的人，可以在门诊进行治疗，而那些自杀风险较低但对门诊治疗不感兴趣或无法参与的人，可能需要转诊至急诊或住院服务。因此，了解自杀行为的控制变量是做出决定的关键。对于每个控制变量，评估个人的能力和改变动机是至关重要的。如果一个人，或者在家庭、其他支持或社会服务的帮助下，有能力改变控制变量，那么门诊治疗更可行。

这种改变控制变量的能力就是为什么技巧和应对策略的教学是行为心理疗法对有自杀倾向的人有效的重要原因。然而，没有改变动机的能力的价值是有限的。临床医生和患者可以根据个人能力和对改变的承诺，以及对生命价值的认识，来决定最初的治疗。

临床医生无从得知，如果在门诊治疗，患者是否会企图自杀。这是一个基于最佳质量评估的临床判断问题。治疗师在与临床团队或至少是与患者熟悉的同事协商后，才能做出获益最多的决定。当来访者已经自杀，医生、家人和朋友最需要的是相信医生已经竭尽所能去救治（Sung，2016）。临床医生在做决定时，通过咨询他人，列出控制变量，评估患者的能力和改变的承诺，听取其他人的观点，提出需进一步评估的问题，同意或帮助改进治疗计划，从而更好地做出决策。这种思维过程将被记录在医疗记录中。当决策过程明确且多名临床医生同意该计划时，疏忽的风险（即针对治疗师失误的法律依据）将减少，这两者都增加了相关人员的信心，还能缓冲自杀后的自我怀疑和（或）责备。

可能看起来对一个计划进行彻底的评估会阻碍它的发展，但事实恰恰相反。行为原则不仅适用于患者，也适用于临床医生，未来对临床记录的审查，更不用说自杀未遂或自杀死亡了，这是一个太罕见的事件，无法直接发挥作用。一种救治或宽慰可能是一种强有力的激励因素，当出现负面结果时，一个计划只有在它被那些可能审查它的人（如医疗事故保险公司、律师、特定机构的风险管理办公室、组织领导、自杀预防专家等）彻底评估和确认后，才会起到强化作用。花时间制订计划和完成文书工作，并让相关人员对其进行审查和批准，对临床医生的安慰和缓解有很大帮助，这增加了为所有后续患者完成咨询和文书工作的可能性。如果该计划幸免于难，结果也是该计划的目的所在，并且不会给临床医生带来伤害，那么临床医生遵循该计划会轻松很多。

同时，必须解决完成额外文书工作这一问题，如果制订的指导方针或计划是繁重的，特别是针对像自杀行为这样罕见的结果，临床医生将不可避免地加强避免或将其最小化。开发模板（无论是纸质表单还是电子健康记录中维护的模板）是一种可以提高文档质量和临床医生正确完成文档的可能性的策略。例如，自杀状态表（Suicide Status Form）（Jobes，2006；Jobes et al.，2009）、Linehan 自杀安全网（Linehan et al.，2012；Linehan et al.，n.d.）、治疗风险管理（Homaifar et al.，2013；Wortzel et al.，2013）和退伍军人事务部的自杀风险评估和安全计划的电子健康记录模板。模板有许多优势。例如，它们包含所有关键内容区域的提示（如自杀风险或保护因素），因此临床医生不需要担心缺少重要的组成部分。此外，许多涉及自杀决策的项目都相当标准，可以作为模板，允许临床医生从准备好的文本选项中进行选择（如"进行了风险和保护因素的评估""与来访者一起完成的安全计划"等）或准备好的文本和开放文本字段的组合（如"考虑住院和继续门诊治疗计划；决定不住院，因为……"或"风险和保护因素与上次评估相同，除了……"）。这些选项使临床医生不必进行大量文字录入，同时还可以传达很多信息。

安全或危机应对计划

对生活做出公开承诺也可以有治疗性（Rudd et al.，2006），故患者无需做出不伤害自己的合同承诺。安全或危机应对计划是更有效的方法。这些计划包括两个部分：个人可以做什么和如何有效地寻求帮助。例如，Greg Brown、Barbara Stanley 等制订的安全计划（Kayman et al.，2015；B. Stanley et al.，2015），包括临床医生和患者识别自杀倾向可能再次出现的警告信号，以便可以尽早采取行动；个人可以使用的应对策略；患者可以利用人和场所分散注意力，直至自杀时刻过去。这些策略旨在促进患者的安全行为，并教他们如何自我管理自杀倾向。安全计划还包括患者可以寻求帮助的社会支持，如专业帮助。

出于一些原因，临床医生应该让有自杀倾向的人使用危机热线而不是急诊室。第一，除非急诊室设有精神病学紧急服务或随时待命的精神卫生专家，因内科/外科工作人员的自杀预防专业知识比精神卫生临床医生少，而且除了暂时保护患者外，可能没有更多的干预可以提供。志愿者和管理人员组成的危机热线，评估和应对自杀风险是他们的专业领域。美国国家预防自杀的危机热线由药物滥用和精神卫生服务管理局资助，有具体的标准和定期评估，以确保他们使用循证的自杀防护（Gould et al.，2016；Gould et al.，2012；Joiner et al.，2007）。第二，去急诊室对患者来说既费时又费钱，而且急诊室常会采取强制手段，如物理或化学上的约束，这可能会造成患者的痛苦或创伤。而危机热线是免费的，不需要强制手段就可以立即得到帮助。危机热线与警察和紧急服务机构有联系，因此，如果风险评估表明需要立即进行救援（自愿或立即参与），它可以确保迅速有效的救援。第三，将患者转诊到急诊室可能会产生医源性后果。例如，患者可能认为转诊意味着治疗师无法帮助他，或者患者甚至可能认为这是遗弃。除非治疗师确实无法提供帮助，否则应避免转诊到急诊室。

危机热线还可以为患者提供持续的支持，以补充治疗师的治疗。这种支持减少了治疗师与强烈自杀倾向患者的相处时间，以及患者情感支持的需求，腾出更多的时间、情绪、精力进行心理治疗，治疗师应在其个人和职业限制范围内提供治疗联系。这反过来又帮助治疗师与有自杀倾向的患者在一起，直至自杀倾向得到治疗和解决。因此，诸如危机热线之类的干预措施可以为自杀者提供额外的支持，并使他们在治疗师的指导下进行治疗。

安全手段

安全计划还包括安全手段战略，以前称为手段限制，由于其负面的、适得其反的内涵而被放弃（Anglemyer et al.，2014；I. H. Stanley et al.，2016；Yip et al.，2012）。在门诊社会心理治疗中，让患者所处的环境中没有可以让他们冲动自杀的手段，这是至关重要的。临床医生可以参考一些关于安全手段的指导方针来促进与患者的讨论（Harvard T. H. Chan School of Public Health，n.d.；Suicide Prevention Resource Center，n.d.）。消除获取致命手段的途径是最理想的方案。然而，当患者不愿意这样做时，临床医生就面临着这样的两难境地：是减少患者获得手段的机会，还是失去与患者的接触（例如，患者退出治疗，或者对临床医生撒谎）。

如同一般的自杀决策一样，在做关于安全的决定时没有规则可循。最有效的策略是与其他临床医生达成共识，他们会考虑替代方案，并且同意鉴于情况的局限性，治疗师的策略是最有效的。临床医生应在会诊期间与患者合作做出初步决定。除极少数即将发生风险的情况外，在诊疗后的几个小时、几天内，都有足够的机会与其他临床医生进行协商，如果存在建议，可以通过致电患者作为后续诊疗来更改计划。无论做出什么决定，决策和咨询者都应在医疗记录中明确。在一个悲剧的结果中，为了让治疗师和其他检查记录的人对自己的工作感到放心，检查记录中显示出当时的想法和可用信息文档的能力是至关重要的。

自杀行为干预

重复性随机试验中有两种主要的自杀行为干预措施：DBT（Linehan，1993；Linehan et al.，2006；Stoffers et al.，2012）和自杀预防的 CBT（Brown et al.，2005；Rudd et al.，2015；Wenzel et al.，2009）。这两种干预措施都有一些临床医生可以借鉴的内容：关注自杀而不是诊断；注重积极参与和保留治疗；自杀行为的控制变量的功能评估；解决问题；积极指导患者，帮助他们在急性情绪困扰期间发展不同的思考和行为方式，而非自杀；给未来带来希望。

第一个共同点是把自杀作为治疗的主要目标。这意味着，尽管抑郁症、药物使用或其他诊断在治疗中得到了解决，但随着诊疗条件的改善，不认为自杀倾向可以解决。相反，它不是一个独立的问题，而是治疗的一个主要问题。

预防自杀与解决自杀想法的治疗，患者也必须参与并尽力实现目标。因此，患者参与也是一个重点。DBT 和 CBT 都有让患者参与治疗的明确策略，防止中途退出，排除困难，克服护理障碍。DBT 框架优先考虑患者自己采取的行动，而 CBT 包括一个主动的案例管理小队；然而，两者都预料到患者在接受治疗时可能会出现问题，并认为治疗师和患者共同承担继续治疗的责任。DBT 还包括定义明确且积极的承诺策略，用于将治疗与患者的目标及预防自杀的措施联系起来。CBT 通过患者分享自杀的叙述、治疗师的积极肯定及心理教育来增强他们的承诺。

如前面详细讨论的，预防自杀的行为干预措施中一个核心要素是对自杀想法和行为的功能评估，以确定控制变量。目标是通过具体的理解来产生具体的解决方案。一旦发现问题，解决问题就是解决可解决控制变量的重要治疗策略。与此同时，治疗师还传授一些策略，帮助患者接纳无法解决的问题，或者在问题解决之前进行应对。临床医生的目标是与患者合作，找到最有效的方法解决引起自杀想法的问题，并让他们去实践这些方法——即使在情绪高涨、前景有限的情况下也是如此，就像有自杀风险时的情况一样。

最后，预防自杀治疗的一个关键是创造对未来的愿景和希望。这将引导人们过上有意义的生活，而不是自杀，也将避免自杀。DBT 的中心原则是为了获得高质量的生活，使自杀不再是一个问题。因此，DBT 是一种较长程的治疗。在实施 DBT 的前 1～4 个月，自杀式应对通常被熟练应对所取代，这是 CBT 和其他行为干预的典型表现。剩下的治疗时间（6 个月、1 年或更长）侧重于解决生活质量问题——妨碍患者实现有意义生活的干扰行为。治疗干预行为，在治疗的早期和整个过程中，增加患者在治疗中的参与，并防止退出，介于自杀和危机行为的主要目标与生活质量的目标之间。

相比之下，CBT 治疗自杀倾向的方法时程要短得多，16 个疗程或更少，重点是处理自杀应对和防止复发。患者为提高生活质量可以寻求进一步治疗。因此，在这些短期的治疗中，重点是让患者看到希望，而不是提高生活质量。CBT 的一个关键策略是"希望工具箱"，这是里面装着物品和纪念品的一个盒子，如照片和信件，用来提醒人们活着的理由。希望工具箱非常有用，可以在患者自杀感觉出现时，提醒患者与活着的联系。患者会发现构建一个希望工具箱的过程是非常有益的，因为它会引导他们发现活着的理由。

（赵　娟　仝玉杰 译）

参 考 文 献

Anglemyer, A., Horvath, T., & Rutherford, G. (2014). The accessibility of firearms and risk for suicide and homicide victimization among household members: A systematic review and meta-analysis. *Annals of Internal Medicine, 160*(2), 101–110.

Beck, A. T., Brown, G. K., & Steer, R. A. (1997). Psychometric characteristics of the Scale for Suicide Ideation with psychiatric outpatients. *Behaviour Research and Therapy, 35*(11), 1039–1046.

Beck, A. T., Brown, G. K., Steer, R. A., Dahlsgaard, K. K., & Grisham, J. R. (1999). Suicide ideation at its worst point: A predictor of eventual suicide in psychiatric outpatients. *Suicide and Life-Threatening Behavior, 29*(1), 1–9.

Beck, A. T., Kovacs, M., & Weissman, A. (1979). Assessment of suicidal intention: The Scale for Suicide Ideation. *Journal of Consulting and Clinical Psychology, 47*(2), 343–352.

Brown, G. K., & Green, K. L. (2014). A review of evidence-based follow-up care for suicide prevention: Where do we go from here? *American Journal of Preventive Medicine, 47*(3, Supplement 2), S209–S215.

Brown, G. K., Ten Have, T., Henriques, G. R., Xie, S. X., Hollander, J. E., & Beck, A. T. (2005). Cognitive therapy for the prevention of suicide attempts: A randomized controlled trial. *JAMA, 294*(5), 563–570.

Comtois, K. A., & Linehan, M. M. (1999). *Lifetime parasuicide count: Description and psychometrics.* Paper presented at the 9th Annual Conference of the American Association of Suicidology, Houston, TX.

Comtois, K. A., & Linehan, M. M. (2006). Psychosocial treatments of suicidal behaviors: A practice-friendly review. *Journal of Clinical Psychology, 62*(2), 161–170.

Gould, M. S., Lake, A. M., Munfakh, J. L., Galfalvy, H., Kleinman, M., Williams, C., et al. (2016). Helping callers to the National Suicide Prevention Lifeline who are at imminent risk of suicide: Evaluation of caller risk profiles and interventions implemented. *Suicide and Life-Threatening Behavior, 46*(2), 172–190.

Gould, M. S., Munfakh, J. L. H., Kleinman, M., & Lake, A. M. (2012). National Suicide Prevention Lifeline: Enhancing mental health care for suicidal individuals and other people in crisis. *Suicide and Life-Threatening Behavior, 42*(1), 22–35.

Harvard T. H. Chan School of Public Health. (n.d.). Lethal means counseling. https://www.hsph.harvard.edu/means-matter/lethal-means-counseling/.

Hawton, K., Townsend, E., Arensman, E., Gunnell, D., Hazell, P., House, A., et al. (2000). Psychosocial versus pharmacological treatments for deliberate self harm. *Cochrane Database of Systematic Reviews, 2*(CD001764).

Homaifar, B., Matarazzo, B., & Wortzel, H. S. (2013). Therapeutic risk management of the suicidal patient: Augmenting clinical suicide risk assessment with structured instruments. *Journal of Psychiatric Practice, 19*(5), 406–409.

Jobes, D. A. (2006). *Managing suicidal risk: A collaborative approach.* New York: Guilford Press.

Jobes, D. A., Kahn-Greene, E., Greene, J. A., & Goeke-Morey, M. (2009). Clinical improvements of suicidal outpatients: Examining Suicide Status Form responses as predictors and moderators. *Archives of Suicide Research, 13*(2), 147–159.

Joiner, T., Kalafat, J., Draper, J., Stokes, H., Knudson, M., Berman, A. L., et al. (2007). Establishing standards for the assessment of suicide risk among callers to the National Suicide Prevention Lifeline. *Suicide and Life-Threatening Behavior, 37*(3), 353–365.

Kayman, D. J., Goldstein, M. F., Dixon, L., & Goodman, M. (2015). Perspectives of suicidal veterans on safety planning: Findings from a pilot study. *Crisis: The Journal of Crisis Intervention and Suicide Prevention, 36*(5), 371–383.

Linehan, M. M. (1993). *Cognitive behavioral treatment of borderline personality disorder.* New York: Guilford Press.

Linehan, M. M. (2014). Linehan Risk Assessment and Management Protocol (LRAMP). Seattle: Behavioral Research and Therapy Clinics. Retrieved from http://blogs.uw.edu/brtc/files/2014/01/SSN-LRAMP-updated-9–19_2013.pdf.

Linehan, M. M. (2015a). *DBT skills training handouts and worksheets* (2nd ed.). New York: Guilford Press.

Linehan, M. M. (2015b). *DBT skills training manual* (2nd ed.). New York: Guilford Press.

Linehan, M. M., & Comtois, K. A. (1996). Lifetime Suicide Attempt and Self-Injury Count (L-SASI). (Formerly Lifetime Parasuicide History, SASI-Count). Seattle: University of Washington. Retrieved from http://depts.washington.edu/uwbrtc/resources/assessment-instruments/.

Linehan, M. M., Comtois, K. A., Brown, M. Z., Heard, H. L., & Wagner, A. (2006). Suicide Attempt Self-Injury Interview (SASII): Development, reliability, and validity of a scale to assess suicide attempts and intentional self-injury. *Psychological Assessment, 18*(3), 303–312.

Linehan, M. M., Comtois, K. A., Murray, A. M., Brown, M. Z., Gallop, R. J., Heard, H. L., et al. (2006). Two-year randomized controlled trial and follow-up of dialectical behavior therapy vs. therapy by experts for suicidal behaviors and borderline personality disorder. *Archives of General Psychiatry, 63*(7), 757–766.

Linehan, M. M., Comtois, K. A., & Ward-Ciesielski, E. F. (2012). Assessing and managing risk with suicidal individuals. *Cognitive and Behavioral Practice, 19*(2), 218–232.

Linehan Institute, Behavioral Tech (n.d.). Linehan Suicide Safety Net. Retrieved from http://behavioraltech.org/products/lssn.cfm.

Rudd, M. D., Bryan, C. J., Wertenberger, E. G., Peterson, A. L., Young-McCaughan, S., Mintz, J., et al. (2015). Brief cognitive-behavioral therapy effects on post-treatment suicide attempts in a military sample: Results of a randomized clinical trial with 2-year follow-up. *American Journal of Psychiatry, 172*(5), 441–449.

Rudd, M. D., Mandrusiak, M., & Joiner Jr., T. E. (2006). The case against no-suicide contracts: The commitment to treatment statement as a practice alternative. *Journal of Clinical Psychology, 62*(2), 243–251.

Stanley, B., Brown, G. K., Currier, G. W., Lyons, C., Chesin, M., & Knox, K. L. (2015). Brief intervention and follow-up for suicidal patients with repeat emergency department visits enhances treatment engagement. *American Journal of Public Health, 105*(8), 1570–1572.

Stanley, I. H., Hom, M. A., Rogers, M. L., Anestis, M. D., & Joiner, T. E. (2016). Discussing firearm ownership and access as part of suicide risk assessment and prevention: "Means safety" versus "means restriction." *Archives of Suicide Research, 13,* 1–17.

Stoffers, J. M., Völlm, B. A., Rücker, G., Timmer, A., Huband, N., & Lieb, K. (2012). Psychological therapies for people with borderline personality disorder. *Cochrane Database of Systematic Reviews,* 8(CD005652).

Suicide Prevention Resource Center. (n.d.). CALM: Counseling on Access to Lethal Means. http://www.sprc.org/resources-programs/calm-counseling-access-lethal-means.

Sung, J. C. (2016). Sample individual practitioner practices for responding to client suicide. March 21. http://www.intheforefront.org/sites/default/files/Sample%20Individual%20Practices%20-%20SPRC%20BPR%20-%20March%202016.pdf.

Waterhouse, J., & Platt, S. (1990). General hospital admission in the management of parasuicide: A randomised controlled trial. *British Journal of Psychiatry, 156*(2), 236–242.

Wenzel, A., Brown, G. K., & Beck, A. T. (2009). *Cognitive therapy for suicidal patients: Scientific and clinical applications*. Washington, DC: American Psychological Association.

Wortzel, H. S., Matarazzo, B., & Homaifar, B. (2013). A model for therapeutic risk management of the suicidal patient. *Journal of Psychiatric Practice, 19*(4), 323–326.

Yip, P. S., Caine, E., Yousuf, S., Chang, S.-S., Wu, K. C.-C., & Chen, Y.-Y. (2012). Means restriction for suicide prevention. *Lancet, 379*(9834), 2393–2399.

第二十九章　认知行为治疗和循证治疗的未来发展方向

Steven C. Hayes，PhD　　Stefan G. Hofmann，PhD

在行为治疗运动的早期，已故的 Gordon Paul 博士在刚刚毕业几年，就针对循证干预科学的正确目标提出了一个被引用最多的问题（1969）："对于一个有特定问题的人什么治疗最有效？在什么情况下最有效？疗效又是如何产生的？"我们在第一章中引用了这句话，因为它为治疗干预措施打开了一扇大门，用一种科学的治疗方法将基于语境的特定循证程序与循证过程联系起来，从而解决问题，促进特定人群的治疗。然而，这种方法并没有得到广泛的应用，因为在行为治疗的早期，人们过于相信学习原理和理论是临床治疗的充分基础。事实上，这可能解释了为什么 Paul（1967）对这个问题的最初表述两年前没有包括"以及它是如何发生的"这一问题，而完全集中在基于语境的具体证据的程序上。关于改变的过程是事后的思考。

一个真正基于过程的方法优先考虑循证过程和循证的步骤，因为它们与这些过程相关联。在本书中，现在我们终于可以把重心放在临床改变领域需要关注的基本问题上，以便做出优先选择。现代心理治疗和科学干预的中心问题是"基于目标，针对这例患者应该采用什么样的核心的生物-心理-社会过程，以及如何最高效地改变？"回答这些问题是基于过程的经验疗法的目标，但我们认为它现在正转变成基于过程的 CBT 的目标。

从各个方面来说，减轻人类的痛苦都是一个具有挑战性的目标。它需要强大的概念工具来将人类的复杂性解析为可管理的大量问题。它需要临床创造力，从而成功地针对人类功能的关键领域和维度设立目标。它依赖于方法论工具，允许从无数个体的具体经验中发展可泛化的知识。

在早期，学习的原则和巧妙的功能分析方法是采用这种方法的主要内容，而这还远远不够。原则和程序太有限，将原则和程序与患者个体联系起来需要更多的科学依据。在随后的几十年里，行为治疗的概念和程序都得到了扩展，最终成为 CBT。这是向前迈出的一步，尽管正如在本书第二部分中所探讨的那样，该领域仍在学习如何更好地发展和使用一套更广泛的原则，并将它们组织成实用的形式；正如本书在第三部分中所展示的，从科学的角度来说，许多现代的治疗方法现在才开始发挥作用。

美国政府机构也希望看到 EBT 的发展，但他们有自己的想法，主要是受精神病学机构的想法驱动。1980 年，美国精神病学协会（American Psychiatric Association）出版了第三版《精神障碍诊断与统计手册》（*Diagnostic and Statistical Manual of Mental Disorders*）。此后，美国国家精神卫生研究所（NIMH）决定投入大量资源，资助针对特定精神症状治疗方案的随机试验。这种措施对 CBT 领域产生了巨大的影响，对 EBT 影响更大。同时，给心理疗法的开发者带来了声望和关注，但也无意中缩小了他们的视野。

在历史的大舞台上，这些发展为这个领域带来了很多好处。对综合征治疗方案的研究抓住了 Paul 的议题的一些本质，在心理治疗和其他心理社会干预、精神病药物的影响、精神病理学的发展和其他关键问题方面，可获得的数据量有了巨大的增长。Eysenck（1952）提出的循证心理治疗是否比什么都不做更好，这一问题得到了彻底的答案。证据增长主要受益的是 CBT，且目前它是最受支持的干预方法。

人类痛苦的生物医学化奠定了这些发展的基础，却留下了 Paul 的临床问题的一些关键特征。对于新的问题——"什么方案对这种综合征的症状最好？"——干预科学家的回答未能充分了解个人的需要、干预的语境、程序的特殊性、问题的特殊性以及与变化过程的联系。换句话说，基于流程和综合征的经验疗法留下了一些基于过程的经验疗法的定义特征。

该领域仍在应对由此带来的实践和智力挑战。随着一种更纯粹的技术方法的发展，理论受到了冲击。如果流程和原则只是作为技术的一个模糊的设置，而没有作为干预的调节和中介变量进行正式测试，那么它们会有多重要呢？如果理论发展仅仅是一种未经检验的仪式，在与综合征相关的程序开发的真正行动发生之前，就不能发展出稳健的行为改变的理论，这是预料之中的事。在 1980 年至 2010 年的 30 年间，当展开新的研究项目时，从科学的角度来说，对综合征的关注似乎从未带来病因、病程和治疗反应方面的结论性证据，这是极为令人沮丧的。换句话说，综合征的方法没有带来疾病的发现，而这正是综合征分类的最终目的。在综合征组中，共病和患者的异质性很大，以至于传统的诊断更像是一个空洞的仪式，而不是一个关键的渐进过程。2010 年之后，NIMH 开始对它失去兴趣。实际上，是放弃了 30 年前的发展战略方法，而曾经将 CBT 的研究人员也带到了这条路上。几乎所有领域对 2013 年发布的 DSM-5 都明显缺乏热情。

CBT 也经历了变化。在本书中，我们避免使用"第三次浪潮"这种语言，是因为它可能会让一些业内人士感到不快，而我们的整个目标是尝试以一种更基于过程的方式，将不同的派别和传统结合在一起。尽管如此，除了对 CBT 中出现的新一代工作的特定标签的反应之外，还有其他值得关注的地方（Hayes，2004），这些发展所强调的关键特点是可能改善理解和结果。一份原创的用的斜体字陈述总结了"第三次浪潮"的思想，强调指出正在出现的是"一种以经验为基础，以原则为中心的方法……该方法对心理现象的语境和功能特别敏感……重新制订并综合了前几代人的认知和行为疗法，将其带入以前主要由其他传统解决的问题和领域"（Hayes，2004）。换句话说，CBT 已经可以用基于过程的经验方法打开传统的所有问题，并可以在 EBT 中审查。

本书试图以这种方式向前迈进。基于过程的方法在一定程度上反映了压力，这种压力导致 NIMH 将重点放在研究领域标准（Research Domain Criteria）倡议的框架上，而不是将 DSM 作为前进的方向（Insel et al.，2010），但它是通过将干预科学纳入基于过程的方向来实现的。我们围绕组织间认知和行为心理学博士教育工作组的最新共识文件（Klepac et al.，2012）组织了这本书，部分原因是该文件显示了在后 DSM 时代需要什么来重新定位该领域，以及如何在该领域变得越来越成熟。

工作组明确指出，当理论和变化的过程变得更加中心时，需要在科学哲学、科学战略、伦理学及产生原则的广泛领域中进行更多的培训。将程序与原则联系起来，需要进行更多的培训，并以对伦理和证据敏感的方式使程序适应具体案件的特殊需要。我们同意工作组的结论，本书各章节在某种程度上都是为了应对这一挑战。然而这本书不是一个全面的回应，全面的回应将需要整个系列丛书，这本书是我们计划出版的第一本。

在本书值得考虑的是，如果该领域在缓解问题和促进繁荣的程序与过程之间建立了更多的经验联系，未来将会怎样。换句话说：在一个以过程为基础的经验疗法的时代，会发生什么我们不能肯定，但大致的轮廓似乎已足够清晰。在若干方面，本书的各章预见了即将发生的一些变化。

未来可能的发展

已经命名的疗法将衰落。随着一揽子方法和流程被分解成与过程相关的程序，已经命名的疗法将变得不再占主导地位。事实上，"认知行为治疗"这个术语变得太狭隘了，因为所发生的治疗变化并不局限于认知和行为过程；还有社会的、动机的、情感的、后生的、神经生物学的、进化的和许多其他循证过程。其中许多内容已在本书各章中概述。

人们进一步认为CBT不是一个单独的术语，而是有很多CBT，一些是循证的，一些是基于理论的，还有一些是基于过程的。但是允许循证治疗在大量特定命名的治疗下（如眼动脱敏和再处理、认知加工治疗、辩证行为治疗等）继续发展下去将使该领域停留在一揽子方法和流程的时代。那些与成熟的和具体的理论模型相联系的名称可以作为理论模型的名称，但在一个基于过程的时代，没有必要对每一种技术组合和序列进行命名，如同不需要对城市道路的每一种建筑设计或布局进行命名一样。

第三部分中仅有很少的章节介绍了需要与已经命名的疗法相联系才能有效的方法。第三章强调，临床医生通常需要通过使用案例概念化来超越流程，案例概念化针对如何将循证的治疗目标与稳健的变化过程相联系。已经命名的流程将在一段时间内继续发挥作用，但随着程序和过程占据中心地位，它们中的大多数将开始处于边缘状态。

一般理论的衰落和可测试模型的兴起。杂乱的系统和一般的理论主张要么被整合成更具体和可测试的模型和理论，要么被视为广义的哲学主张。不同的哲学假设将保持不同，这正是因为假设建立了实证检验的基础，因此不完全受制于实证检验（这个问题在关于科学哲学的第二章中有广泛的论述）。这一现实并不意味着哲学上不同的方法不能共存或不能合作。在本书中，我们认为，如果对假设中的差异加以理解，合作就更有可能进行。在某种程度上，这本书是对CBT的一种测试，它将CBT中不同的领域和传统的方法结合在一起。

可测试的模型和特定的理论在科学上是非常有用的，特别是它们的效用。在综合征治疗方案的时代，因为只盯着干预而理论通常被忽视。这种情况似乎肯定会发生改变。然而，实用的模型和理论将受到一些关键方面的严格审查。

调节和中介作用的兴起。即使是现在，情况也不妙。一些机构和协会认证循证干预措施，如美国心理学会第十二分会（临床心理学分会），没有要求公布针对某一问题相关的理论模型和流程背后的过程证据（Tolin et al., 2015）。在一个以过程为基础的时代，这是无法持续的。作为干预程序基础的理论模型需要具体说明与特定问题的干预程序有关的变化过程。即使过程运行很好，如果指定的改变过程不能始终适用，那么底层模型就是错误的。

在评估指标问题解决的过程中，该领域可以容忍短暂的延迟，但开发适当评估的任务落在那些提出模型和理论的人身上，而不是落在那些对变化过程提出适当证据要求的人身上。

模型失败和程序失败的区别在另一个方向上也很重要。例如，如果一个程序未能改变在发展性精神病理学的纵向研究中可能被证明是重要的公认的关键变化过程，那么即使该程序失败，该模型仍然是未经测试的。在这种情况下，可以容忍短暂的拖延，同时制订程序细节，以便对具体领域改变的过程产生更好的影响。

最重要的一点是，只有当科学支持该程序、基础模型及它们的联系时，这个程序才可以被认为是循证的。如果一个过程产生可靠的效果，并可以操纵一个中介过程来获得这些效果，那么它就可以进入以过程为基础的经验疗法序列。

即便如此，在实际问题上还有很多要处理。如果调节变量不具有特异性，仍需要大力调查，因为循证方法的历史表明，不管语境如何，很少有过程总是积极的（Brockman et al., 2016）。因此，在一个以过程为导向的成熟的领域，理论上一致的调节变量和中介变量将与程序效果的证据同等重要。我们期待着有一天，程序调节作用的荟萃分析与程序影响的荟萃分析一样普遍和重要。

诊断和功能分析的新形式。随着基于过程的方法的发展，在新形式的功能分析和基于个体的应用中使用的核心过程将变得更加重要。可以深入研究个体成长的曲线与个人认知和行为网络的统计模型的兴起，为个体在循证方法中的重新出现提供了希望。例如，复杂网络方法可以为潜在疾病模型提供一种替代方法。这种方法认为，心理问题不是潜在疾病实体的表现，而是一个复杂网络相互关联元素的体现。该方法是功能分析的扩展，不仅为精神病理学提供了一个框架，还可以用于预测在某个时间点的治疗变化、复发和康复（Hofmann et al., 2016）。

我们需要一种针对目标干预的方法，而不是太多的跨诊断（这个术语似乎要跨越不断扩大的鸿沟而令人不舒服），因为它是一种替代诊断的方法。为了使基于过程的 CBT 和 EBT 繁荣发展，需要开发出 DSM 的良好替代品来指导研究和实践。

从普适性到特殊性的方法。当代精神病分类学将精神问题视为潜伏疾病实体的表现形式，将一种分类体系强加于人类的痛苦之上。与此方法一致的是，在以各类综合征来制订治疗流程的 CBT 时代，X 方案用于治疗精神疾病 X，而 CBT 方案 Y 用于治疗疾病 Y，但几乎都忽略了个体之间的差异。

然而，为了回答 Paul（1969）提出的临床问题，单纯的自上而下、普适性的方法是没有用的。这个问题需要一种自下而上的特殊的具体方法，以便理解为什么在特定情况下会存在心理问题，以及如何启动变化的过程。普适性的原则虽然关键，但它们的基础和应用需要包括对个人的缜密分析。定性研究通常会为这些发展提供信息。心理学家已经配备了许多方法论的工具来处理这些问题，从单例实验设计（Hayes et al., 1999）到生态瞬时评估，并且当它们与现代统计学方法相关联时，正如我们前面提到的，这些方法论工具的使用可能会增加。

流程需要明确可修改的元素。实践者的实际需求为该领域提供了一个自然分析的议题。这就是为什么不同的科学哲学（参见第二章）在 CBT 中比在其他科学领域更容易共存：语境主义者可能将实用的结果本身视为真理标准，而元素现实主义者则可能将其视为本体论知识的自然产物，但两者都同意结果对于干预的重要性。其中一个含义是，明确可修改的过程及特定可用于修改变化过程的语境元素的理论和模型，在基于过程的经验治疗方法中有固有的优势。认知、情绪和行为都是干预科学的因变量。意识到这个简单的事实会增加下一个关键特性。

语境的重要性。如果一个因变量在心理学上要发生变化，最终需要通过改变历史或情境来实现。换言之，语境需要改变。这正是治疗技术的作用。

干预科学家更擅长测量人们的情绪、认知或行为的反应，而不擅长评估历史、社会和情境语境。这是可以理解的，但是后者需要在基于过程的方法中得到持续的关注。

这一关于测量的真理表明，与忽略这一关键步骤的理论和模型相比，能够说明变化过程与操纵这些过程的方法之间的关系的理论和模型应该更有优势。目前很少有模型和理论能够满足这种苛刻的标准，但更容易开发出与干预成分无关的变化模型。

在某种程度上，基于过程的治疗可以从经验上解决这个问题：试错可以确定哪些成分的变化会改变哪些过程。但是，从长远来看，我们需要知道为什么某些方法会改变某些过程，而不仅仅知道它们会改变。因此，随着基于过程的经验方法的成熟，解释循证过程与循证程序和成分之间联系的理论将变得更加重要。

成分分析和实验室研究的重新出现。我们提到的考虑因素是成分分析重新出现在 CBT 中的原因之一。以一种非常精细的方式深入研究实验室中临床人群的特定过程问题是很有可能的，但是，在"一揽子打包"和流程治疗的随机对照试验中，这样做将更难（Campbell-Sills et al.，2006）。让"一揽子打包"在"拆除"之前存在这么多年是不明智的，但是在一个基于过程的时代，有关成分、过程的信息可以被自下而上地构建，甚至可以通过对成分研究的分数进行荟萃分析来指导临床工作（Levin et al.，2012）。

行为心理科学与其他生命科学的结合。行为和心理科学不可能独立存在于一个世界中：更广泛地说，行为是生命科学的一部分。现代干预科学中对神经科学的极大关注反映了这种更全面和生物友好的时代精神——在现代，我们想知道心理事件是如何改变我们有机体的，反之亦然。然而，"仍有其他的靴子没有落地"，它们同样是时代精神的一部分。例如，我们知道表观遗传过程会影响大脑的组织（Mitchell et al.，2013），但它们本身也会受到心理健康保护性经历的影响（Dusek et al.，2008；Uddin et al.，2013）。其中一些内容在第十章中已经讨论。

对生物学的兴趣不需要减少。历史和语境对进化生物学家和心理治疗师一样重要；这就是我们在本书中包含了关于第十章应用心理学的进化原理的原因之一。每个层次的分析都在统一的科学结构中有自己的位置。然而，在现代，干预科学家可能会越来越多地被要求接受生命科学的广泛培训，并了解生命科学的发展。

提供保健的新形式。正如第四章关于实践角色的变化所显示的那样，应用程序、网站、远程医疗和电话干预的世界正在向我们走来。几十年来，心理治疗培训师一直担心，考虑到人类对心理治疗的巨大需求，将永远不会有足够的心理治疗师。只有当我们想到全球的精神卫生需求，或当我们意识到治疗方法与社会问题（如偏见）或人类繁荣（如积极心理学和生活质量）相关时，这种压倒性的需要感才会增强。

幸运的是，心理治疗不被认为仅限于 50 分钟一对一的面对面干预。因为读一本书（Jeffcoat et al.，2012）或使用智能手机上的应用程序（Bricker et al.，2014）或收到护士的简短随访电话（Hawkes et al., 2013），人的行为便可以改变。基于过程的方法之所以能够包含这些方法，是因为在使用这些方法时，相对受控的研究策略可以记录和研究过程的变化，也因为许多形式的技术干预允许分支、交互和动态的可能性。

研究治疗关系的科学。如第三章所述，治疗关系和其他常见核心过程本身需要进行分析。仅仅知道一般的治疗特征去预测结果是不够的；需要共同操作核心过程，并证明在实验中是有效的。正如我们在引言中提到的，循证的干预方法正在影响我们对治疗关系本身的理解（Hofmann et al., 2014）。例如，经验表明，心理灵活性可以解释接纳承诺疗法的影响，但它也可以帮助解释治疗联盟的影响（Gifford et al., 2011）。

将诊所作为数据来源。CBT 的研究始于临床。基于过程的经验方法似乎可以使从业者保持参与其中，特别是随着更加独立分析方法的不断出现。在以过程为重点的方法中，多样性很重要，一线医疗工作人员比大城市的学术医疗中心看到的患者群体更加多样化。

利用国际社会作为数据来源。地球上只有少数几个国家能够负担得起资助大型、控制良好的成果研究的基础设施。然而，与此同时，世界正在认识到全球范围内的巨大卫生需求，包括精神和行为卫生需求。

重要的是要检查 EBT 中的变化过程是否是与文化结合的——总体来说，到目前为止的答案似乎是令人放心的（Monestes et al., 2016）。以过程为基础的经验疗法使人们希望它能更好地适应国际社会的需要并从国际社会获得更多的信息。例如，如果一个过程可以调节结果，并且它在文化上是有效的，那么临床创造力就可以被用来找出如何以文化上合理、语境上合适的程序来更好地推动该过程并根据特定的需要进行调整。

目前 CBT 的变化。具有讽刺意味的是，随着时间的推移，一种基于过程的方法似乎可能缩短 CBT 的寿命，这是一种与更普遍的 EBT 相比明显不同的方法。当然这将不会发生，因为所有循证的方法都将显示来自 CBT。相反，当 CBT 重新审视以前仅是其他传统治疗关注的问题时，将 CBT 与分析、存在、人文或系统的方法区分开来的理由将越来越少。

我们总是需要明确哲学假设的，但是许多理论体系已经存在于 CBT 中，更好的科学哲学训练应该能够使 CBT 的研究人员步入科学核心领域中更多样化的理论体系，而不失去平衡和传承。我们还没有呼吁停止使用"CBT"这个术语。但是，如果本书所介绍的方法得到采用，我们会看到有一天这个词对我们目前领域的描述增加的内容很少。如果本书中所讨论的所有趋势都呈现出来，就有可能意味着我们所知的 CBT 的终结——但这只有 EBT 在未来取得更广泛、更深入的重大进展的情况下才有可能。

我们不确定所有这些趋势是否会出现，也不确定它们是否会很快出现。然而，其中的许多变化已经在进行中，所以，毫无疑问，心理干预的世界将会改变。总的来说，我们相信这些趋势是积极的，更注重过程的方法将会积极帮助今天的学生打破明天共识的界限。目标不是颠覆性的巨变，而是不断进步。人们有需要，并正在从我们的领域寻求答案。我们有责任为他们提供答案。我们希望这本书不仅提供了一张我们今天所处位置的快照，还点亮了照耀我们前行的灯塔。

（史俊研　仝玉杰 译）

参 考 文 献

Bricker, J. B., Mull, K. E., Kientz, J. A., Vilardaga, R. M., Mercer, L. D., Akioka, K. J., et al. (2014). Randomized, controlled pilot trial of a smartphone app for smoking cessation using acceptance and commitment therapy. *Drug and Alcohol Dependence, 143*, 87–94.

Brockman, R., Ciarrochi, J., Parker, P., & Kashdan, T. (2016). Emotion regulation strategies in daily life: Mindfulness, cognitive reappraisal and emotion suppression. *Cognitive Behaviour Therapy, 46*(2), 91–113.

Campbell-Sills, L., Barlow, D. H., Brown, T.A., & Hofmann, S. G. (2006). Effects of suppression and acceptance on emotional responses of individuals with anxiety and mood disorders. *Behaviour Research and Therapy, 44*(9), 1251–1263.

Dusek, J. A., Otu, H. H., Wohlhueter, A. L., Bhasin, M., Zerbini, L. F., Joseph, M. G., et al. (2008). Genomic counter-stress changes induced by the relaxation response. *PLoS One, 3*(7), e2576.

Eysenck, H. J. (1952). The effects of psychotherapy: An evaluation. *Journal of Consulting Psychology, 16*(5), 319–324.

Gifford, E. V., Kohlenberg, B. S., Hayes, S. C., Pierson, H. M., Piasecki, M. P., Antonuccio, D. O., et al. (2011). Does acceptance and relationship focused behavior therapy contribute to bupropion outcomes? A randomized controlled trial of functional analytic psychotherapy and acceptance and commitment therapy for smoking cessation. *Behavior Therapy, 42*(4), 700–715.

Hawkes, A. L., Chambers, S. K., Pakenham, K. I., Patrao, T. A., Baade, P. D., Lynch, B. M., et al. (2013). Effects of a telephone-delivered multiple health behavior change intervention (CanChange) on health and behavioral outcomes in survivors of colorectal cancer: A randomized controlled trial. *Journal of Clinical Oncology, 31*(18), 2313–2321.

Hayes, S. C. (2004). Acceptance and commitment therapy, relational frame theory, and the third wave of behavioral and cognitive therapies. *Behavior Therapy, 35*(4), 639–665.

Hayes, S. C., Barlow, D. H., & Nelson-Gray, R. O. (1999). *The scientist practitioner: Research and accountability in the age of managed care* (2nd ed.). New York: Allyn and Bacon.

Hofmann, S. G., & Barlow, D. H. (2014). Evidence-based psychological interventions and the common factors approach: The beginnings of a rapprochement? *Psychotherapy, 51*(4), 510–513.

Hofmann, S. G., Curtiss, J., & McNally, R. J. (2016). A complex network perspective on clinical science. *Perspectives on Psychological Science, 11*(5), 597–605.

Insel, T., Cuthbert, B., Garvey, M., Heinssen, R., Pine, D. S., Quinn, K., et al. (2010). Research Domain Criteria (RDoC): Toward a new classification framework for research on mental disorders. *American Journal of Psychiatry, 167*(7), 748–751.

Jeffcoat, T., & Hayes, S. C. (2012). A randomized trial of ACT bibliotherapy on the mental health of K-12 teachers and staff. *Behaviour Research and Therapy, 50*(9), 571–579.

Klepac, R. K., Ronan, G. F., Andrasik, F., Arnold, K. D., Belar, C. D., Berry, S. L., et al. (2012). Guidelines for cognitive behavioral training within doctoral psychology programs in the United States: Report of the Inter-Organizational Task Force on Cognitive and Behavioral Psychology Doctoral Education. *Behavior Therapy, 43*(4), 687–697.

Levin, M. E., Hildebrandt, M. J., Lillis, J., & Hayes, S. C. (2012). The impact of treatment components suggested by the psychological flexibility model: A meta-analysis of laboratory-based component studies. *Behavior Therapy, 43*(4), 741–756.

Mitchell, A. C., Jiang, Y., Peter, C. J., Goosens, K., & Akbarian, S. (2013). The brain and its epigenome. In D. S. Charney, P. Sklar, J. D. Buxbaum, & E. J. Nestler (Eds.), *Neurobiology of mental illness* (4th ed., pp. 172–182). Oxford: Oxford University Press.

Monestès, J.-L., Karekla, M., Jacobs, N., Michaelides, M., Hooper, N., Kleen, M., et al. (2016). Experiential avoidance as a common psychological process in European cultures. *European Journal of Psychological Assessment*. DOI: 10.1027/1015–5759/a000327.

Paul, G. L. (1967). Strategy of outcome research in psychotherapy. *Journal of Consulting Psychology, 31*(2), 109–118.

Paul, G. L. (1969). Behavior modification research: Design and tactics. In C. M. Franks (Ed.), *Behavior therapy: Appraisal and status* (pp. 29–62). New York: McGraw-Hill.

Tolin, D. F., McKay, D., Forman, E. M., Klonsky, E. D., & Thombs, B. D. (2015). Empirically supported treatment: Recommendations for a new model. *Clinical Psychology: Science and Practice, 22*(4), 317–338.

Uddin, M., & Sipahi, L. (2013). Epigenetic influence on mental illnesses over the life course. In K. C. Koenen, S. Rudenstine, E. S. Susser, & S. Galea (Eds.), *A life course approach to mental disorders* (pp. 240–248). Oxford: Oxford University Press.